성인 ADHD를 위한 마음챙김

임상가 지침서

Lidia Zylowska · John T. Mitchell 공저

서주희 역

MINDFULNESS FOR ADULT ADHD

A CLINICIAN'S GUIDE

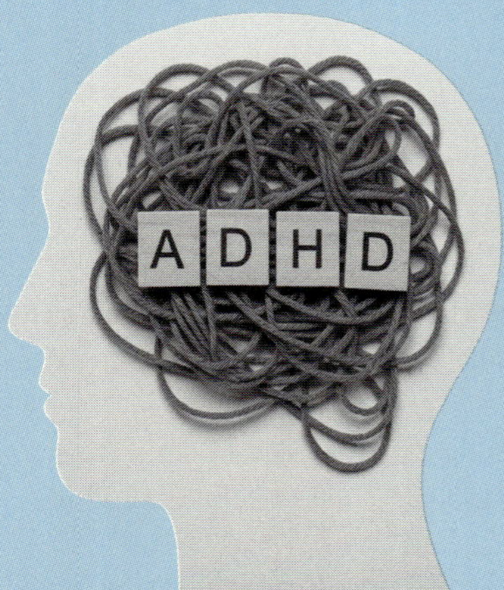

학지사

Mindfulness for Adult ADHD: A Clinician's Guide
by Lidia Zylowska and John T. Mitchell

역자 서문

먼저, 이 책을 국내에 소개할 수 있게 되어 큰 영광입니다.

저는 한방신경정신과 전문의로서, 지난 15년간 트라우마, 불안, 우울, 감정조절의 어려움 등 다양한 정신건강 문제를 가진 환자들과 함께해 왔습니다. 특히 마음챙김 기반 소매틱 접근, 브레인스포팅 등 다양한 방법을 통해, 단순한 증상 관리가 아닌 '몸과 마음 전체를 아우르는 치유'를 지향하며 임상과 연구를 병행해 왔습니다. 이러한 통합적 임상 여정 속에서 저는 2023년부터 1년간 미국 미네소타대학교 의과대학 정신의학 및 행동과학부에서 이 책의 저자인 리디아 질로우스카(Lidia Zylowska) 교수님의 지도하에 성인 ADHD 클리닉에서 연수받을 수 있는 특별한 기회를 가졌습니다.

그녀는 세계적으로 손꼽히는 성인 ADHD 전문가이자, 마음챙김 기반 중재의 개척자로 널리 알려져 있지만, 실제로 곁에서 지켜본 모습은 그 이상이었습니다. 아주 따뜻하고 세심하면서도, 임상가로서는 날카롭게 꿰뚫어 보는 깊은 전문성으로 환자 한 사람 한 사람의 고유한 상황에 맞는 가장 적절한 치료를 제공하는 뛰어난 의사였습니다. 아마도 UCLA에서 동서의학 패컬티(Faculty of East-West Medicine) 활동을 했던 경험 덕분에 환자를 '전인적 관점(whole-person perspective)'으로 바라보는 통찰력과 태도가 그녀의 임상 전반에 녹아 있었던 듯 합니다.

그녀가 주창하는 ADHD에 대한 접근법은 '3W 프레임워크'로 요약됩니다. 바로 'Whole person, Whole health, Whole life'입니다. 이는 ADHD가 단순히 부주의와 과잉행동-충동성에 그치는 문제가 아니라, 한 사람의 전인격적 발달과 삶의 모든 영역에 영향을 미치는 복합적인 질환임을 의미합니다. 따라서 약물치료뿐만 아니라 심리사회적으로도, 영적으로도, 전 생애 주기에 맞춰 다학제적 협업이 이루어져야 한다는 것이 그녀의 철학입니다.

이 책에서 소개하는 '성인 ADHD를 위한 마음챙김 자각 실천(Mindful Awareness Practices, 이하 MAPs) 프로그램'은 바로 이러한 필요에 부응하는 근거 기반의 심리사회적 치료법입니다. MAPs는 마음챙김 기반의 훈련을 ADHD 환자에게 적합하게 수정 · 적용한 프로그램으로, 교육, 연습, 자기 이해의 과정을 통해 ADHD 환자가 자기 자신과 관계 맺는 방식을 근본적으로 바꾸는 여정을 안내합니다.

현재 ADHD 치료는 주로 약물치료에 집중되어 있는 것이 현실입니다. 물론 약물치료는 ADHD의 핵심 증상 완화에 중요한 역할을 하지만, 이것만으로는 충분하지 않으며 낮은 자존감, 관계의 어려움, 정서적 민감성, 만성적 자기 비난 등 ADHD와 함께 살아가는 데 수반되는 더 깊은 고통에는 접근하지 못합니다. 제 임상 경험상, 특히 트라우마 이력을 가진 성인 ADHD 환자들은 이처럼 복합적인 심리적 어려움을 오랫동안 방치해 온 경우가 많았습니다. 이들에게는 자신의 몸과 감정, 자동 조종 모드를 자각하고 조절할 수 있는 체계적인 훈련이 반드시 필요합니다. MAPs는 그러한 환자들에게 실제적이고도 따뜻한 길잡이가 될 수 있는 프로그램입니다.

이 책의 번역 작업은 특별한 의미를 가집니다. 연수 기간 중에 번역을 진행했기 때문에, 저자와 직접 소통하면서 애매한 부분은 명료하게 설명을 들을 수 있었고, 역자주로 설명을 추가한 부분에 대해서도 저자에게 다시 확인을 받는 작업을 할 수 있었습니다. 질로우스카 교수는 원래 더 많은 내용을 넣고 싶었을 정도로, 수십 년간 임상에서 얻은 통찰을 고스란히 이 책에 녹여 내고 싶어 했습니다. 그러한 열정과 깊이가 이 번역서에도 고스란히 담기기를 바랍니다.

이 책의 자기 계발서 버전인 『ADHD를 위한 마음챙김 처방: 주의력 강화와 정서 관리, 목표 성취를 위한 8단계 프로그램(The Mindfulness Prescription for Adult ADHD: An 8-Step Program for Strengthening Attention, Managing Emotions, and Achieving Your Goals)』이 한국에 이미 번역되어 많은 호응을 받았듯이, 이제 임상가 지침서가 나옴으로써 MAPs 프로그램이 한국의 ADHD 환자들에게 새로운 가능성을 열어 줄 수 있을 것입니다.

MAPs는 'Mindful Awareness Practices'의 약자이지만, 동시에 저는 이것이 '지도(map)'라는 상징처럼 느껴졌습니다. 방향을 잃고 헤매는 듯한 많은 ADHD 환자에게, 한줄기 이정표가 되어, 그들의 일생을 더 넓은 여정으로 펼쳐 나갈 수 있는 방편이 되기를 간절히 희망합니다.

저는 이 책이 한국의 정신건강 전문가들에게 ADHD에 대한 새로운 치료적 시각을 제공하고, ADHD를 가진 성인과 그 가족들에게는 보다 통합적이고 인간적인 치료에 대한 희망을 줄 수 있는 새로운 내비게이션이 되기를 기대합니다. 나아가 이를 계기로 한국에서도 약물과 심리사회적 중재가 조화롭게 공존하는 통합적인 ADHD 치료의 새 길이 열리기를 기대합니다. MAPs가 이끄는 방향은 단순히 '주의력을 어떻게 개선할 것인가'가 아니라, '우리는 자기 자신과 어떻게 관계 맺고 살아갈 것인가'라는 더 깊은 통찰로 나아가게 해 줄 것입니다.

마지막으로, 이 소중한 작업을 함께할 수 있도록 허락해 주신 리디아 질로우스카 교수와 존 T. 미첼(John T. Mitchell) 교수에게 깊은 감사를 드립니다. 또한 ADHD 치료의 미충족 사각지대를 보완할 수 있는 이 책의 한국어판 출판 기회를 주신 학지사 김진환 사장님께도 진심으로 감사드립니다. 이 책이 국내의 많은 이에게 실질적인 도움이 되기를 소망합니다.

2026년 1월

역자 서주희

추천사

주의력결핍/과잉행동장애(attention-deficit/hyperactivity disorder, 이하 ADHD)를 가진 성인을 대상으로 임상 현장에서 마음챙김을 가르치고자 한다면, 이 책이야말로 그 목적을 이루기에 가장 적합한 책이라 할 수 있다. 저자들은 성인 ADHD의 증상 관리를 위한 접근법으로 마음챙김을 활용해야 하는 설득력 있는 근거를 매우 상세하게 설명할 뿐만 아니라, 이를 실제로 적용하는 단계별 지침까지 체계적으로 제시하고 있다. 또한 프로그램의 다양한 단계에서 활용할 수 있는 환자용 유인물도 포함되어 있어, ADHD 관리에서 마음챙김 실천을 교육하는 데 유용한 도구 상자와도 같은 역할을 한다.

이 책이 더욱 가치 있는 이유는, 이러한 치료법을 적용하는 과정에서 고려해야 할 핵심 사항들을 다루고 있다는 점이다. 치료의 성공에 기여하는 요소뿐만 아니라, 치료 반응이 저조할 경우 또는 심지어 예상치 못한 부작용이 발생할 가능성이 있는 경우까지도 면밀히 논의하고 있다. 마음챙김 명상을 다룬 책들 중에서, 이처럼 치료 전문가들이 오래전부터 알고 있었던 중요한 사실을 직접적으로 언급하는 경우는 드물다. 즉, 효과적인 치료법이라 하더라도 어느 정도의 환자에게는 부작용이 발생할 수 있다는 점이다. 이 책은 단순히 '어떻게 할 것인가'를 안내하는 것에서 그치지 않고, '어떻게 하지 말아야 하는가'까지 다룸으로써, 이 접근법을 최대한 효과적으로 적용할 수 있도록 돕는다. 임상적 통찰과 실용성을 겸비한 이 책을 집필한 저자들에게 깊은 찬사를 보낸다.

성인 ADHD에 마음챙김 명상을 적용하려는 관심은 사실 35년 이상 거슬러 올라간다. 당시 나는 매사추세츠주 우스터에 있는 매사추세츠대학교 의료센터(University of Massachusetts Medical Center)에서 심리학 책임자로 근무하며 아동 및 성인 ADHD 연구 클리닉을 감독하고 있었다. 그러던 중, 존 카밧진(Jon Kabat-Zinn) 박사의 동료 한 사람이 찾아와 성인 ADHD를 대상으로 마음챙김에 기반한 스트레스 완화(mindfulness based stress reduction, 이하 MBSR)의 효과를 연구하고 싶다고 제안하였다. 당시 존과 그의 팀은 행동의학부에서 MBSR 프로그램을 개발하고 있었으며, 이는 그의 저서 『마음챙김 명상과 자기 치유(Full Catastrophe Living)』[1]에 자세히 소개된 바와 같이, MBSR 프로그램을 활용하여 만성적이거나 생명을 위협하는 질환을 가진 환자들이 자신의 상태에서 비롯되는 스트레스와 불안을 완화하고 보다 효과적으로 대처하는 데 성공적으로 적용하고 있었다. 성인 ADHD가 광범위하게 심각한 기능적 손상을 초래하며, 특히 주의력 문제를 핵심 증상으로 가진다는 점을 고려할 때, 주의 조절에 초첨을 맞춘 마음챙김의 효과를 연구하는 것은 매우 타당한 접근으로 보였다. 그러나 아쉽게도 여러 가지 이유로 연구는 결국 진행되지 못했다. 하지만 그것이 큰 문제가 되지는 않았다. 어쨌든 존의 프로그램은 이후 임상 현장에서 가장 널리 사용되는 마음챙김 기반 프로그램이 되었을 뿐만 아니라, 근거 기반 치료법으로 자리 잡게 되었다.

이는 단순히 임상 환경에서 MBSR을 교육하는 데 그치지 않고, 서구에서 마음챙김 명상 전반을 확산시키는 데 중요한 역할을 하였다. 또한 만성 질환이나 생명을 위협하는 질환뿐만 아니라 현대 사회에서 겪는 다양한 스트레스 상황을 관리하는 데에도 폭넓게 활용되었다.

---

1 역자주: 『마음챙김 명상과 자기 치유(상, 하)』(존 카밧진 저, 김교헌 · 김정호 · 장현갑 공역, 학지사, 2017)

최근 10여 년간, 이 책의 저자들을 비롯한 임상 연구자들은 성인 ADHD를 대상으로 한 MBSR의 효과를 보다 면밀하고 체계적으로 연구하고 있으며, 초기 연구보다 훨씬 더 엄격한 방법론을 적용해 그 유효성을 검증하고 있다.

저자들이 이 접근법의 세부 사항을 설명한 배경에서 올바르게 지적했듯이, 성인 ADHD는 단순한 주의력 장애에 그치지 않는다. 이는 집행 기능(executive functioning, 이하 EF)과 자기 조절(self-regulation)의 장애이기도 하다. 그리고 MBSR이 도움이 될 수 있는 요소 중에는 주의 집중과 지속성의 문제뿐만 아니라 정서적 충동성 및 부적절한 정서 조절도 포함된다. 따라서 성인의 ADHD, 특히 집행 기능 결핍을 비롯한 다양한 문제를 해결하는 데 있어 마음챙김의 유용성을 더욱 깊이 탐구하는 것은 충분한 의미가 있다.

이제 우리는 ADHD를 가진 성인들에 대한 마음챙김 훈련이 상당한 가능성을 지닌다는 점을 보여 주는 더욱 방대한 연구 결과와 정교하게 설계된 연구들을 보유하고 있다. 반면, 아동 ADHD에서는 덜 효과적일 수 있다. 초기에는 나 역시 이 접근법에 대해 회의적인 입장이었으나, 성인 ADHD에 대한 마음챙김 훈련 연구가 지속적으로 증가하면서 수행된 여러 메타분석 결과가 발표되었고, 이를 통해 이 치료법이 여전히 실험적이긴 하지만 매우 유망한 접근법이라는 시각을 가지게 되었다. 특히 무처치군이나 대기군과 비교했을 때, 마음챙김 기반 접근법이 ADHD 관리에 있어 일정한 치료 효과를 갖고 있음은 분명하다. 제2장에서 저자들이 잘 지적했듯이, ADHD에 대상으로 한 마음챙김 자각 실천 프로그램(MAPs)이나 다른 마음챙김 훈련 방법을 다른 적극적 중재나 정보/주의력 통제 그룹과 비교한 소수의 연구에 따르면, 두 접근법 모두에서 결과 지표가 개선된 것으로 나타났지만, 그 효과의 차이가 반드시 유의미하게 나타나지는 않았다. 이러한 점에서 마음챙김은 ADHD에 대한 정보 기반 치료법이나 대안적인 인지행동 중재와 유사한 효과를 보일 수 있으며, 경우에 따라 특정 결과 지표에서는 더 나은 효과를 보일 가능성도 있다.

이 매뉴얼은 마음챙김 훈련을 표준화된 접근법으로 정리하여 다양한 임상 환경에서 이를 적용할 수 있도록 상세한 지침을 제공하며, 특히 원래 MAPs 방법의 일관성을 유지하면서 활용할 수 있게 설계되었다는 점에서 중요한 의미를 갖는다. 이를 바탕으로 향후 보다 엄격하게 통제된 추가 연구들이 진행될 수 있기를 기대한다. 성인 ADHD 치료에서는 현재 주로 약물치료가 활용되고 있지만, 보다 더 많은 근거 기반의 심리사회적 접근법이 다양하게 개발될 필요가 있기 때문이다.

한편, 저자들이 이처럼 상세한 임상 매뉴얼을 마련하여 MAPs 접근법을 ADHD 관리에 보다 쉽게 적용할 수 있도록 체계적으로 정리한 것에 대해 깊이 축하를 전한다. 이 매뉴얼은 명확하고 이해하기 쉬운 형식으로 제공되어 폭넓게 활용할 수 있는 자료이다.

또한 이 매뉴얼은 성인 ADHD 관리에서 기존에 제한적이었던 심리사회적(비약물적) 치료 방법을 확장하는 데 기여하고 있다. 최근 연구에 따르면, 이 매뉴얼에서 제시하는 치료법은 성인 ADHD 환자들이 경험한 다양한 개입 방법 중 가장 유용한 요소 중 하나로 평가되고 있으며, 성인 ADHD를 위한 하나의 대안적 치료법으로 중요한 가치를 지닌다.

러셀 바클리 박사(Russell A. Barkley, PhD)
버지니아 커먼웰스대학교 의료센터
(Virginia Commonwealth University Medical Center)

저자 서문

"가만히 앉아 집중하기 어려운 사람들에게 명상을 통해 집중하게 하겠다는 건가요? 이는 실패와 좌절을 부르는 상황이 아닐까요?" 이는 수년 전 마음챙김과 ADHD에 대한 연구 프로그램을 처음 설계할 당시 우리 중 한 명(리디아 질로우스카)이 받았던 질문이다. 이 질문은 타당했으나, 마음챙김 명상이 ADHD의 약점을 보완할 수 있다는 관점을 놓치고 있었다. 여기서 '보완'이란 ADHD의 취약한 부분을 인식하고, 반복적인 연습을 통해 능력을 강화하는 것을 의미한다. 앉아서 주의를 유지하는 것이 ADHD의 약점이라면, 근력 운동으로 약한 다리를 강화하듯이 마음챙김이라는 정신적 훈련을 통해 이를 보완할 수 있지 않을까? 명상의 본질은 주의력 훈련이며, 나아가 안절부절못함을 포함한 정서와 충동을 조절하는 법을 배우는 것이다. 이 분야의 연구가 발전하면서 이러한 관점과 근거 역시 함께 발전해 왔다. ADHD는 자기 자각(self-awareness)과 자기 조절(self-regulation)의 장애이며, 정좌 명상뿐만 아니라 일상 속 마음챙김, 움직임 명상, 자애 명상 등 다양한 형태의 마음챙김 훈련이 자기 자각과 자기 조절을 촉진할 수 있다.

이러한 전제하에, 리디아는 2003년 UCLA에서 ADHD에 대한 마음챙김 연구를 시작하였다. 그녀는 로버트 우드 존슨 펠로우십의 지원을 받아 ADHD 연구자인 수 스말리 박사(Sue Smalley, PhD)와 함께 ADHD 성인 및 청소년을 위한 마음챙김 기반 중재에 대한 최초의 예비 연구를 수행하였다. 이 초기 연구는 ADHD 관련 교육을 포함하고, 마음챙김 연습을 점진적이고 다양한 방식으로 수정하여 ADHD에 친화적으로 설계된 마음챙김 자각 실천(MAPs) 프로그램을 개발하는 계기가 되었다. 예비 연구의 유망한 결과는 ADHD를 위한 마음챙김 기반 중재(Mindfulness-Based Interventions, 이하 MBIs)에 대한 큰 관심을 불러일으켰고, UCLA 마음챙김 자각 연구센터(UCLA Mindful Awareness Research Center)와 MAPs 훈련 과정의 설립에도 중요한 역할을 하였다.

2009년, 리디아는 이 책의 공동 저자인 듀크대학교의 존 미첼 박사(John Mitchell, PhD)를 만났다. 당시 존은 미국 ADHD 및 관련 장애 전문가 학회(American Professional Society of ADHD and Related Disorders, APSARD)와 폰드 가족 재단(The Pond Family Foundation)의 연구 지원을 받아 성인 ADHD 환자를 대상으로 MAPs 프로그램을 활용한 최초의 무작위 대조군 연구를 준비 중이었다. 우리는 ADHD와 마음챙김에 대한 공통된 관심을 바탕으로 지속적으로 협력하며 ADHD에서의 MAPs 적용에 대해 논의하였다. 그 과정에서 ADHD를 위한 마음챙김의 과학적 근거와 연구 결과, 잠재적인 부작용을 검토하는 논문을 공동 저술하였다. 또한 학술적 협력과 발표를 통해 이 접근법에 관심 있는 연구자 및 임상가들과 경험을 적극적으로 공유하였다. 성인 ADHD에 대한 마음챙김 기반 중재의 효과를 검증하는 연구들이 증가하면서 큰 기대감을 갖게 되었다. 그러나 동시에 최신 임상 매뉴얼이 필요하다는 점도 실감하게 되어, 연구자와 임상가들이 활용할 수 있는 체계적인 안내를 제공하고, 보다 많은 환자에게 이 접근법이 적용될 수 있도록 이 임상가 지침서를 집필하게 되었다.

이 책은 다음의 세 부분으로 구성된다. ① ADHD를 위한 MAPs 프로그램 관리의 개요와 개념적 토대, ② ADHD를 위한 회기별 MAPs 치료 매뉴얼, ③ 성인 ADHD 환자가 훈련 완료 후 고려해야 할 사항들이다.

우리는 언어와 약어 사용의 일관성을 유지하고자 하였다. 제1장에서 설명한 것처럼 다양한 지도자(예: 심리학자, 심리치료사, 의사, ADHD 코치 등)를 포괄적으로 지칭하기 위해 '마음챙김 트레이너(Mindfulness Trainer, 이하

MT)'라는 용어를 사용하였다. 또한 'ADHD를 위한 마음챙김 자각 실천 프로그램(Mindfulness Awareness Practices for ADHD Program)'을 지칭할 때는 'MAPs'라는 용어를 일관되게 사용하였다. 굵은 글씨는 의도적으로 핵심 개념이나 주제를 강조하고 각 장의 하위 섹션을 구조화하는 데 활용하였다.

제2부는 회기별 치료 매뉴얼로, MAPs를 어떻게 적용할지에 대한 구체적인 지침을 제공한다. 독자들이 MAPs의 기본 틀을 충분히 이해하고 실질적인 운영 방식을 익히길 바라지만, MT가 성인 ADHD 환자의 개별적 요구에 맞춰 MAPs를 유연하게 활용하는 것이 중요하다. 따라서 이 책은 MT의 창의성을 발휘하고 MAPs의 기본 틀을 바탕으로 각자의 치료 환경에 맞춰 수정할 수 있도록 권장하고 있다. MAPs는 그룹 치료로 개발되고 검증되었으나, 개별 치료 환경에서도 상황에 따라 조정될 수 있기 때문이다.

제3부에서는 8주간의 MAPs 훈련 이후 고려해야 할 치료적 방향에 대한 지침을 제공한다. MAPs 이후의 치료 옵션은 임상적 맥락에 따라 다양할 수 있으며, 대부분의 성인 ADHD 환자에게 적용할 수 있는 치료적 고려 사항을 제시하였다.

MAPs의 중요한 한 요소로는 매주 집에서 연습하는 가이드 명상이 있다. 회기별 섹션에서 언급된 가이드 명상[1]은 『ADHD를 위한 마음챙김 처방』(Zylowska, 2012)이나 길포드 프레스 웹사이트(차례 끝의 안내 박스 참조)에서 제공된다. 또한 이 책[2]은 이 매뉴얼의 초기 자기 계발서 버전으로 볼 수 있으므로, MAPs에 참여하는 환자들에게 유용한 추가 자료로 추천할 수 있다.

궁극적으로, 이 매뉴얼이 ADHD를 위한 마음챙김 기반 중재 연구와 임상

---

1 역자주: 『ADHD를 위한 마음챙김 처방』에서 가이드 명상 CD파일을 제공하고 있음. https://blog.naver.com/booksgogo/223098489392

2 역자주: 『ADHD를 위한 마음챙김 처방: 주의력 강화와 정서 관리, 목표 성취를 위한 8단계 프로그램』(리디아 질로우스카 저, 조현주 · 김선일 · 조향미 · 김찬우 공역, 북스힐, 2016)

적 발전을 더욱 촉진하고, 나아가 전 생애에 걸친 ADHD 치료에서 이 접근법이 자리 잡는 데 기여하길 바란다.

차례

2회기 ADHD 패턴에 대한 마음챙김 자각: "나의 ADHD는 어떠한가?" 121

3회기 소리, 호흡, 그리고 몸에 대한 마음챙김 자각 149

<안내>

이 책의 구매자는 www.guilford.com/zylowska-materials에서 회기 요약 및 유인물의 확대판을 다운로드하고 출력할 수 있으며, 녹음된 안내 명상도 개인적 사용이나 내담자와 함께 사용할 목적으로 이용할 수 있다. 국내에서는 북스힐 출판사에서 출간된 『ADHD를 위한 마음챙김 처방』에서 가이드 명상 CD 파일을 제공하고 있다(https://blog.naver.com/booksgogo/223098489392).

제1부

개요: '무엇'에 앞서 '왜'를 알기

이 책의 제1부는 주의력결핍/과잉행동장애(ADHD)를 위한 마음챙김과 관련된 실용적 · 개념적 · 경험적 기초를 제공하는 4개의 장으로 구성되어 있다. 제1장에서는 독자들에게 전반적인 방향성을 제시하는 간략한 소개를 제공하고, 제2장에서는 성인 ADHD를 위한 마음챙김 기반 중재의 개념적 이해와 관련 연구를 검토한다. 제3장에서는 ADHD를 위한 마음챙김 자각 실천(MAPs) 프로그램을 배우는 과정에서 자주 제기되는 질문에 대한 답변을 제시하며, 제4장에서는 MAPs 프로그램에서 다루는 ADHD 심리교육 주제를 다룬다.

제1장
서문

환영한다!

주의력결핍/과잉행동장애(ADHD)가 있는 성인을 위한 마음챙김 훈련에 관심을 가져 준 것에 감사한다. 마음챙김 훈련은 ADHD 관리의 새로운 전략을 제공할 뿐만 아니라, 필수적인 접근법이기도 하다. 이 장에서는 마음챙김에 대해 간략히 소개하고, 마음챙김 훈련이 ADHD에 미치는 효과와 이점을 논의하며, ADHD를 위한 마음챙김 자각 실천(MAPs) 프로그램(이 책의 제2부에서 상세히 설명)의 개요를 설명한다. 또한 이 매뉴얼에 대한 전반적인 활용 방법을 안내한다.

마음챙김(또는 '마음챙김 자각')은 현재 순간의 경험에 주의를 기울이고 이를 판단하지 않고 있는 그대로 받아들이는 실천이다. 일반적으로 조용한 명상을 통해 수행되지만, 일상 활동 중에도 적용할 수 있다. 마음챙김 실천은 반복적으로 자신의 경험을 관찰함으로써, 분주한 마음 상태나 자기 서사(self-narrative)에 갇힌 상태에서 벗어나, 순간순간의 감각적 경험(예: 소리나 호흡 감각)을 인지하고, 정서적 · 인지적 · 감각적 반응에 대한 메타 자각(meta-

ADHD는 자기 조절 장애이며 마음챙김은 자기 조절 훈련이다.

awareness)을 기르도록 유도한다. 전반적으로 마음챙김은 주의력과 정서적 자기 조절(self-regulation) 능력을 향상시키며, 상황에 유연하게 대응하는 법을 익히도록 돕는 다차원적 접근법이다. 이를 통해 환자는 보다 적응적이고 능동적으로 일상생활을 영위할 수 있게 된다.

ADHD에서의 마음챙김 훈련의 이점

ADHD에 대한 마음챙김 연구는 계속 발전 중이지만(자세한 내용은 제2장 참조), 현재까지의 연구와 개념적 이해를 종합하면 마음챙김이 ADHD에 다음과 같은 이점을 제공함을 알 수 있다.

- 주의 자기 조절(attention self-regulation): 주의를 안정적으로 유지하고 유연하게 전환하는 것을 훈련하고, 마음 방황(mind wandering)을 조절하는 능력을 키운다. ADHD는 사실 주의력 결핍이 아니라 주의 조절 장애에 더 가깝다. 마음챙김은 집행 기능을 강화하고, 작업 기억의 소진을 방지하여 주의 조절에 필요한 인지적 자원을 보호한다.
- 정서 조절 능력의 향상(emotional self-regulation): 정서에 대한 자각을 높이고, 부정적인 정서를 재평가하며, 회피하던 감정을 받아들이는 태도를 기른다. 또한 내면의 반응성과 정서적 충동성(즉, 강한 감정 속에서 충동적으로 행동하는 경향)을 줄이는 데에도 효과적이다.
- 새로운 반응 선택과 적응적 행동 형성(new response choices and new adaptive behaviors): 비판 없이 주의 산만을 자각하면 자기 주도적으로 주의 교정을 촉진할 수 있다. 이를 통해 단일 작업의 효과를 인식할 기회가 많아지고, 궁극적으로 과제 완수 가능성이 높아진다.
- 자아에 대한 관점의 변화(change in the perspective on the self): 자신의 뇌

기능에 대한 이해, ADHD 패턴의 인식, 그리고 도전에 대처할 수 있는 내부 자원에 대한 인식이 확장되면서 고정된 자아 개념에서 벗어나 보다 유연한 자기 인식을 가능하게 한다.

- 자기 연민(self-compassion)의 향상: 자기 자신에 대해 보다 지지적이고 연민 어린 관계를 형성하도록 도와 ADHD에서 흔히 나타나는 수치심, 낙인, 자기 비판을 완화하며, 자기 수용을 향상시킨다.
- 스트레스 관리 및 정신적 회복탄력성 향상(improvement in stress management and mental resilience skills)
- 대인관계 및 의사소통 능력의 향상(improvement in interpersonal communication)

ADHD를 위한 MAPs 접근

ADHD를 위한 MAPs는 원래 UCLA에서 리디아 질로우스카와 수잔 스말리가 수행한 타당성 연구 과정에서 처음 개발되었다(Zylowska et al., 2008). 이 그룹 기반 훈련은 마음챙김에 기반한 스트레스 완화(MBSR; Kabat-Zinn, 1990)와 마음챙김 기반 인지치료(Mindfulness-Based Cognitive Therapy, 이하 MBCT; Segal et al., 2002)를 모델로 하여, ADHD 진단을 받은 개인들에게 적합하도록 조정되었다. 또한 위빠사나 명상 전통, 수용 기반 치료, ADHD 심리사회적 접근법 등에서 영향을 받았다.

명상은 일반적으로 조용히 앉아서 주의를 기울이는 활동으로 떠올려지지만, ADHD는 안절부절못함과 주의 산만을 특징으로 하기에, 이러한 전통적인 명상 방식은 ADHD를 가진 사람들에게는 어려움과 좌절감을 줄 수 있다. 따라서 이 프로그램은 점진적이고 ADHD 친화적인 방식으로 설계되었다. 그 결과, 다음과 같은 조정이 이루어졌다.

1. ADHD의 임상적 증상, 신경생물학적 특징, 유발 요인 등에 대한 심리교육이 프로그램 전반에 걸쳐 제공된다.
2. 훈련은 단계별로 진행되며, 1~3회기에는 주의 조절을 강조하고 산만하거나 바쁜 마음과 같은 '자동 조종 모드(automatic pilot mode)'에서 벗어나는 것에 중점을 두며, 4~8회기에는 내면 경험에 대해 메타 자각 기술을 적용한다.
3. 공식 명상 시간은 기존의 다른 유사한 프로그램보다 짧게 설정하였다. 예를 들어, MBSR에서는 하루 45분씩 집에서의 연습이 권장되지만, ADHD를 위한 MAPs에서는 5~15분 정도의 짧은 연습이 권장된다.
4. 다양한 학습 스타일을 고려하여 시각 자료를 활용한 교육이 포함된다.
5. 마음챙김 자각 실천을 촉진하기 위해 ADHD 인지행동치료 및 코칭 전략이 적용된다.
6. 각 회기가 끝날 때마다 감사 명상이나 자신과 타인의 행복을 기원하는 자애 명상(loving-kindness meditation)을 포함하도록 하며, ADHD에서 흔히 나타나는 낮은 자존감을 완화하도록 돕는다.

훈련 강도를 균형 있게 조절하고, 다양한 임상 및 연구 환경에서 보다 쉽게 적용할 수 있도록 하기 위해 ADHD를 위한 MAPs 프로그램은 일반적으로 MBSR이나 MBCT에서 하는 반나절 피정 수련이 포함되지 않는다. 마찬가지로, 걷기, 짧은 움직임 및 스트레칭, 몸-호흡-소리 명상, 정서에 대한 마음챙김 등 다양한 방식으로 훈련 전반에 걸쳐 몸의 자각을 연습하지만, MBSR과 MBCT에서 흔히 활용되는 장시간(45분)의 바디 스캔이나 요가 동작은 포함되지 않는다. 전반적으로 본 MAPs 프로그램은 마음챙김 자각을 처음 접하는 사람들을 위한 기초 과정으로 설계되었다. 특히 명상 실천을 쉽게 시작하기 어려운 초보자나 정신건강상 어려움을 겪고 있는 이들에게 적합한 프로그램이다[참고로, ADHD를 위한 MAPs 프로그램은 UCLA 마음챙김 자각 연구센터(UCLA Mindful Awareness Research Center)에서 일반인을 대상으로 운영되는 입문 과정인 MAPs I의 기초가 되었다].

ADHD를 위한 MAPs 프로그램은 처음에는 후기 청소년(15~18세) 및 성인 ADHD 그룹을 대상으로 고안되었다. 이 훈련은 2008년에 처음 발표된 이후(Zylowska et al., 2008, 2009), 자기 계발서인 『ADHD를 위한 마음챙김 처방』(Zylowska, 2012)을 통해 더욱 확장되었으며, 이를 통해 개별 치료에도 적용할 수 있도록 지원하는 내용이 추가되었다. ADHD를 위한 MAPs 프로그램은 ADHD 성인을 대상으로 한 그룹 중재로 연구되었으며, 유망한 경험적 뒷받침을 보여 주었다. 이에 따라 본 매뉴얼 역시 ADHD 성인 대상의 그룹 형식을 중심으로 구성되었다. 다만, 이 프로그램을 개별 치료나 더 어린 연령층에 적용하고자 하는 임상가들을 위해, 각 회기별로 저자들과 다른 임상가들의 경험을 바탕으로 한 적용 팁을 포함하였다.

마음챙김은 타고난 능력인 동시에 정신적 실천을 통해 강화할 수 있는 기술이라는 점을 이해하는 것이 중요하다. 우리의 접근 방식은 공식 마음챙김(즉, 조용히 앉아서 수행하는 정좌 명상이나 걷기 명상)과 비공식 마음챙김(즉, 일상 활동 중에 짧게 실천할 수 있는 '마음챙김 점검')이 모두 이러한 타고난 능력을 강화하고 ADHD를 가진 사람들에게 도움이 될 수 있다고 본다. 아직 어떤 수행법이 어떤 특정한 효과를 제공하는지에 대해서는 명확히 밝혀진 바 없지만, 우리의 접근 방식은 환자들이 다양한 방식으로 마음챙김을 훈련할 수 있도록 여러 선택지를 제공하는 것을 목표로 한다. 우리는 ADHD를 가진 사람들이 자신에게 맞는 실천 방법을 찾고, 마음챙김을 일상의 일부로 실천하며 유지할 수 있도록 돕고자 한다. 따라서 공식 연습과 비공식 연습 모두를 동등하게 유익한 것으로 간주하고, 훈련 전반에 걸쳐 실천하는 것을 적극적으로 권장한다.

이 책은 어떻게 구성되어 있는가

이 책은 크게 세 부분으로 구성되어 있다.

- 제1부: 서문, ADHD에 대한 마음챙김 연구 검토, 그리고 ADHD에서 마음챙김 기반 접근법을 활용하는 개념적 틀에 대한 개요(제1~4장 참조)
- 제2부: ADHD를 위한 MAPs 프로그램의 각 회기별 상세 설명. 그룹 진행자가 교육을 효과적으로 전달할 수 있도록 지도 대본(teaching scripts)을 포함한다. 각 회기는 그룹 치료 환경에서 훈련하도록 설계되었지만, 개별 치료에 적용할 수 있는 팁도 함께 포함되어 있다(1~8회기 참조).
- 제3부: ADHD를 위한 MAPs 첫 훈련이 완료된 후, 어떻게 지속적으로 실천할 것인지에 대한 고려 사항을 다룬다.

또한 부록에는 환자용 유인물과 각 회기의 개요가 포함되어 있으며, 임상가는 필요에 따라 이를 그룹 구성원과 공유할 수 있다.

누구에게 이 책이 유용한가

이 책은 주로 성인 ADHD 환자와 함께 일하는 임상가 또는 기타 정신건강 전문가를 위한 것이다. 심리학자, 정신과 의사, 기타 심리치료 전문가, ADHD 코치, 학습장애(LD) 전문가, 대학 상담사 등이 이 접근법을 활용할 수 있는 전문가들이다. 또한 학교, 임상 현장 또는 직장 등에서 심신 훈련을 지도하는 마음챙김 지도자나 요가 전문가들에게도 이 매뉴얼이 유용할 수 있다. ADHD 아동이나 청소년을 대상으로 하는 전문가들도 이 책에 포함된 전략을 수정하여 활용할 수 있다. 실제로 제2장에서 확인할 수 있듯이, ADHD를 위한 MAPs 접근법을 청소년을 대상으로 확장한 연구도 일부 진행된 바 있다. 이 매뉴얼에서 전제하는 바는, 임상가나 트레이너[이 책에서는 '마음챙김 트레이너(Mindfulness Trainer)', 약칭 MT라는 용어를 사용함]가 장애로서의 ADHD와 성인에서의 발현 양상에 대해 충분한 이해를 가지고 있다는 점이다. 만약 성인 ADHD에 대해 배경 지식이 부족하다면, ADHD에 대해 심도 있는 설명을 제공하는 다양한 서적과 관련된 과학적 문헌을 추가적으로 숙지할 것을 권장한다(Barkley, 2015; Barkley, Murphy, & Fischer, 2008; Hinshaw & Ellison, 2015; Nigg, 2006 참조).

ADHD를 위한 MAPs 접근법은 성인 ADHD 환자를 대상으로 하므로, 이 훈련을 받는 모든 환자 또는 내담자(이 책의 나머지 부분에서는 '참가자'라는 용어를 사용함)는 DSM-5 또는 ICD-10 기준에 따른 종합적인 ADHD 진단 평가를 이미 받았다고 간주한다. 제4장에서는 현재의 DSM-5 기준과 성인 ADHD와 관련된 일반적인 특성을 함께 검토한다. 진단 과정에 대한 보다 구체적이고 심층적인 지침이 필요하다면, ADHD 진단을 전문적으로 다룬 다른 서적(Goldstein & Teeter Ellison, 2002; Kooj, 2013 참조)과 종합 임상 워크북(Barkley & Murphy, 2006 참조)을 참고하는 것이 도움이 될 수 있다.

마음챙김을 ADHD 치료에 어떻게 통합할 수 있는가

마음챙김 기반 접근법은 약물치료, 인지행동치료 또는 코칭 등 일반적으로 사용되는 ADHD 치료법을 보완할 수 있다. 실제로 제2장에서 살펴보겠지만, ADHD를 위한 MAPs 프로그램과 같은 마음챙김 기반 중재는 인지행동치료와 유사한 범주의 치료법으로 간주된다. 그러나 마음챙김은 새로운 전략을 통해 자기 조절 기술을 개발하도록 돕기 때문에, 다른 치료법에 대한 의존도를 줄이거나, 약물치료나 심리치료를 병행하면서도 삶의 전반적인 질을 최적화할 수 있도록 지원한다. 즉, 마음챙김은 기존 치료법에 대한 대안이든 보완적인 접근이든 간에, 성인 ADHD 환자의 일상생활을 향상시키는 데 효과적으로 기여한다.

제2장

개념 및 연구 리뷰

마음챙김 기반 중재들(Mindfulness-based interventions, 이하 MBIs)은 1970년대 후반 존 카밧진(Jon Kabat-Zinn) 박사가 MBSR을 개발하면서 등장하였다. 이 중재는 침묵 명상과 요가 수행을 치료의 핵심 요소로 활용하였다. MBSR은 초기에는 만성 통증이 있는 성인들에게 적용되었으며, 기존의 통증 관리를 보완하는 접근법을 제공하였다(Kabat-Zinn, 1982; Kabat-Zinn, Lipworth, & Burney, 1985). 이후 명상 및 기타 마음챙김 전략을 핵심 치료 방식으로 활용하는 추가적인 치료법이 등장했고, 그중 대표적인 것이 주요우울장애가 있는 성인을 대상으로 한 MBCT(Segal et al., 2002)이다.

1980년대와 1990년대에 이러한 MBIs가 발전하고 정교화되는 과정과 동시에, 행동치료의 '3세대' 또는 '제3의 물결'이라고 불리는 보다 광범위한 범주의 중재들이 등장하였다. 이러한 중재들은 행동 변화를 유도하는 과정에서 수용 및 마음챙김 전략을 강조하였다(Hayes, Follette, & Linehan, 2004; Hayes, Luoma, Bond, Masuda, & Lillis, 2006). 대표적인 예로, 수용전념치료(Acceptance and Commitment Therapy, ACT; Hayes, Strosahl, & Wilson, 1999, 2012)와 변증법적 행동치료(Dialectical Behavior Therapy, DBT; Linehan, 1993)

가 있다. 이러한 제3의 물결에 해당하는 치료들은 마음챙김 훈련을 포함하지만, 다른 비마음챙김 기법도 함께 가르친다. 이러한 차이로 인해 MBSR 및 MBCT와 같은 MBIs는 제3의 물결 치료의 일부로 간주되지만, 모든 제3의 물결 치료가 MBIs로 분류되는 것은 아니다.

마음챙김이란 무엇인가

MBIs에 대해 과학적 관심이 높아진 것은 15년 정도 되었지만, 그 기원은 '사물을 있는 그대로 보는 것'을 의미하는 오래된 동양의 명상 전통인 위빠사나(Vipassana)에서 비롯되었다. MBIs에서는 공식 명상 실천과 비공식 실천을 통해 마음챙김을 가르치지만, 아직까지 마음챙김이 유래한 복잡하고 다층적인 불교 현상학을 완전히 반영하는 개념적 정의는 마련되지 않았다(Bodhi, 2011; Dreyfus, 2011; Dunne, 2011; Gethin, 2011; Grossman, 2008, 2011; Kang & Whittingham, 2010). 마음챙김이라는 용어 자체는 팔리어 '사티(sati)'를 번역한 것으로, 이는 '주의(attention)' '자각(awareness)' '유지 또는 기억(retention or remembering)' '분별(discernment)' 등의 의미를 포함하는 것으로도 해석된다(Davidson & Kaszniak, 2015). 과학적 문헌에서 널리 사용되는 정의 중 하나는, 마음챙김은 현재 순간의 경험에 대해 비판단적인 태도로 주의를 기울이는 것으로 설명한다(Kabat-Zinn, 1990). 또 다른 정의에서는 마음챙김을 두 가지 요소로 구성된 심리적 과정으로 보며, 의도적으로 현재 순간에 주의를 기울이고, 이를 호기심, 개방성, 수용적인 태도로 받아들이는 것을 포함한다(Bishop et al., 2004). 흔히 인용되는 마음챙김의 또 다른 정의는 반응하지 않기(being nonreactive), 자각하며 관찰하기(observing with awareness), 자각하며 행동하기(acting with awareness), 자각하며 기술하기(describing with awareness), 경험에 대한 비판단적 태도 취하기(adopting a nonjudgmental approach toward one's experience)와 같은 특질이나 일련의 기술로 개념화한다(Baer et al., 2008).

MBSR과 같은 치료법은 집중 모니터링(focused monitoring)과 열린 모니터링(open monitoring)이라는 두 가지 유형의 명상 실천법을 가르친다(Lutz, Slagter, Dunne, & Davidson, 2008). MBIs는 일반적으로 집중적 주의 연습을 강조하는 것으로 시작한다. 이는 특정 대상, 예를 들어 호흡의 감각과 같은 것에 주의를 집중하고 유지하는 연습을 포함한다. 주의가 산만해지거나 마음이 방황할 때, 환자는 그러한 흐트러짐을 비판단적인 태도로 알아차리고 원래의 대상을 향해 다시 주의를 집중하는 법을 배운다. 대부분의 MBIs에서는 집중 모니터링 기법이 충분히 익숙해진 후, 열린 모니터링 기법을 소개한다. 열린 모니터링에서는 명시적인 대상이나 감각이 존재하지 않는다. 대신, 환자들은 차분하고 환영하는 태도로 자각에 떠오르는 모든 것에 깨어 있고 개방적이며 수용적인 자세를 유지하는 법을 배운다. 경험은 그 자체로 떠올랐다가 사라지도록 허용된다. 경험이 일어날 때 환자는 그것이 무엇이든 온전히 현재 순간에 함께 머무는 것을 연습한다. 집중 또는 열린 모니터링 실천 과정에서 차분하고 집착하지 않고 관찰하면 자신의 행동에 대한 통찰을 높일 수 있으며, 보다 의도적이고 목적 있는 행동을 위한 기반을 마련해 준다. 다양한 명상법에 대한 추가적인 논의는 키에사와 말리노프스키(Chiesa & Malinowski, 2011)를 참고할 수 있다.

MBIs는 집중 모니터링과 열린 모니터링이라는 두 가지 유형의 명상 실천법을 가르친다.

다양한 정신의학적 및 의학적 그룹을 위한 MBIs: 현재까지 마련된 연구 근거

MBIs에 대한 연구 현황에 대해 더 자세히 알고 싶은 독자를 위해, 여기서는 ADHD 이외의 다른 그룹에 대한 MBIs 치료 문헌에 대한 일반적인 개요를 제공한다. 보다 심도 있는 논의는 MBIs에 관한 『동료 심사 저널』의 특별호(예: Baer, 2016; Black, 2014; Davidson & Kaszniak, 2015; DeSole, 2011;

Renshaw & Cook, 2017; Tang & Posner, 2013)를 참조하기 바란다.

MBIs 연구 중 거의 절반인 45%는 1단계 임상시험이다(Dimidjian & Segal, 2015). 이러한 연구에는 중재 개발, 수정, 적응 또는 개선(1A 단계)과 타당성 및 예비 시험(1B 단계)이 포함된다. 2단계 유효성 시험은 전체 연구의 약 29%를 차지하며, 20%는 대기자 대조군 또는 평소와 같은 치료 조건이 포함된 시험이고, 9%는 적극적인 치료 대조군 조건이 포함된 시험이다. MBIs 치료 연구의 25%는 0단계 수준에 해당하며, 이는 중재의 목표 및 변화 메커니즘을 탐색하는 보다 기초적인 연구 단계이다. 반면, 지역사회에서의 효과성 검증, 보다 광범위한 시행 및 확산을 포함하는 3~5단계 임상시험은 3% 미만에 불과하다(Dimidjian & Segal, 2015). 이러한 중재 연구 진행 과정은 중재 개발의 점진적인 발전을 보여 주는 긍정적인 신호라 할 수 있다.

여러 연구 리뷰에서는 만성 통증, 당뇨병, 과민성 대장 증후군, 천식, 불면증 등 다양한 의학적 상태에 대한 MBIs의 효과를 조사하였다(Chiesa & Serretti, 2011a; Crowe et al., 2016; Loucks et al., 2015; Mikolasek, Berg, Witt, & Barth, 2018; Noordali, Cumming, & Thompson, 2017). 다양한 질환(예: 만성 근골격계 통증, 만성 질환)을 가진 1차 진료 환경에서 모집된 6개의 서로 다른 무작위 대조군 시험(RCT)에 참여한 553명의 성인 환자를 대상으로 한 메타분석에서, 대조군과 비교하여 MBIs가 전반적인 건강 개선에 미치는 효과 크기는 중간 정도로 보고되었다(Demarzo et al., 2015). 또한 정신건강 변수와 삶의 질 향상에 대해서도 긍정적인 효과가 보고되었다. 또 다른 메타분석에서 115개의 RCT에서 다양한 의학적 그룹(n=8,683)을 대상으로 한 연구를 검토한 결과, MBIs는 우울, 불안, 스트레스, 삶의 질, 신체 기능을 유의하게 개선하는 것으로 나타났다(Gotink et al., 2015). 특정 의학적 진단을 받은 환자를 대상으로 한 메타분석과 리뷰에서도 MBIs의 효과를 뒷받침하는 긍정적인 결과가 보고되고 있다. 예를 들어, 암 환자를 대상으로 한 연구에서 MBIs는 스트레스, 우울, 불안, 그리고 상태 마음챙김(state mindfulness)을 평가할 때 중간 정도에서 큰 효과 크기를 나타냈다(Piet, Wurtzen, & Zachariae, 2012; Zainal, Booth, & Huppert, 2013). 그뿐만 아니라 의료 종사자를 대상으로 한 마음챙김 연구도 점차 증가하고 있는데, MBIs 중재 후 의사들의 소진이 감소하는 것으로 나타나, 이는 간접적으로 환자 치료의 질에 긍정적인 영향을 미칠 수 있음을 시사한다(Krasner et al., 2009).

MBIs는 정신의학적 그룹을 대상으로도 활발히 연구되고 있다. 다양한 정신의학적 및 의학적 그룹(n=12,145명)을 대상으로 한 209건의 연구를 메타분석한 결과에서는, MBIs가 대기군보다 중간 정도의 효과 크기를 보였으며, 이러한 효과는 추적 평가에서도 유지되었다(Khoury et al., 2013). MBIs는 적극적 치료 그룹과 비교했을 때에도 유의미한 효과를 보였지만, 경험적으로 입증된 행동치료나 약물치료와는 유의미한 차이를 보이지 않았다. 마찬가지로, 정신의학적 그룹을 포함한 다양한 조건에서 MBIs를 다룬 다른 메타분석 연구에서도, MBIs는 불안과 우울 증상을 개선하는 데 중등도 수준의 효과를 보였다. 특히 주목할 점은 분석 대상을 불안 및 기분 장애 환자로 제한했을 때, 큰 효과 크기가 나타났다(Hofmann, Sawyer, Witt, & Oh, 2010).

추가적인 연구 검토에서도 MBIs의 효과를 지지하고 있다(예: Chen et al., 2012; Chiesa & Serretti, 2011b; Fjorback, Arendt, Ornbol, Fink, & Walach, 2011; Galante, Iribarren, & Pearce, 2013). 성인 재발성 주요 우울 삽화 환자(n=1,258명)를 대상으로 한 RCT 메타분석에서, MBCT가 일반적인 치료를 받은 그룹에 비해 60주 추적 관찰 기간 내에 우울 삽화 재발 위험을 감소시키는 것과 연관이 있는 것으로 나타났다(Kuyken et al., 2016). 흥미롭게도 이러한 결과는 연령, 성별, 교육 수준, 관계 상태 등 사회인구학적 변수와 관계없이 나타났다.

MBIs는 물질 사용 그룹에서도 활발히 연구되고 있다. 예를 들어, 성인 흡연자 474명을 대상으로 한 4건의 RCT 메타분석에서 마음챙김 훈련을 받은 사람의 25.2%가 4개월 이상 금연한 반면, 표준 금연치료를 받은 사람의 13.6%만이 금연을 유지하였다(Oikonomou, Arvanitis, & Sokolove, 2017). 다른 연구에 따르면 MBIs는 다양한 다른 형태의 물질 남용(예: 알코올, 코카인, 암페타민)을 개선하고 약물에 대한 갈망도 감소시킬 가능성이 있음을 보고하고 있다(Chiesa & Serretti, 2014; Zgierska et al., 2009). 집중적인 외래 또는 입원 치료를 최근에 마친 물질 남용 환자의 재발 예방을 조사한 한 임상시험에서 참가자들은 MBIs 그룹, 인지행동 재발 예방 훈련 프로그램, 그리고 일반적인 치료(즉, 12단계 프로그램 및 심리교육) 그룹에 무작위로 배정되었다. 치료 직후 평가에서 MBIs와 인지행동 재발 예방 프로그램은 약물 사용과 과음 재발 위험 감소 측면에서 일반적인 치료보다 우수한 효과를 보였으나, 12개월 후 추적 연구에서는 MBIs가 다른 두 치료법보다 약물 사용과 과음 재발 방지에서 더 우수한 효과를 보였다(Bowen et al., 2014).

ADHD에 MBIs를 사용하는 근거

MBIs는 신체적 질환과 정신의학적 질환을 포함한 다양한 상태에서 효과적이다. MBIs가 이렇게 다양한 질환에 영향을 미치는 한 가지 가능성은, MBIs가 자기 조절을 향상시키는 범진단적(transdiagnostic) 과정에 영향을 미친다고 여겨지기 때문이다. ADHD가 자기 조절 장애로 개념화된다는 점에서, ADHD에 MBIs를 적용하는 것은 특히 적합해 보인다. 실제로 MBIs에 관한 여러 연구 리뷰에서 마음챙김 훈련이 주의 과정과 관련된 인지 조절 능력에 미치는 메커니즘을 고려하면, ADHD는 마음챙김 훈련의 효과를 평가하기에 특히 유망한 질환으로 지목되었다(Chiesa, Calati, & Serretti, 2011; Hölzel et al., 2011; Keng, Smoski, & Robins, 2011).

인지 과정에 미치는 영향

◆ 주의 조절 및 집행 기능

주의력 기능 저하는 ADHD의 핵심 증상군이며(American Psychiatric Association, 2013), ADHD에서 집행 기능 결함이 흔하게 나타난다(Barkley, 1997; Boonstra, Oosterlaan, Sergeant, & Buitelaar, 2005; Hervey, Epstein, & Curry, 2004). 따라서 이러한 과정을 개선하는 치료법은 ADHD 치료 효과를 향상시킬 가능성을 시사한다. 앞서 검토한 바와 같이(Mitchell, Zylowska, & Kollins, 2015), ADHD가 아닌 그룹에서 MBIs는 주의 조절과 집행 기능을 포함한 인지 과정을 개선하는 것으로 나타났다. 임상적으로 마음챙김 훈련 초반에는 환자들에게 특정 대상(예: 자신의 호흡)에 주의를 집중하고 주의가 산만해지면 이 대상에 다시 집중하도록 가르친다. 이는 주의 조절 능력을 향상시키는 역할을 한다(Keng et al., 2011).

보다 구체적으로, 이 연습은 주의에 대한 하향식(top-down) 조절과 갈

등 탐지(conflict detection)를 요구하며, 이는 주의를 조절하는 전략적 접근 방식으로서 집행 기능을 향상시키는 것으로 간주된다(Chiesa et al., 2011). 실제로, 명상 훈련의 효과를 조사한 연구들은 짧은 기간의 훈련만으로도 개선 효과를 보여 주었다. 예를 들어, 5일 동안(매일 20분) 명상 그룹과 이완 그룹을 비교 평가한 연구(Tang et al., 2007)에서, 치료 후 명상 그룹은 주의 집중 과제에서 갈등 탐지 능력이 이완 그룹보다 유의미하게 향상된 것으로 나타났다. 이와 유사한 연구에서도, 하루 20분씩 4일간의 명상 훈련을 진행한 그룹에서 시공간 처리, 작업 기억 및 집행 기능이 적극적 치료 비교 그룹보다 더 나아진 것으로 나타났다(Zeidan, Johnson, Diamond, David, & Goolkasian, 2010). 이러한 연구 결과는 마음챙김 명상 수행이 주의력 및 집행 과정과 관련된 영역에서 신경가소성(neuroplasticity)에 긍정적인 변화를 유도한다는 신경 영상 연구 결과와도 일치한다. 예를 들어, Hölzel 등(2011)은 마음챙김 훈련이 뇌의 전방대상피질(anterior cingulate cortex)에 어떤 영향을 미치는지에 대해 논의하였다. 전방대상피질은 뇌에서 집행 기능(executive function)과 주의(attention)를 담당하는 중요한 영역으로, 특히 상충되거나 부적절한 정보(갈등 정보)를 탐지하고 처리하는 데 관여한다. 이 부위의 활성 저하는 ADHD 그룹에서 확인된 바 있다(Cubillo, Halari, Smith, Taylor, & Rubia, 2012; Passarotti, Sweeney, & Pavuluri, 2010).

이 주제에 대해 더 깊이 이해하고 싶다면, MBIs가 ADHD에서 인지 과정과 관련된 뇌의 메커니즘에 어떻게 영향을 미치는지에 대해 바흐만(Bachmann)과 동료들이 작성한 우수한 논문을 참고하면 도움이 된다(Bachmann, Lam, & Philipsen, 2016).

◆ 마음 방황과 디폴트 모드 네트워크

마음 방황(mind wandering) 현상은 인지 통제 모델과 많은 유사점을 보인다(Smallwood & Schooler, 2006). 마음 방황은 디폴트 모드 네트워크

(default mode network)라고도 알려진 자기 참조적 처리 과정(self-referential processing)과 관련된 뇌의 신경망과 관련이 있다(Christoff, Gordon, Smallwood, Smith, & Schooler, 2009; Mason et al., 2007; Raichle et al., 2001). 디폴트 모드 네트워크를 구성하는 이 네트워크들은 일반적으로 주의가 요구되는 작업 중에는 억제된다. 그러나 ADHD 환자들은 비ADHD군에 비해 이 네트워크의 비활성화 수준이 낮으며(Fair et al., 2010), 이는 ADHD에서 주의 조절 저하와 관련이 있다(Castellanos et al., 2008). 특히 마음 방황과도 밀접한 관련이 있다(Sonuga-Barke & Castellanos, 2007). ADHD에서 마음 방황이 어떻게 나타나는지에 대한 더 구체적인 사례는 모우렘과 동료들(Mowlem et al., 2019)의 연구를 참조할 수 있다.

우리와 다른 연구자들은 이전에 디폴트 모드 네트워크와 연관된 마음 방황에 대한 영향이 MBIs가 ADHD에 특히 적합한 메커니즘 중 하나로 작용할 수 있다고 제안해 왔다(Bachmann et al., 2016; Mitchell et al., 2015). 예를 들어, ADHD 증상을 개선하는 약물치료는 이 네트워크 내의 활동을 정상화하는 것으로 나타났다(Liddle et al., 2011; Peterson et al., 2009). 비록 ADHD 환자를 대상으로 MBIs 훈련이 디폴트 모드 네트워크와 마음 방황에 미치는 영향을 직접적으로 검토한 연구는 아직 없지만, 비ADHD 그룹을 대상으로 한 연구 결과들은 유망한 가능성을 보여 준다. 예를 들어, 장기 명상 수행자들은 디폴트 모드 네트워크의 회백질 차이를 보인다는 연구 결과가 있다(Kurth, MacKenzie-Graham, Toga, & Luders, 2015). 또 다른 연구에서는 명상 경험이 있는 명상가들이 명상 경험이 없는 참가자들에 비해 디폴트 모드 네트워크의 중심 영역(즉, 내측 전전두피질과 후방피질)이 다양한 명상 훈련 동안 비활성화되는 것이 관찰되었다(Brewer et al., 2011).

더 나아가, 이 연구에서는 자기 모니터링과 인지 조절에 관여하는 영역들(즉, 후방대상피질, 배측 전방대상피질, 배외측 전전두피질) 간의 기능적 연결성이 더 강한 것으로 나타났다. 이와 유사하게, 숙련자와 초보 명상 수행자의 안정 상태 뇌 스캔을 비교한 다른 연구에서도, 디폴트 모드 네트워크 영역(즉, 배내측 전전두피질과 우측 하두정소엽) 간 연결성에서 차이를 보였다(Taylor et al., 2013). 이러한 연구 결과는 숙련된 명상 수행자와 연관된 마음 방황 관련 지표를 조사한 다른 연구들과도 일치한다(Ellamil et al., 2016; Hasenkamp, Wilson-Mendenhall, Duncan, & Barsalou, 2012). 비록 이러한 연구들은 숙련된 명상가들을 대상으로 이루어졌지만, 명상 초심자에게도 일반화될 수 있음을 보여 준다. 예를 들어, 브루어(Brewer)와 개리슨(Garrison)은 실시간 기능적 자기공명영상(fMRI)을 활용하여 명상 초심자들이 디폴트 모드 네트워크의 개선을 학습할 수 있음을 검토하였다(Brewer & Garrison, 2014). 또한 므라젝(Mrazek)과 동료들은 MBIs 훈련이 실험 환경에서 마음 방황을 개선할 수 있음을 입증하였다(Mrazek, Franklin, Phillips, Baird, & Schooler, 2013; Mrazek, Smallwood, & Schooler, 2012).

정서 조절 곤란에 미치는 영향

비록 정서 조절 곤란이 ADHD의 진단적 특징은 아니지만, 이는 ADHD의 대표적인 특성 중 하나이며, 일부 연구자들은 이를 ADHD의 핵심 특징으로 간주하기도 한다(Barkley, 2010). ADHD의 정서 조절 과정의 장애로 나타나는 임상적 증상으로는 조급함, 쉽게 화를 내거나 속상해함, 쉽게 좌절함, 감정적인 과잉 반응, 쉽게 흥분하는 것 등의 양상이 있다(Barkley, 2010). 이러한 정서 조절의 어려움은 종종 심각한 기능장애로 이어진다(Barkley & Fischer, 2010; Barkley & Murphy, 2010; Mitchell, Robertson, Anastopolous, Nelson-Gray, & Kollins, 2012).

'정서 조절 곤란'에 대해 일관되게 합의된 정의는 없지만, 대부분의 정의는 이를 다차원적인 구조로 본다. 정서적 강도나 반응성에 대한 대안으로, 정서의 기능적 측면을 강조한 널리 수용되는 정의는 다음과 같은 요소를 포함한다. ① 정서에 대한 자각, 이해 및 수용의 부족, ② 정서적 반응의 강도 및/또는 지속 시간을 조절하기 위한 적응 전략의 부족, ③ 원하는 목표를 추구하는 과정에서 정서적 고통을 회피하려는 경향, ④ 고통 속에서도 목표 지향적 행동을 유지하지 못하는 경향이다(Gratz & Roemer, 2004; Mennin, Heimberg, Turk, & Fresco, 2005). 이러한 정의는 ADHD 문헌에서 채택된 개념들과 유사하다. 예를 들어, 쇼(Shaw)와 동료들은 정서 조절을 적응적이고 목표 지향적인 행동을 수행하기 위해 정서 상태를 수정할 수 있는 능력으로 정의한다(Shaw, Stringaris, Nigg, & Leibenluft, 2014). 그들은 이를 다음과 같이 설명한다.

> 정서 조절은 개인이 정서적으로 유발하는 자극을 선택하고, 주의를 기울이며, 평가하는 과정을 유연하게 수행할 수 있도록 하는 메커니즘을 포함한다. 이러한 과정은 목표에 따라 정서 반응을 조절할 수 있는 행동 및 생리적 반응을 유발한다. 정서 조절 곤란은 이러한 적응 과정이 손상될 때 발생하며, 이는 개인에게 해로운 행동으로 이어질 수 있다. 여기에는 ① 사회적 규범에 비해 과도하거나 상황에 부적절한 정서 표현 및 경험, ② 급격하고 조절되지 않은 정서 변화(정서 변동성), ③ 정서 자극에 대한 주의 배분의 이상이 포함된다(Shaw et al., 2014, p. 276).

MBIs는 개인이 정서 상태를 일시적이고 지나가는 현상으로 관찰하여, 이에 비반응적이거나 연민 어린 방식으로 대응할 수 있도록 훈련시킴으로써 정서 조절 향상에 기여할 수 있다(Chambers, Gullone, & Allen, 2009; Gratz & Tull, 2010; Guendelman, Medeiros, & Rampes, 2017). 6주간의 MBIs 훈련에서 대기군 및 적극적 치료군과 비교했을 때, 건강한 청년들의 정서 조절 곤란을 개선하는 결과가 나타났다(Menezes et al., 2013; Menezes & Bizarro, 2015).

미첼 등(Mitchell et al., 2015)의 연구에서 검토한 바와 같이, 단기간의 MBIs 훈련만으로도 건강한 명상 초보자의 정서 기능이 개선되는 것으로 나타났다. 예를 들어, 하루 20분씩 5일간 명상 훈련을 받은 그룹은 적극적 치료를 받은 그룹에 비해 불안, 우울, 분노, 스트레스 관련 코르티솔 수치가 유의하게 감소하였다(Tang et al., 2007). 또 다른 연구에서는 5주간의 마음챙김 훈련(하루 5~16분)을 받은 사람들이 대기군과 비교하여 긍정적이고 접근 지향적인 감정과 관련된 전두엽 뇌파 비대칭 패턴의 변화를 보였다(Moyer et al., 2011).

MBIs가 정서 조절 곤란을 개선하는 생물학적 근거와 관련하여, 한 연구에서는 전전두피질(배측 및 복내측 영역 포함), 해마, 편도체가 마음챙김 훈련 후 정서 조절 향상과 관련된 주요 뇌 영역으로 확인되었다(Hölzel et al., 2011). 이러한 뇌 영역들은 또한 ADHD 진단을 받은 개인의 정서적 기능과도 관련 있는 것으로 보고되었다(Barkley, 2010).

전반적으로, MBIs는 정서 조절 능력을 향상시키며, ADHD가 정서 조절 곤란을 특징으로 하는 장애라는 점을 고려할 때 MBIs는 ADHD에 적합한 치료법으로 보인다. 또한 정서 조절 곤란과 집행 기능은 별개의 메커니즘으로 간주되지만, 서로 영향을 미칠 수 있다. 예를 들어, 어떤 연구에서는 MBIs가 집행 기능을 향상시키면 이를 바탕으로 정서 조절 능력도 점진적으로 개선될 수 있다고 제안한다(Teper, Segal, & Inzlicht, 2013).

특질 마음챙김(trait mindfulness)에 미치는 영향

앞서 이 장에서 논의한 바와 같이, MBIs는 현재 순간에 주의를 집중하고 호기심, 개방성, 수용성을 가지고 경험에 접근하는 능력인 마음챙김을 향상시키는 것으로 간주된다. 성격 연구 문헌에서는 특질로서 마음챙김을 반응하지 않기, 자각하며 관찰하기, 자각하며 행동하기, 자각하며 기술하기, 자신의 경험에 대해 비판단적인 태도 취하기 등의 측면을 포함하는 것으로 정의한다(Baer et al., 2008). 이러한 특질이 낮은 사람들은 MBIs의 유망한 대상군이 될 수 있다. 왜냐하면 이는 변화 가능한 특질이기 때문이다. 마음챙김 명상을 실천하는 사람들은 이러한 마음챙김의 일상적 표현을 향상시킬 수 있으며, 이를 통해 임상적 결과 또한 개선될 수 있다.

105명의 성인을 대상으로 한 연구에서, ADHD가 있는 그룹과 없는 그룹 각각 절반으로 구성된 참가자들이 자가 보고식 특질 마음챙김 척도를 작성한 결과, ADHD가 있는 사람들은 낮은 수준의 특질 마음챙김을 보인 것으로 나타났다. 특히 기술하기, 자각하며 행동하기, 판단 없이 수용하기 등의 하위 척도에서 낮은 점수를 나타냈다(Smalley et al., 2009).

추가 분석 결과, ADHD와 특질 마음챙김 간에는 역의 상관관계(inverse association)가 있는 것으로 나타났다. 예를 들어, 특질 마음챙김 총점(trait mindfulness total score)을 예측하는 회귀분석에서 연령, 성별, 인종, 교육 수준과 같은 인구통계학적 변수를 통제한 후에도 ADHD 진단 여부는 분산의 16%를 설명하는 유의미한 요인으로 작용하였다.

또한 ADHD가 있는 성인과 없는 성인을 비교한 또 다른 연구에서도, ADHD 증상이 특질 마음챙김 수준과 반비례하는 경향이 확인되었다(Keith, Blackwood, Mathew, & Lecci, 2017). 이러한 ADHD 증상과 특질 마음챙김 간의 관계는 강력한 유전적 기초를 가지고 있는 것으로 보고되었다(Siebelink et al., 2019). ADHD와 마음챙김의 이러한 연관성을 고려할 때, MBIs를 ADHD 치료에 적용하는 것은 매우 설득력 있는 접근법으로 보인다.

성인 ADHD 환자를 위한 치료 옵션 확대의 필요성

ADHD 진단을 받은 성인을 위한 치료 옵션 확대에 대한 필요성은 지속적으로 제기되고 있다. 자극제는 ADHD 증상을 완화하는 데 효과적이지만, 20~50%는 반응하지 않으며, 반응하는 경우에도 ADHD 증상이 50% 이

하의 완화율을 보인다(Safren, Sprich, Cooper-Vince, Knouse, & Lerner, 2010; Spencer, Biederman, Wilens, & Faraone, 1998; Wilens, Biederman, & Spencer, 1998; Wilens, Spencer, & Biederman, 2002). 비약물적 치료 옵션 중 인지행동치료(CBT)는 성인 ADHD 치료에 효과적인 것으로 입증되었다(Knouse, Teller, & Brooks, 2017; Young, Moghaddam, & Tickle, 2020). 그러나 ADHD 환자와 보완대체 치료를 원하는 환자들 사이에는 여전히 미충족 치료 수요가 존재한다(Cheung et al., 2015; Hall et al., 2013; Matheson et al., 2013; Swift et al., 2013). 한 연구에서는 성인 ADHD 환자를 대상으로 다요소 기술 훈련(multicomponent skills training)의 일환으로 그룹 DBT(dialectical behavior therapy)를 제공하였으며, 이 과정에서 공식적인 마음챙김 기법이 포함되었다. 그 결과, 참가자의 73.8%가 마음챙김을 치료의 가장 효과적인 요소 중 하나로 평가했으며, 마음챙김은 전체 치료 요소 중 두 번째로 효과적인 구성 요소로 보고되었다(Philipsen et al., 2007). 따라서 환자들의 치료적 요구를 반영한 다양한 옵션을 제공하는 것은 MBIs와 같은 치료법을 고려할 충분한 이유가 된다.

성인 ADHD 환자에 대한 MBIs의 최신 치료 연구 결과

여러 리뷰와 메타분석에서 보고된 ADHD 치료를 위한 MBIs 연구 문헌이 증가하고 있다(Aadil, Cosme, & Chernaik, 2017; Bachmann et al., 2016; Baijal & Gupta, 2008; Black, Milam, & Sussman, 2009; Cassone, 2015; Davis & Mitchell, 2020; Evans et al., 2018; Krisanaprakornkit, Ngamjarus, Witoonchart, & Piyavhatkul, 2010; Lee et al., 2017; Mitchell et al., 2015; Modesto-Lowe, Farahmand, Chaplin, & Sarro, 2015; Mukerji Househam & Solanto, 2016; Poissant, Mendrek, Talbot, Khoury, & Nolan, 2019; Searight, Robertson, Smith,

Perkins, & Searight, 2012; Xue, Zhang, & Huang, 2019; Zhang, Diaz-Roman, & Cortese, 2018). 최근의 한 메타분석에 따르면, MBIs는 대기군보다 핵심 ADHD 증상에 대해 중등도 이상의 효과 크기를 나타낸다(즉, 부주의의 경우 Cohen's d=0.91, 과잉행동-충동성의 경우 0.68; Cairncross & Miller, 2016). MBIs 및 ADHD 치료 연구에는 아동, 청소년, 성인이 모두 포함되지만, 성인을 대상으로 한 연구는 치료 연구의 수와 방법론(예: 무작위 배정 및 그룹 간 설계) 측면에서 특히 잘 개발되어 있다.

〈표 2-1〉은 지금까지 수행된 성인 ADHD 환자를 대상으로 한 동료 검토 MBIs 연구들을 요약한 것이다. 이 연구에는 그룹 내 설계(종속 측정 설계)를 채택한 3건(Hepark, Kan, & Speckens, 2014; Janssen, de Vries, Hepark, & Speckens, 2020; Zylowska et al., 2008, 2009)과 그룹 간 설계(독립 측정 설계)를 채택한 8건(Bueno et al., 2015; Edel, Holter, Wassink, & Juckel, 2017; Gu, Xu, & Zhu, 2016; Hepark et al., 2019; Hoxhaj et al., 2018; Janssen et al., 2019; Mitchell et al., 2017; Schoenberg et al., 2014)이 포함되었다. 특히 그룹 간 설계 연구 중 하나는 대규모 표본의 하위 집합(Schoenberg et al., 2014)을 대상으로 수행된 연구라는 점이 주목할 만하다(Hepark et al., 2019).

앞에서 언급된 연구 대부분은 수정된 MBCT(mMBCT) 또는 ADHD를 위한 MAPs 두 가지 치료 모델 중 하나를 채택하였다. 두 모델은 회기 수와 같은 형식적 측면에서는 차이가 있지만, 모두 MBSR(Kabat-Zinn, 1990)과 MBCT(Segal et al., 2002)에서 영향을 받아 개발되었고, 많은 공통 요소를 공유한다. 이름상 별개의 치료법처럼 보일 수 있지만, 실제로는 서로 배타적이지 않고 상당 부분 중첩된다. 회기 수는 연구에 따라 6회(Gu et al., 2018)에서 13회(Edel et al., 2017)까지 다양하며, 구 등의 연구(Gu et al., 2018)를 제외한 모든 연구에서 그룹 치료 형식으로 MBIs를 실시하였다. 또한 한 연구를 제외한 모든 임상시험은 ADHD 진단을 받은 성인을 대상으로 수행되었으며, 질로우스카의 연구(2008)에서는 청소년도 연구 대상에 포함되었다.

〈표 2-1〉 성인 ADHD를 위한 마음챙김 기반 중재의 치료 결과 연구

연구(연도)	치료 조건	대조 조건	무작위 배정	평가 시점	결과 척도	주요 결과[d]
Zylowska 외 (2008, 2009)	MAPs (n=32)	–	해당 없음	사전, 사후, 3개월 추적	ADHD-RS/SNAP, BDI/CDI, BAI/RCMAS, ANT, Stroop, Digit Span, Trail Making Test, WAIS/WISC 어휘 소검사	ADHD 증상 (사후, 3개월: ADHD-RS, SNAP), 갈등 탐지 향상(사후: ANT), 우울(사후, 3개월: BDI/CDI), 불안(사후, 3개월: BAI/RCMAS), Stroop 색단어 과제(사후), Trail A & B(사후: Trail Making Test)
Hepark 외 (2014)	mMBCT (n=11)	–	해당 없음	사전, 사후	CAARS-S:SV, BDI-II, KIMS, OQ, STAI, ANT	ADHD 증상(CAARS-S:SV), 갈등 탐지(ANT), 마음챙김(KIMS), 삶의 질(OQ)
Janssen 외 (2020)	mMBCT (n=31)	–	해당 없음	사전, 사후	CAARS-S:SV, BRIEF, FFMQ-SF, SCS-SF, OQ, HS-SF	ADHD 증상(CAARS-S:SV), 집행 기능(BRIEF), 자기연민(SCS-SF), 정신건강 상태(HS-SF)
Mitchell 외 (2017)	MAPs (n=11)	WL (n=9)	예	사전, 사후	CSS, BRIEF, DEFS, DERS, DTS, ANT, CPT, TMT, DS	ADHD 증상(CSS: 자기 보고, 인터뷰, EMA), 집행 기능(BRIEF, DEFS), 정서 조절 곤란(DERS, DTS)
Bueno 외 (2015)	MAPs (n=21)	WL (n=22)	아니요	사전, 사후	ASRS, STAI-T, PANAS-X, AAQoL, ANT, CPT	ADHD 증상(ASRS), 우울(BDI), 불안(STAI), 긍정 · 부정 정서(PANAS), 주의력(CPT 반응 오류 및 탐지 능력, ANT 정답 반응시간 블록 변화)
Schoenberg 외 (2014)	mMBCT (n=26)	WL (n=24)	예	사전, 사후	CAARS, OQ, KIMS	ADHD 증상(CAARS), 마음챙김(KIMS), 삶의 질(OQ 45.2)
Hepark 외 (2019)	mMBCT (n=55)	WL (n=48)	예	사전, 사후	CAARS, OQ, KIMS, BRIEF, BDI-II, STAI	ADHD 증상(CAARS: 자기 보고, 인터뷰), 집행 기능(BRIEF)
Gu 외 (2018)	mMBCT (n=28)	WL (n=26)	예	사전, 사후, 3개월 후	CAARS, BAI, BDI-II, GPA, MAAS, ANT	ADHD 증상(사후, 3개월: AARS), 마음챙김(사후, 3개월: MAAS), 주의력(사후, 3개월: ANT), 우울(사후: BDI-II), 불안(사후: BAI)
Edel 외 (2017)	MBTG (n=39)	DBT (n=52)	아니요	사전, 사후	WRI, ADHD 평정(자/타), MAAS, GSES	보고 없음

Hoxhaj 외 (2018)[a]	MAPs (n=39)	PE (n=36)	예	사전, 사후, 6개월 후	CAARS[b], BDI, SF-36, FFMQ	마음챙김(사후: FFMQ 관찰 및 비반응성 하위 척도)
Janssen 외 (2019)[c]	mMBCT + TAU (n=52)	TAU (n=55)	예	사전, 사후, 3/6개월 후	CAARS-INV:SV, CAARS-S:SV, BRIEF, FFMQ-SF, SCS-SF, MHC-SF, OQ	ADHD 증상(사후, 3개월, 6개월; CAARS-INV:SV, CAARS-S:SV), 마음챙김(사후, 3개월, 6개월; FFMQ-SF), 자기 연민(사후, 3개월, 6개월; SCS-SF), 긍정적 정신건강(사후, 3개월, 6개월; MHC-SF)

주석. Bueno 등(2015)의 연구에는 17명의 건강한 대조군도 포함되었다.

- AAQoL(Adult ADHD Quality of Life Questionnaire)=성인 ADHD 삶의 질 질문지
- ADHD-RS(ADHD Rating Scale-IV, self-report)=ADHD 평정 척도 IV판(자기 보고형)
- ANT(Attention Network Task)=주의 네트워크 과제
- ASRS(Adult ADHD Self-Report Scale)=성인 ADHD 자기 보고 척도
- BAI(Beck Anxiety Inventory)=벡 불안 척도
- BDI/BDI-II(Beck Depression Inventory-II)=벡 우울 척도 개정판
- BRIEF(Behavior Rating Inventory of Executive Function)=집행 기능 행동 평정 척도(자기 보고형/생태학적 순간 평가 포함)
- BSI(Brief Symptom Inventory)=간이 증상 척도
- CAARS(Conners' Adult ADHD Rating Scale)=코너스 성인 ADHD 평정 척도
- CAARS-INV:SV(CAARS Investigator-Rated Screening Version)=CAARS 평가자용 선별 단축판
- CAARS-S:SV(CAARS Self-Report Short Version)=CAARS 자기 보고 단축판
- CDI(Children's Depression Inventory)=아동 우울 척도
- CPT(Conners' Continuous Performance Test)=코너스 연속 수행 검사
- CSS(Current Symptoms Scale)=현재 증상 척도(자기 보고형, 임상가 평가, 생태학적 순간 평가 포함)
- DEFS(Deficits in Executive Functioning Scale)=집행 기능 결함 척도(자기 보고형, 임상가 평가, 생태학적 순간 평가 포함)
- DS(Digit Span)=숫자 범위 과제
- DERS(Difficulties in Emotion Regulation Scale)=정서 조절 곤란 척도
- DTS(Distress Tolerance Scale)=고통 인내 척도
- GPA(Grade Point Average)=학점 평균(공식 성적표 기준)
- FFMQ(Five Facet Mindfulness Questionnaire)=마음챙김 5요소 질문지

- FFMQ−SF(Five Facet Mindfulness Questionnaire−Short Form)＝마음챙김 5요소 질문지−단축형
- GSES(Generalized Self−Efficacy Scale)＝일반화된 자기 효능감 척도
- HS−SF(Health Status−Short Form)＝건강 상태−단축형
- KIMS(Kentucky Inventory of Mindfulness Skills)＝켄터키 마음챙김 기술 질문지
- OQ(Outcome Questionnaire)＝치료 결과 질문지
- MAAS(Mindful Attention Awareness Scale)＝마음챙김 주의 자각 척도
- MHC−SF(Mental Health Continuum−Short Form)＝정신건강 연속선−단축형
- PANAS−X(Positive and Negative Affect Schedule−Expanded)＝긍정 및 부정 정서 척도−확장판
- PE(Psychoeducation for ADHD)＝ADHD에 대한 심리교육
- RCMAS(Revised Children's Manifest Anxiety Scale)＝개정판 아동 명시적 불안 척도
- SCS−SF(Self−Compassion Scale−Short Form)＝자기 연민 척도−단축형
- SF−36(Short Form Health Survey, 36 items)＝건강 관련 삶의 질 척도(36문항)
- SNAP(Swanson, Nolan, and Pelham Scale IV)＝스완슨−놀런−펠햄 척도 IV판
- STAI(State−Trait Anxiety Inventory)＝상태−특성 불안 척도
- TAU(Treatment As Usual)＝일반 치료
- TMT(Trail Making Test)＝경로 연결 검사
- WAIS(Wechsler Adult Intelligence Scale−Revised)＝웩슬러 성인 지능 검사−개정판
- WISC(Wechsler Intelligence Scale for Children−Third Edition)＝웩슬러 아동용 지능 검사−제3판
- WL(Wait List)＝대기군
- WRI(Wender−Reimherr Interview)＝웬더−레이머 인터뷰

a: 각 분석의 표본 수는 치료 종료 시점(MAPs n＝39, PE n＝36)과 치료 종료 6개월 후(MAPs n＝32, PE n＝ 32)에서 달라졌다.

b: 주평가 지표로는 연구진 평가자가 실시한 블라인드 관찰자용 CAARS를 사용했으며, 관찰자용 및 자기 보고용 CAARS는 보조 지표로 활용되었다.

c: 여기서 보고된 주요 결과는 치료 종료 시점의 의도한 치료(intent−to−treat) 분석 기준의 표본 수를 기반으로 한다. 3개월 추적에서는 mMBCT＋TAU 그룹이 49명, TAU 그룹이 53명이었고, 6개월 추적에서는 각각 50명과 52명이었다.

d: 이 열에는 각 연구에서 마음챙김 기반 중재(MBIs)의 효과를 지지하는 통계적으로 유의미한 결과들이 나열되어 있다.

타당성 및 수용성

타당성과 수용성은 서로 다른 방식으로 정의된다. 일반적으로 타당성은 치료 완료율(또는 반대로 중도 탈락률)과 회기 참석률 등의 변수로 평가되며, 수용성은 치료 만족도 평가와 같은 지표로 측정된다. 치료 완료의 기준은 연구마다 상이했는데, 예를 들어 일부 연구에서는 회기의 50% 이상의 참석을 완료로 간주하였고(Hepark et al., 2019; Janssen et al., 2020; Zylowska et al., 2008), 다른 연구에서는 75% 이상 참석(Mitchell et al., 2017)을 기준으로 삼았다. 이러한 차이에도 불구하고, 대부분의 ADHD 참가자는 MBIs 프로그램을 끝까지 마친 것으로 보고되었다. 치료 완료율은 연구에 따라 73%(Hepark et al., 2014)에서 100%(Edel et al., 2017; Mitchell et al., 2017)에 이르렀다.

타당성과 수용성에 대한 추가적인 결과는 주로 MAPs을 적용한 연구들에서 보고되었다(Bueno et al., 2015; Mitchell et al., 2017; Zylowska et al., 2008). 한편, 수정된 MBCT(mMBCT)를 적용한 연구에서는 참여를 방해하거나 촉진하는 요인과 변화 과정을 탐색하기 위한 포괄적인 질적 분석이 수행되었다는 점이 주목된다(Janssen et al., 2020).

MAPs 관련 연구에서는 평균적으로 8회기 중 7회기에 참석한 것으로 보고되었다(Mitchell et al., 2017; Zylowska et al., 2008). 질로우스카 등(2008)의 연구에 따르면, 성인 참가자들이 주당 평균 90.3분(SD=57.9) 동안 집에서의 명상 연습을 수행하였으며, 이 수치는 주간 평균이 최소 10.3분에서 최대 194.4분까지 다양하였다. 주당 명상 연습 빈도는 평균 4.9일(SD=1.6)로, 범위는 1.5일에서 7일까지였다. 미첼 등(2017)의 연구에서는 각 대상자에 대해 매주 임상가가 자가 연습 이행도를 5점 척도(1점: 매우 낮음~5점: 매우 높음)로 평가하였으며, 평균 점수는 3.9점(SD=0.36)이었다. 부에노 등(Bueno et al., 2015)은 각 회기별 그룹의 평균 자가 연습 시간을 보고했는데,

이는 19.8분(SD=14.1)에서 52.9분(SD=48.8)까지 다양하였다.

치료 만족도 역시 전반적으로 긍정적인 반응을 보였다. 10점 척도(1점: 매우 불만족~10점: 매우 만족)로 평가한 경우, 참가자들은 평균 9.40점(SD=0.80; Zylowska et al., 2008) 및 9.3점(SD=0.90; Bueno et al., 2015)의 높은 만족도를 보고하였다. 7점 척도를 사용한 미첼 등(2017)의 연구에서도 전반적인 치료 만족도는 평균 5.91점(SD=1.14)으로 나타났다. 이 연구에서는 또한 4점 척도(1점: 전혀 그렇지 않다~4점: 매우 그렇다)를 통해 다음 항목들을 평가하였다. 'ADHD에 대해 더 많이 알게 되었다'는 평균 3.27(SD=0.91), '배운 내용이 자신의 경험과 관련이 있다'는 평균 3.55(SD=0. 93), '소개된 기법/전략이 이해하기 쉬웠다'는 평균 3.82(SD=0.41), '배운 기술을 정기적으로 사용할 자신감이 생겼다'는 평균 3.36(SD=0.67), '다른 성인 ADHD 환자에게 마음챙김 훈련을 추천할 의사가 있다'는 평균 3.64(SD=0.92)이었다.

치료 결과: ADHD 증상

〈표 2-1〉에 제시된 연구 중 두 건을 제외한 모든 연구에서, 치료 후 ADHD의 부주의(inattentive) 및 과잉행동-충동성(hyperactive-impulsive) 증상이 개선된 것으로 보고되었다.

예외적인 두 연구 중 하나는 MBIs와 수정된 변증법적 행동치료(DBT) 그룹 중재를 비교한 연구로(Edel et al., 2017), 두 그룹 간 유의미한 차이는 나타나지 않았다. 이 결과는 MBIs가 인지행동 전략뿐만 아니라 마음챙김 훈련을 포함한 중재와 비교되었다는 점에서 주목할 필요가 있다.[1]

성인 ADHD 치료에서 인지행동치료(CBT)가 효과적인 중재로 입증되었다는 점을 감안할 때(Knouse et al., 2017; Young et al., 2016), 이 연구는 MBIs

1 DBT는 인지행동치료(CBT) 전략을 포함하는 중재 방법이다.

가 경험적으로 검증된 심리사회적 중재와 동등한 수준의 효과를 보였음을 시사한다.

또 다른 예외적인 연구에서는 MAPs(Mindful Awareness Practices) 중재를 받은 그룹과 ADHD 심리교육 중재를 받은 그룹 모두에서 ADHD 증상의 유사한 수준의 감소가 보고되었으며, 두 그룹 간 유의미한 차이는 없었다(Hoxhaj et al., 2018). 흥미로운 점은, 성인 ADHD를 대상으로 하는 CBT 연구 중에서도 유사한 결과가 보고된 바 있으며, 해당 연구에서도 비교 중재로 ADHD 심리교육이 사용되었다는 점이다(Vidal et al., 2013). 따라서 이들 연구 결과는 마음챙김 기반 중재(MBIs)가 적극적 치료(active treatment)와 비교하여 동등한 수준의 효과를 나타냈으며, 이는 성인 ADHD 치료에서 가장 경험적으로 입증된 비약물 치료법 중 하나로 간주되는 CBT와도 유사한 수준의 효과를 보였다는 점에서 주목할 만하다.

ADHD에 대한 마음챙김 효능을 뒷받침하는 나머지 연구 중 3건은 치료 후에도 추가적인 추적 평가를 실시하였다(Gu et al., 2018; Janssen et al., 2019; Zylowska et al., 2009). 치료 전 점수와 비교한 그룹 내 설계(Zylowska et al., 2009), 대기자 대조군과 비교한 그룹 간 설계(Gu et al., 2018), 일반 치료 대조군과 비교한 그룹 간 설계(Janssen et al., 2019)의 연구였는데, 세 연구 모두 ADHD 증상의 개선이 지속적으로 유지되었다고 보고하였다. 전반적으로, MBIs가 ADHD 증상을 개선한다는 것을 뒷받침하는 이러한 모든 연구에서 보고 방식은 다양하였다. 예를 들어, 일부 연구에는 자기 보고(self-report)만 사용한 반면(Bueno et al., 2015; Gu et al., 2018; Hepark et al., 2014; Janssen et al., 2020; Schoenberg et al., 2014; Zylowska et al., 2008), 다른 연구에는 임상가 평가가 포함되었다(Edel et al., 2017; Hepark et al., 2019; Mitchell et al., 2017). 현재까지 진행된 가장 큰 규모의 연구 중 하나에서는 맹검 평가자를 포함했으며, 일반 치료를 받은 그룹에 비해 MBIs 그룹에서 ADHD 증상이 개선된 것으로 나타났다(Janssen et al., 2019). 또 다른 연구에서는 생태학적 순간 평가(ecological momentary assessment)[2]를 포함했는데, 이는 참가자가 클리닉이나 실험실 환경이 아닌 일상생활에서 증상을 '현재 순간'에 평가하도록 하는 방식이다(Mitchell et al., 2017). 이러한 연구 결과에 따르면, 이 방법을 사용하여 평가한 ADHD 증상이 대기군과 비교했을 때 MBIs 그룹에서 개선되었음을 시사한다.

일부 연구에서는 임상적 유의성의 척도로 간주되는 30% 이상 증상이 감소한 연구 참가자의 비율을 보고하기도 하였다([그림 2-1]). ADHD 증상을 자기 보고 기준으로 평가했을 때, 그 비율은 26%(Janssen et al., 2020)에서 71%(Gu et al., 2018)까지 다양하였다. 이 연구들에서 30% 이상의 ADHD 증상이 개선되었다고 답한 참가자의 전체 평균 비율은 49%였다. 마찬가지로, 임상가가 평가한 비율은 27%(Janssen et al., 2019)에서 72%(Mitchell et al., 2017)까지 다양하였다. 이러한 연구 전반에서 30% 이상의 ADHD 증상 개선을 보고한 참가자의 전체 평균 비율은 43%였다. 생태학적 순간 평가를 사용하여 ADHD 증상을 측정한 한 연구에서는 표본의 27%가 증상 개선을 경험했다고 보고하였다(Mitchell et al., 2017).

치료 결과: 집행 기능

〈표 2-1〉에 나열된 연구 중 다수에서는 집행 기능도 주요 변수로 평가되었다. 이 평가는 자기 보고, 임상가 평가, 생태학적 순간 평가, 실험실 과제 수행을 통해 이루어졌다. 자기 보고형 평가는 주로 성인용 집행 기능 행동

2 역자주: 생태학적 순간 평가(Ecological Momentary Assessment, EMA)는 연구 참가자가 실시간 또는 일상생활 중 특정 시간에 반복적으로 자기 보고(self-report)를 하거나, 연구자가 실시간 데이터를 수집하는 방식을 의미한다. 즉, 참가자가 실험실에서 수행하는 전통적인 설문지 평가나 인지 과제 수행이 아니라, 실제 생활 속에서 특정 순간의 경험이나 행동을 기록하는 방식이다.

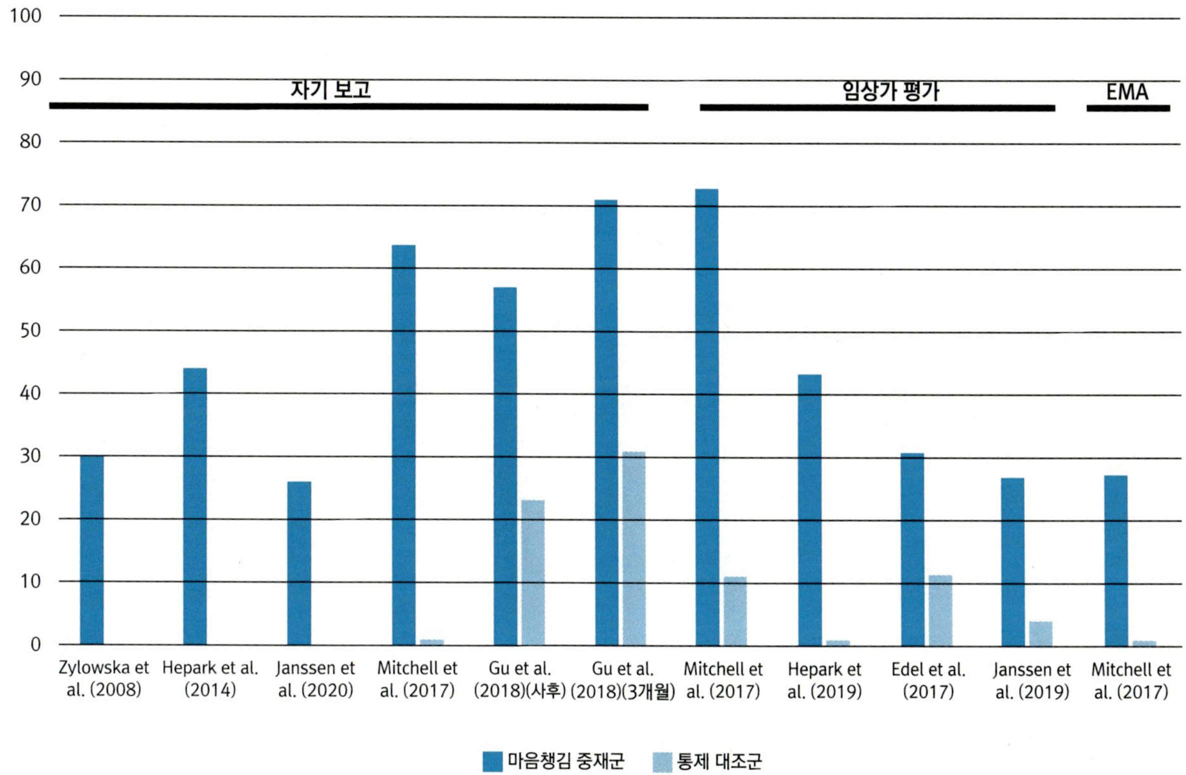

[그림 2-1] MBI 기반 성인 ADHD 치료 연구에서 평가 방식[자기 보고, 임상가 평가, 생태학적 순간 평가(EMA)]에 따라 30% 이상 증상 감소를 보인 참가자 비율을 나타낸 그래프

평정 척도(Behavior Rating Inventory of Executive Functioning, BRIEF; Roth, Isquith, & Gioia, 2005)를 사용하였으며, 이는 행동 조절 지수와 메타 인지 지수의 두 가지 점수로 구성된 총점을 산출한다. 행동 조절 지수에는 억제, 전환, 정서 조절 및 자기 모니터링의 네 가지 하위 척도를 포함한다. 메타 인지 지수에는 시작, 작업 기억, 계획/조직, 과제 모니터링, 자료 조직화의 다섯 가지 하위 척도를 포함한다. BRIEF 또는 유사한 자기 보고형 집행 기능 측정을 사용한 대부분의 연구에서는 총점 또는 하위 척도 점수의 유의미한 개선을 보고하였다(Hepark et al., 2019; Janssen et al., 2020; Mitchell et al., 2017). 단, 얀센 등(Janssen et al., 2019)의 연구에서는 치료 후 BRIEF 점수가 그룹 간에 유의미한 차이가 나타나지 않았으나, 추적 평가에서 마음챙김 중재군의 유의한 개선이 관찰되었다.

한 연구에서는 집행 기능 결함 척도(Deficits in Executive Functioning Scale)를 사용하여 임상가 평가를 시행하였다(Barkley, 2011b). 이 연구(Mitchell et al., 2017)에서 MBIs 치료군은 대기군과 비교했을 때 평가 전반에 걸쳐 집행 기능이 유의미하게 향상되었으며, 효과 크기는 큰 수준으로 나타났다. 또한 이 연구는 생태학적 순간 평가를 활용한 유일한 연구로, 참가자들이 실제 일상 환경에서 집행 기능을 평가받았을 때도 MBIs 그룹이 대기군에 비해 더 나은 결과를 나타냈다.

실험실 과제 수행과 관련해서는 총 4건의 연구가 다양한 검사 배터리를 사용했지만(Bueno et al., 2015; Gu et al., 2018; Mitchell et al., 2017; Zylowska et al., 2008), 모두 주의 네트워크 과제(Attention Network Task; Fan & Posner, 2004)를 포함하고 있었다. 이 중 대부분의 연구는 적어도 하나 이상의 측정 지표에서 유의미한 개선을 보고하였다. 예외적으로, 미첼 등(2017)의 연구에서는 유의미한 차이가 나타나지 않았는데, 이는 ADHD 치료약 복용 참가자에 대한 약물 중단 기간이 충분하지 않았기 때문일 수 있다. 반면, 약물 중단 기간[3]이 보장된 연구에서는 그룹 내 설계(Zylowska et al., 2008)를 채택한 연구와 그룹 간 설계(Bueno et al., 2015)를 사용한 연구 모두에서 집행 기능의 유의미한 향상이 관찰되었다.

치료 결과: 정서 기능

성인 ADHD 환자가 정서 조절 곤란(emotion dysregulation)에 대한 MBIs의 효과로 인해 긍정적인 반응을 보일 것이라는 제안과 일치하는 한 가지 가설은, 치료 후 정서 조절 곤란이 개선되어야 한다는 점이다. 보다 넓게는 정서 기능(emotional functioning) 전반이 향상될 가능성도 제기된다.

그러나 연구 결과는 일관되지 않다. 일부 연구에서는 정서 기능(예: 우울한 기분, 불안)이 개선되었다고 보고되었지만(Bueno et al., 2015; Gu et al., 2018; Zylowska et al., 2008), 다른 연구에서는 유의미한 개선이 나타나지 않았다(Hepark et al., 2014, 2019; Hoxhaj et al., 2018).

한편, 정서 조절 곤란을 직접 평가한 유일한 연구에서는, 두 가지 자기 보고(self-report) 척도를 활용하여 이 개념을 측정하였으며, ADHD 그룹이 대기군과 비교했을 때 시간이 지남에 따라 정서 조절 곤란이 유의미하게 더 크게 개선된 것으로 보고되었으며, 효과 크기 또한 더 큰 것으로 나타났다(Mitchell et al., 2017).

---

3 역자주: 약물 중단 기간(washout period)이란, 연구 참가자가 실험에 참여하기 전에 ADHD 치료제(예: 메틸페니데이트, 암페타민 등) 복용을 일정 기간 중단하도록 한 것을 의미한다. 이는 약물이 연구 결과에 영향을 미치지 않도록 하기 위한 조치로, 약물 효과가 완전히 사라진 상태에서 실험을 진행함으로써, 연구에서 측정하려는 개입 효과(예: 마음챙김 훈련의 효과)가 순수하게 반영될 수 있도록 하는 목적이 있다.

치료 결과: 특질 마음챙김 및 기타 기능적 결과

기존 연구들은 특질 마음챙김(trait mindfulness)과 삶의 질을 포함한 기능적 결과(functional outcomes)를 정기적으로 평가하였다. 특질 마음챙김 점수(총점 또는 하위 척도)는 6건의 연구(Gu et al., 2018; Hepark et al., 2014, 2019; Hoxhaj et al., 2018; Janssen et al., 2019; Schoenberg et al., 2014)에서 유의미하게 향상된 것으로 나타났으며, 한 연구(Janssen et al., 2020)에서는 유의한 개선이 관찰되지 않았다. 기타 기능적 결과 중 자기 연민(self-compassion)과 삶의 질(quality of life)은 일부 연구에서 개선되었으나(Hepark et al., 2014; Janssen et al., 2019, 2020; Schoenberg et al., 2014), 다른 연구에서는 개선이 보고되지 않았다(Bueno et al., 2015; Hepark et al., 2019; Hoxhaj et al., 2018).

전반적으로, MBIs는 ADHD 증상뿐 아니라 집행 기능과 특질 마음챙김을 향상시키는 데 효과적이라는 연구 결과들이 다수 존재한다. 반면, 정서 조절 곤란, 불안 · 우울 등 정서 기능, 그리고 삶의 질 등의 기능적 결과에서는 혼재된 결과가 보고되고 있어, 이들 영역에 대한 추가 연구가 필요하다.

향후 연구에서는 통계적 검증력을 높이기 위해 더 큰 샘플을 사용하고, 맹검 평가자의 활용을 늘리며, 다양한 평가 척도 간의 비교 분석을 체계적으로 조정하는 것이 필요하다. 또한 치료 이행도와 같은 중재 효과에 영향을 줄 수 있는 요인도 고려해야 하며, 뇌 영상 연구를 통해 신경가소성(neuroplasticity)이나 약물 병용 효과를 탐색하는 것도 중요하다. 결론적으로, 현재까지 이용 가능한 연구, 특히 3건의 MAPs 기반 연구에 따르면, MBIs는 성인 ADHD 증상을 개선하는 데 효과적인 접근법임을 시사한다.

기타 동료 검토된 MAPs 임상시험

이 장에서 검토되지 않은 추가 연구로는, ADHD 증상이 높은 여성 청소년을 대상으로 한 MAPs 중재 연구(Kiani, Hadianfard, & Mitchell, 2017)가 있다. 이 연구에서는 치료군(n=15)과 대기군(n=15)을 비교하였으며, 주요 평가 지표로 정서 조절 곤란에 대한 자기 보고 측정과 집행 기능 과제 수행 결과를 사용하였다. 결과적으로, MAPs 그룹은 정서 조절 곤란 및 집행 기능의 계획 · 억제 기능 모두에서 유의미한 개선을 보였으며, 효과 크기도 큰 수준으로 나타났다.

요약

이 장에서는 마음챙김 기반 중재(MBIs)가 성인 ADHD에 적용될 수 있는 가능성을 살펴보았다. MBIs가 효과를 미치는 것으로 알려진 자기 조절 메커니즘, 예컨대 주의력 및 집행 기능, 정서 조절 곤란, 특질 마음챙김을 고려할 때, 이러한 접근은 ADHD에 특히 적합한 중재 전략이 될 수 있다. 성인 ADHD 환자를 대상으로 한 기존의 치료 결과 연구들은 MBIs가 전반적으로 타당성과 수용성을 갖추고 있음을 보여 주며, 특히 MAPs는 ADHD의 주요 증상뿐 아니라 집행 기능과 정서 조절 곤란 등 ADHD의 핵심적인 특성 영역에서도 개선 효과를 나타낸 것으로 입증되었다.

제3장

교육 시 고려 사항: 일반적인 질문과 답변

이 장에서는 ADHD를 위한 MAPs 프로그램에 대해 임상가들이 가질 수 있는 일반적인 질문과 그에 대한 답변을 요약하여 안내한다.

◆ 전반적인 교육 철학은 무엇인가?

이 프로그램의 교육 철학은 다음과 같은 핵심 의도를 기반으로 한다. ① ADHD와 마음챙김에 대한 오해를 해소한다. ② ADHD에 대한 지식을 바탕으로 마음챙김 훈련의 타당한 근거를 제공한다. ③ 공식 마음챙김 연습을 점진적으로 도입한다(예: 5분으로 시작하여 8주에 걸쳐 15분까지 점진적으로 확장). ④ 집중과 주의 모니터링을 시작점으로 삼고, 이후 자기 조절을 위한 열린/수용적 주의 연습으로 확장한다. ⑤ 일상생활 속 마음챙김 전략을 습관화할 수 있도록 알림 설정, 파트너 시스템 등 구체적인 실행 전략을 활용한다. ⑥ 학습 효과를 높이기 위해 다양한 시각 자료를 적극적으로 활용한다. ⑦ 공식 및 비공식 연습을 모두 장려하며, 각 참가자가 자신의 방식에 맞는 실천을 선택할 수 있도록 유연하게 지원한다.

◆ 마음챙김 훈련은 세속적인가, 아니면 영적이거나 종교적인가?

이 질문은 마음챙김 기반 치료를 처음 접하는 치료사나 종교적 맥락에서 마음챙김을 배운 경험이 있는 치료사에게서 종종 제기된다. 또한 마음챙김을 '뉴에이지'로 인식하거나, 종교적 신념과 충돌할 가능성을 우려하는 신앙심 깊은 참가자들에서도 제기될 수 있다.

이는 단순하지 않고, 논쟁의 여지가 있는 주제임을 인식할 필요가 있다. 일부 학자들은 마음챙김이 불교적 가치와 윤리에 기반한 세계관을 배제한 채 독립적으로 가르쳐질 수 없다고 주장하기도 한다. 보다 심층적인 논의를 위해서는 관련 문헌(Harrington & Dunne, 2015; Schmidt, 2016; Thupten, 2018)을 참고할 수 있다.

그러나 실제 임상 현장에서 참가자와의 대화에서는, 마음챙김이 주의와 자각이라는 인간 보편의 능력을 훈련하는 방법이며, 치료의 맥락에서 세속적이고 인지 및 정서적 능력(즉, 자기 조절) 훈련과 관련이 있다는 점을 강조하는 것이 유용하다. 즉, 마음챙김이 비록 불교나 동양 전통의 맥락에서 발전했지만, 인간의 마음을 탐구하는 하나의 접근법으로서 영적 맥락과 독립적으로 가르칠 수 있다는 점을 설명할 수 있다. 아울러, 마음챙김 자각 기술은 원하는 경우 참가자 개인의 종교적 실천과 통합될 수 있으며, 이는 어떤 종교를 가지고 있든 상관없이 활용할 수 있다.

◆ 진행 형식: 그룹 또는 개별? 온라인으로도 가능한가?

ADHD를 위한 MAPs 프로그램은 주로 대면 그룹 형식으로 개발되었다. 연구에서는 매주 2~2.5시간씩 총 8회기로 구성된 형식을 사용하였으며, 그룹 규모는 성인의 경우 6~24명, 청소년의 경우 8명으로 다양하게 운영되었다. 임상 현장에서는 공간의 제약과 마음챙김 트레이너(MT)[1]의 지도

1 이 프로그램을 지도하는 정신건강 전문가들을 지칭할 때 임상가나 치료사와 같은 표

방식에 따라 그룹 크기가 달라질 수 있으나, 최소 6~8명 이상이 모여야 참가율의 변동이 있더라도 안정적인 그룹 역동이 유지될 수 있다.

훈련의 효과가 입증된 형식은 주당 2~2.5시간이지만, 일부 현장에서는 1~1.5시간으로 단축하거나 전체 프로그램의 길이를 조정할 수 있다. 또한 개별 치료나 온라인 형식으로의 조정도 가능하다. 이러한 대안적 진행 방식은 유용할 수 있으며, 비ADHD 그룹을 대상으로 한 연구에서는 이처럼 조정된 훈련 방식이 효과적임이 입증된 바 있다(Galla et al., 2015; Kemper, 2017; Lyzwinski, Caffery, Bambling, & Edirippulige, 2018).

또한 단 3주 동안의 단기 마음챙김 호흡 자각 훈련만으로도 억제 조절과 반응 모니터링이 향상되었다는 보고도 있다(Pozuelos, Mead, Rueda, & Malinowsk, 2019). 다만, ADHD 증상과 기능 손상에 의미 있는 효과를 주기 위한 최적의 훈련 시간과 형식은 아직 명확하지 않으며, 향후 연구를 통해 타당성과 효과성에 대한 검증이 필요하다.

◆ MAPs의 그룹 과정은 다른 그룹 치료 모델과 어떻게 다른가?

마음챙김 기술을 지도하는 과정에서 MT는 참가자들이 현재 순간에서 자신의 직접적인 경험을 탐구하고 신뢰하도록 권장한다. 훈련 전반에 걸쳐 MT는 호기심을 모델링하며, 참가자들이 자신의 몸의 감각, 감정, 생각을 비판 없이 열린 자세로 인식하고 탐색할 수 있도록 돕는다. 일부 강의식 교육이 제공되기도 하지만, 핵심 원칙은 체험 기반의 연습을 통해 탐구하며, 참가자들이 직접 경험을 통해 깨닫도록 하는 것을 중요하게 여긴다. 즉, MT가 답을 제공하기보다는 참가자들이 자신의 체험을 통해 통찰을 얻게 하는 방식이다.

현 대신 '마음챙김 트레이너(MT)'라는 용어를 사용한다. 이는 프로그램을 가르치는 사람들에게 있어 명상 경험의 중요성을 강조하기 위함이다.

참가자들이 자신의 경험을 탐색하는 과정에서, 그들은 자신의 직접적인 경험을 성찰하고, 이러한 경험이 ADHD와 함께 살아가는 것과 어떻게 연결되는지 돌아보도록 안내받는다. 이러한 성찰의 과정에서 MT는 참가자들이 이러한 경험이 왜 일어나는지에 대해 '이야기'나 해석에 빠져드는 경향이 있는지 주의 깊게 살핀다. 동시에 MT 자신도 경험의 내용에만 집중하거나 해결책, 해석, 분석을 제시하려 하지 않도록 주의해야 한다.

필요하다면, MT는 참가자들이 해석이나 '이야기'에 지나치게 몰입하지 않고 직접적인 경험 그 자체에 주의를 기울이도록 다시 안내한다. 예를 들어, MT는 다음과 같은 질문으로 이를 촉진할 수 있다. "지금 이야기하면서 어떤 몸의 감각이 느껴지나요?" "바로 이 순간, 또 다른 어떤 감정이 느껴지나요?" 마음챙김 기반 그룹에서의 과정과 촉진에 대한 더 자세한 논의는 『중독 행동을 위한 마음챙김 기반 재발 예방: 임상가 가이드(Mindfulness-Based Relapse Prevention for Addictive Behaviors: A Clinician's Guide)』(Bowen, Chawla, & Marlatt, 2011)를 참고할 수 있다.

◆ 마음챙김 기반 훈련에서 그룹 형식이 일반적인 이유는 무엇인가?

MAPs와 다수의 '차세대' MBIs의 기초가 된 MBSR(Kabat-Zinn, 1982; Kabat-Zinn et al., 1985) 및 MBCT(Segal et al., 2002) 등은 일반적으로 그룹 형식으로 진행된다. 그룹 환경은 참가자들 간의 경험(예: 명상 수행의 어려움과 성공 사례, ADHD와 관련된 공통된 패턴, 마음챙김 접근법을 통해 얻은 통찰)을 공유할 수 있으며, 개별 치료보다 더 긴 시간의 가이드 명상이 가능하다. 일반적으로 그룹 환경에서 제공되는 교육이나 치료는 낙인감을 줄이고, 상호 지지의 기회를 제공한다.

또한 ADHD를 위한 MAPs 치료 결과, 연구는 모두 그룹 형식으로 수행되었으며, 이는 ADHD를 대상으로 한 다른 MBIs 연구와도 일치한다. 그러나 개별 치료에 이 접근을 적용하려는 임상가도 있으므로, 본 매뉴얼에서는 그러한 경우를 위한 조정 전략도 함께 제시한다(다음 질문 참조).

MAPs는 교육 프로그램(즉, 수업)이나 그룹 심리치료의 형식으로 제공될 수 있다. 예를 들어, ADHD 코치가 이 프로그램을 수업 형식으로 운영할 수 있으며, 이는 비임상 전문가가 MBSR을 진행하는 방식과 유사하다. 임상가는 자신의 전문성과 환경에 따라 적절한 방식을 선택할 수 있다. 고려해야 할 장단점은 다음과 같다.

1. 수업 형식: 수업에는 ADHD를 가진 사람들 외에도 가족 구성원, 파트너 또는 관심 있는 임상가도 참여할 수 있다. 연령 제한이 유연하여, 만 15세 이상도 함께 참석할 수 있게 하는 등 자유로울 수 있으며, 사전 선발 요건도 덜 엄격할 수 있다. 그룹 장소는 임상적 공간 또는 비임상적 공간 모두에서 진행될 수 있어 접근성을 높일 수 있다. 그러나 수업 비용은 환자가 자비로 부담해야 한다(즉, 보험 청구 불가). 또한 선별 검사나 진단 평가가 적게 이루어지므로 마음챙김 지도자가 그룹 구성원에 대해 알 수 있는 정보가 제한적이며, 그룹 구성을 조정할 수 있는 능력이 줄어든다.
2. 그룹 심리치료 형식: 일반적으로 의뢰나 진단 평가 요건을 통해 그룹 구성원을 더 면밀히 선별할 수 있다. 보험 청구가 가능하며, 임상적 공간에서 진행되어야 하고, 적절한 그룹 치료 문서가 필요하다. 그룹은 일반적으로 8~12명 정도로 더 작게 구성되며, 이는 임상가가 그룹에 보다 개인적인 임상 지식을 적용할 수 있는 기회를 갖는다. 지도자는 참가자의 개별 치료사 또는 처방 의사이면서 동시에 그룹 치료사의 역할을 동시에 수행할 수 있다.

이와 같이 MAPs를 적용할 때 수업 형식과 그룹 심리치료 형식은 각각의 장단점이 존재하므로, 실행 환경과 목표에 따라 적절한 방식을 선택할 필요가 있다.

◆ 이 훈련을 개별 형식으로는 어떻게 조정할 수 있는가?

MAPs를 개별 치료에 적용할 경우, 전형적인 8주 구성보다 더 연장하여 진행하는 것이 일반적이다. 이는 대부분의 개별 치료 회기가 45~60분이며 환자가 회기 시간 내에 다른 임상적 이슈도 병행하기 때문에, 그룹 회기 하나의 내용을 개별 치료에서 다루려면 1~2개의 체험적인 연습을 포함하여 진행한다. 따라서 개별 회기가 주 1회 기준으로 한다면, 전체 MAPs 프로그램은 약 3~6개월에 걸쳐 진행될 수 있다. 또한 MAPs의 일부 요소를 CBT나 지지 요법과 병행하여 통합적으로 적용할 수도 있다. 이 매뉴얼에서는 MAPs 프로그램을 개별 치료 환경에서 적용하고자 하는 임상가를 위한 팁을 제공한다.

기존 심리치료에 MAPs의 요소를 도입하려는 경우, 환자에게 이러한 전환을 준비시키고 변화와 마음챙김 연습에 대해 얼마큼 편안하게 느끼는지를 사전에 논의해야 한다. 환자는 자신만 연습을 안내받는 상황을 어색하게 느끼거나, 침묵의 시간이 불편할 수 있다. 이러한 경우, 명상 중 눈을 뜨고 한곳에 시선을 고정하거나, 눈을 감는 것 중 환자가 선택할 수 있도록 하면 보다 편안한 환경을 조성할 수 있다. 또한 치료사는 명상 연습 중 자신의 역할에 대해 환자와 사전에 논의하고, 환자가 이에 대해 어떻게 느끼는지 구체적으로 물어보는 것이 중요하다. 만약 이 부분이 명확하게 다뤄지지 않으면, 환자는 불안이나 불편함을 느낄 수 있다. 예를 들어, 환자는 연습하는 동안 치료사가 자신을 계속 쳐다보고 있는 것은 아닌지 궁금해할 수 있다. 이를 방지하기 위해, 치료사가 연습을 안내하면서 동시에 직접 같이 참여하는 것이 도움이 될 수 있다. 무엇보다 개방적이고 투명한 소통이 필수적이다. 간단한 짧은 명상 연습부터 시작하고, 연습 직후 환자와 그 경험에 대해 이야기를 나누게 되면, 치료사와 환자가 개별 치료에서 새로운 방향을 향해 함께 탐색하고 협력하고 있음을 확인할 수 있다.

개별 치료에서 고려해야 할 또 다른 요소는, 마음챙김 걷기와 같은 일부 연습은 그룹 환경만큼 쉽게 수행하기 어려울 수 있다는 점이다. 이 경우, 회기에서 실제로 연습하는 대신, 설명을 제공하거나 추가 자료를 안내하는 방식으로 대체할 수 있다.

앞서 언급했듯이, MAPs 훈련을 개별 형식으로 제공하는 것은 아직 널리 충분히 연구되지 않았다. 기존의 1:1 훈련 기술서에는 종종 마음챙김, CBT 및 기타 다른 지지 전략이 혼합되어 있는 경우가 많다. 관련 예로 『ADHD 청소년을 위한 마음챙김(Mindfulness for Teens with ADHD)』(Burdick, 2017)을 참고할 수 있다.[2]

◆ MAPs 연습은 다양한 신체적 또는 감각적 어려움이 있는 사람에게도 적용할 수 있는가?

마음챙김 연습은 각 개인의 고유한 어려움에 맞춰 창의적으로 적용될 수 있으며, 또한 그래야만 한다. 예를 들어, 만성 통증이나 휠체어를 사용하는 등 신체적 제약이 있는 사람은 자신에게 적합하고 편안한 방식으로 마음챙김 움직임을 연습하도록 안내받아야 한다. 참가자는 마음챙김 걷기 연습 대신, 앉은 상태에서 땅바닥을 발로 부드럽게 두드리거나 눌러 보며 발바닥의 감각을 느껴 볼 수 있다. 이러한 연습이 어렵다면, 참가자들은 손바닥을 허벅지에 눌러 마치 걷는 동작을 모방하듯이 번갈아 가며 그곳의 감각을 느끼는 방법을 선택할 수도 있다.

참가자들에게 "몸의 신호를 들어 보세요." 또는 "불편하거나 무리가 되는 것은 하지 않아도 괜찮습니다."라고 안내하면서, 연습에 대한 선택권을 허

2 역자주: 이처럼 개별 치료에서 MAPs를 적용할 때는 기존 연구와 실무적 경험을 바탕으로 신중하게 접근하고, 환자의 반응을 지속적으로 모니터링하는 것이 중요하다.

용하며 '자기 자신을 돌보는 것'임을 강조해야 한다. 눈을 감는 대신 뜨고 쉬거나 침묵 연습 중 불편함을 느낄 때 눈을 다시 뜰 수 있는 선택권을 제공하는 것도 중요한데, 특히 트라우마 병력이 있는 참가자들에게는 이러한 점을 초기부터 안내하고 훈련 중에도 반복해서 강조해야 한다.

트라우마 병력이 있는 참가자는 명상 중에 일시적인 해리나 기억의 홍수를 경험할 수 있으며, 이때 눈을 뜨는 것은 다시 안정감을 찾는 데 도움이 될 수 있다. 만약 이러한 트라우마 관련 어려움이 자주 발생하거나 상당히 고통스러운 경우, MT는 해당 참가자에게 이런 그룹 형식이 적합한지 검토해야 한다. 경우에 따라 개별 형식이나 다른 형태의 치료가 더 적합할 수 있다.

전반적으로, MT는 이해하기 어려운 긴 문장이나 여러 단계의 지침, 전문 용어를 피하는 등 지침을 간단하게 하는 것을 권장한다. 또한 참가자가 자신에게 편안한 속도로(너무 느리거나 빠르지 않은) 진행할 수 있도록 자율적인 페이스를 권장하며, 참가자 중 누구라도 불편함이나 스트레스를 느끼는 징후가 없는지 주의 깊게 관찰해야 한다. 만약 불편함을 느끼지만 그룹 토론에서 이를 적극적으로 공유하지 않는 경우, MT는 수업 중간 휴식 시간이나 종료 후 어려움을 겪는 참가자에게 이를 확인하고, 조정이 필요한지(예: 호흡에 집중하면 불안을 유발하는 경우 호흡 대신 허벅지 위에 놓인 손바닥의 감각을 느끼는 것-임상적으로 불안장애 병력이 있는 일부 환자) 또는 추가적인 도움(예: 개별 치료 의뢰)이 필요한지 확인해야 한다.

◆ MBSR, MBCT, 그리고 ADHD를 위한 MAPs는 어떤 차이가 있는가? 나는 MBSR이나 MBCT에 익숙한데, 이를 성인 ADHD에 사용할 수 있을까?

ADHD를 위한 MAPs는 MBSR과 MBCT에서 파생되었기 때문에(참고로 MBCT도 MBSR를 모델 삼아 개발되었다), 이 프로그램들은 많은 유사점을 공유한다. ADHD를 위한 MAPs 접근법은 ADHD 친화적으로 개발되었으며, ADHD 심리교육을 포함하고 마음챙김 훈련을 단계별로 세분화하여 보다 점진적으로 진행되도록 구성되었다(교육 철학에 대한 설명은 앞의 첫 번째 질문 참조).

공식적인 연습은 처음에는 5분(1, 2회기)에서 시작하여 10분(3~5회기)으로 늘어나며, 이후 최대 15분(6~8회기)까지 점진적으로 늘려 간다. 이 외의 또 다른 차이점은 ① 마음챙김 움직임이 포함되지만, 프로그램을 더 쉽게 전달하기 위해 요가 동작은 강조하지 않았고, ② 자기 연민 요소를 보다 명확하게 포함했다는 점이다.

MAPs 훈련의 전반적인 의도는 ADHD를 가진 사람들이 마음챙김에 보다 쉽게 접근하고, 자신의 삶과의 관련성을 느낄 수 있도록 만드는 것에 있다. 다만, MBCT 역시 ADHD 교육을 병행하여 성인 ADHD 그룹에서 성공적으로 활용된 사례가 있으며, 그 근거도 점점 축적되고 있다(제2장 참조). 결론적으로, MBSR이나 MBCT에 정식으로 훈련받은 마음챙김 지도자는 ADHD를 위한 MAPs도 충분히 제공할 수 있는 역량을 갖추고 있다고 할 수 있다.

♦ 질로우스카 박사의 『ADHD를 위한 마음챙김 처방』을 읽었는데, ADHD를 위한 MAPs는 그 책의 내용과 어떻게 다른가?

『ADHD를 위한 마음챙김 처방』은 ADHD를 위한 MAPs 훈련(Zylowska, 2012)을 기반으로 한 자기 계발서이다. 반면, 이 책은 이 접근법을 실행하기 위한 지침을 포함한 임상가 매뉴얼이다. 전반적으로 『마음챙김 처방』에서 설명된 원칙과 구조는 이 매뉴얼에서 제시된 ADHD를 위한 MAPs 프로그램과 밀접하게 연관되어 있으며, 두 책 모두 이 접근법에 관심이 있는 분들에게 유용한 자료이다.

또한 ADHD를 위한 MAPs 훈련에서는 『마음챙김 처방』을 가이드 명상을 위한 오디오 자료 출처로 사용했으며(www.shambhala.com/Mindfulness

Prescription 참조[3]), 참가자들이 참고할 수 있는 추가 자료로도 제공하였다. 각 회기마다 해당 책의 관련 페이지를 선택적 읽기 자료로 포함하여 활용할 수 있도록 하였다(〈표 3-1〉).

〈표 3-1〉 ADHD를 위한 MAPs와 『ADHD를 위한 마음챙김 처방』의 회기별 구성 대응표

ADHD를 위한 MAPs	ADHD를 위한 마음챙김 처방
1: ADHD와 마음챙김 소개	1: (ADHD와 마음챙김에 대한 확장된 소개) 1단계(주의에 대한 연습, 마음챙김 먹기를 포함한 오감 연습)
2: ADHD 패턴에 대한 마음챙김 자각	2: ADHD 패턴에 대한 마음챙김 자각 2단계(호흡)
3: 소리, 호흡, 몸[4]	3: 3단계(소리, 호흡, 몸)
4: 몸의 감각	4: 4단계(몸의 감각과 움직임)
5: 생각	5: 5단계(생각)
6: 정서	6: 6단계(정서)
7: 현존과 상호작용	7: 7단계(듣기와 말하기)
8: 리뷰 및 마무리	8: 8단계(결정과 행동), 그리고 전체 내용 통합하기

3 역자주: 한국어 음원은 북스힐 출판사 자료실에서 다운받을 수 있다. http://www.bookshill.com/bbs/board.php?bo_table=library&wr_id=9

4 초기 버전의 ADHD를 위한 MAPs 훈련에서는 이 회기를 '호흡, 몸, 소리'로 표기하였으나 이후 수정되었다. 이는 이 회기에서 처음으로 진행되는 연습이 '소리에 대한 자각'이기 때문이다.

◆ ADHD를 위한 MAPs를 ADHD 아동이나 청소년에게도 사용할 수 있는가?

ADHD를 위한 MAPs 프로그램에 대한 대부분의 연구는 성인을 대상으로 진행되었기 때문에, 현재의 근거는 주로 성인에게 적용하는 데 가장 적합하다(Cairncross & Miller, 2016; Mitchell et al., 2015; Poissant et al., 2019). 그러나 초기 ADHD를 위한 MAPs 연구에서는 청소년 그룹(15~18세, n=8)을 대상으로 그 타당성을 연구했으며, 실행 가능하였고, ADHD 증상과 일부 인지적 측정에서 개선 효과를 보여 주었다(Zylowska et al., 2008).

ADHD 증상이 높은 여성 청소년을 대상으로 한 연구에서도 마찬가지로, MAPs가 청소년에게 시행될 수 있다는 고무적인 가능성을 보여 주었다(Kiani et al., 2017). 또한 호주에서 9~12세 ADHD 아동 그룹을 대상으로 MAPs 훈련을 실시한 결과, 어린 그룹에서도 유익한 결과를 가져올 수 있음을 시사하였다(Uliando, 2010).

다른 마음챙김 훈련 모델들도 시도된 바 있다. 예를 들어, MYmind 프로그램에서는 부모와 자녀가 동시에 그룹에 참여하는 방식을 사용하였다(Bögels, Hoogstad, van Dun, de Schutter, & Restifo, 2008; van de Weijer-Bergsma, Formsma, de Bruin, & Bögels, 2012; van der Oord, Bögels, & Peijnenburg, 2012). 그러나 이러한 연구들은 모두 연구 설계상의 제한(예: 대조군 없음)과 작은 표본 크기 때문에, ADHD를 가진 아동 및 청소년에게 이 훈련이 얼마나 유용한지를 파악하려면 더 많은 추가 연구가 필요하다(리뷰를 위해 Davis & Mitchell, 2020 참조). ADHD 아동과 그 가족을 대상으로 한 MBIs의 효과를 확립하기 위해서는 보다 방법론적으로 엄격한 연구가 요구된다(Evans et al., 2018).

◆ ADHD를 위한 MAPs 각 회기에는 일반적인 구조가 있는가?

그렇다. 2회기부터 7회기까지는 다음과 같은 순차적 구조를 따른다.

1. 짧은 마음챙김 연습(보통 이전 회기에서 배운 연습에 대한 리뷰)
2. ADHD의 맥락에서 새로운 주제 소개(예: 감정에 대한 마음챙김)
3. 새로운 가이드 명상 연습 후 탐구(즉, 연습이 어떻게 진행되었는지, 그리고 무엇을 알아차렸는지에 대해 이야기 나누기). 보통 두세 가지의 새로운 명상이 소개됨
4. 집에서의 연습(공식 연습 및 비공식 연습) 논의
5. 간단한 마무리 감사 또는 자애(loving-kindness) 명상

1회기와 8회기(각각 시작 회기와 종료 회기)는 특별한 주제를 다루기 위해 수정된 구조를 따른다. 예를 들어, 1회기에서는 참가자 소개, 치료의 근거, 그룹 참여 지침을 다루며, 8회기에서는 수료식 및 MAPs 훈련 이후 연습을 지속하기 위한 자료와 팁을 제공한다.

◆ 이 그룹 훈련에 필요한 준비물과 기타 운영상 고려 사항은 무엇인가?

MT는 다음 항목들을 준비해야 한다.

1. 참가 신청서
2. 의자 및/또는 명상 쿠션
3. 명상 종
4. 집에서 연습하거나 학습을 강화하기 위한 유인물
5. 시각적으로 정보를 강조하기 위한 화이트보드
6. 각 회기 동안 시간 관리를 돕기 위한 시계, 손목시계 또는 타이머
7. 치료 진행 상황을 추적하기 위한 평가 자료(예: ADHD 증상)
8. 마음챙김 먹기를 위한 건포도 또는 다른 음식(1회기)
9. 음악 재생 장치(3회기)
10. 수료식을 위한 물품(8회기)

훈련 공간은 최소 6명을 수용할 수 있을 만큼 충분히 넓어야 하며, 참가자들이 둥글게 둘러앉을 수 있는 구조가 이상적이다. 또한 마음챙김 걷기 연습을 실시할 수 있을 정도의 넓은 실내 또는 실외 공간이 확보되면 더욱 효과적이다. 이 외에도 모든 회기 자료와 주제가 포함된 회기별 바인더를 제공하고, 복도 소음 등 방해 요소를 최소화할 수 있는 조용한 환경을 마련하는 것이 중요하다.

◆ 참가자들을 위한 유인물이나 가이드 명상을 다운로드할 수 있는 웹사이트가 있는가?

있다. 이 책에 포함된 유인물의 확대 버전과 가이드 명상 녹음 파일은 길포드 프레스 웹사이트에서 다운로드할 수 있다(자세한 내용은 차례 끝의 안내박스 참조).

◆ 훈련을 제공하기 전에 고려해야 할 참가자 특성이나 주의 사항은 무엇인가?

ADHD를 위한 MAPs 프로그램은 미국 정신의학회(American Psychiatric Association, 2013)의 『정신장애 진단 및 통계 편람(Diagnostic and Statistical Manual of Mental Disorders, DSM)』에 따라 ADHD 진단을 받은 성인을 대상으로 개발되고 검증되었다(제4장에 자세히 설명되어 있음). 이상적으로는, 모든 그룹 참가자가 사전에 실증적인 평가 지침에 따라 ADHD 진단을 받은 상태여야 한다. ADHD에 대한 포괄적인 평가의 일환으로, 참가자의 공병 질환도 함께 고려해야 한다.[5]

---

5 역자주: ADHD는 단독으로 진단되기보다 다양한 공병(comorbidity) 질환과 함께 나타나는 경우가 많다. 성인 ADHD에서는 우울장애, 불안장애, 양극성장애, 경계성 성격장애, 물질사용장애, 수면장애 외에도, 외상 후 스트레스 장애(PTSD)와 식이장애의 공병률도 높게 보고되고 있다. 특히 이러한 공병 질환은 주의력 저하, 정서 조절

일반적으로 중증도 이상의 기분 증상(우울증, 경조증 또는 조증), 현재 진행 중인 물질 남용 문제, 그룹 진행에 방해가 될 수 있는 심각한 성격장애, 정신병적 증상 및 최근 트라우마 경험은 마음챙김 기반 치료에 대한 금기 사항에 해당할 수 있다(Van Dam et al., 2018).

물론, 마음챙김이 물질 사용 재발 방지, 만성 조현병, 외상 후 스트레스 장애 치료에서 유망한 결과를 보인 바 있지만, 이는 모두 ADHD용 MAPs와는 다른 별도의 조정된 방식으로 제공된 결과이다. 따라서 이러한 특성을 가진 참가자에게는 별도의 전문적 중재나 개별 맞춤 회기가 더 적합할 수 있다. ADHD 환자에게 고려할 수 있는 잠재적인 부작용에 대한 개요는 미첼, 베이츠와 질로우스카(Mitchell, Bates, & Zylowska, 2018)의 논문을 참조하기 바란다.

또한 치료 시작하기 전에 선별 과정을 통해, 참가자의 목표와 이 훈련의 목적이 얼마나 일치하는지 확인하는 것이 중요하다. 참가자가 마음챙김이라는 접근 방식 자체에 대해 흥미나 개방성을 가지고 있을수록 참여도와 효과가 더 높을 가능성이 있다. 실제로 우울증 치료 연구에서는 환자의 선호도가 치료 방식과 일치할 때, 출석률과 치료 결과가 향상된다는 결과가 보고되었다(Kwan, Dimidjian, & Rizvi, 2010). 따라서 마음챙김에 대해 흥미가 없거나 회의적인 참가자는 적합하지 않을 수 있다. 하지만 '새로운 것을 시도해 보고 싶다'는 동기가 있는지, 치료사는 "마음챙김을 한번 시도해 볼 의향이 있나요?"라고 질문함으로써 참가자의 준비 상태를 파악할 수 있다.

곤란, 충동성 등의 증상을 더욱 복잡하게 만들 수 있으며, 평가와 치료에 있어 특별한 고려가 필요하다. 따라서 ADHD 중재 전, 공병 질환에 대한 정확하고 포괄적인 사전 평가가 중요하다.

◆ 그룹에서 순응하지 않거나 중도 탈락하는 문제는 어떻게 관리되는가?

치료의 조기 중단 또는 중도 탈락은 모든 치료 형식과 접근법에 흔히 발생하는 현상이며, 연구에 따르면 중도 탈락률은 약 20~30%로 추정된다(Ogrodniczuk, Joyce, & Piper, 2005; Swift & Greenberg, 2012). 이러한 문제를 완화하기 위해 일반적으로 사용되는 전략에는 치료 시작 전 적절한 선별 및 환자 선정, 예약 알림, 동기 강화, 그리고 좋은 치료적 관계 등이 있다. 경험상 다음과 같은 방법이 도움이 된다. ① 그룹 내에서 불참이 일어날 수 있음을 인정하고 한두 회기를 놓쳤더라도 언제든 다시 참여할 수 있음을 격려한다(예: "혹시 빠지더라도 언제든지 다시 시작할 수 있어요."). ② 회기에 불참한 참가자에게 연락하여 다음 회기에 참석하도록 독려한다. ③ 결석한 참가자에게 집에서 실천할 수 있는 연습 자료 요약본을 발송한다. ④ 결석한 참가자에게 휴식 시간이나 회기가 끝난 후 따로 연락하여 어려움이나 상황을 파악한다.

만약 MT가 그룹 진행 중에 특정 참가자가 연습에 참여하지 않거나 비이행적인 모습을 보인다면, 이를 그룹 내에서 직접 다룰지, 아니면 개별적으로 접근할지는 MT의 재량에 따라 결정할 수 있다. 이럴 경우 MT는 비판 없이 호기심 어린 태도를 보여 주는(모델링, modeling) 방식으로 다음과 같이 물어보는 방식이 도움이 된다. "제가 보기에 방금 연습에 참여하지 않으신 것 같은데, 혹시 어떤 일이 있었는지 나눠 주실 수 있을까요?"

한편, 참가자가 지나치게 말을 많이 하거나, 부적절한 내용을 공유하거나, 그룹의 흐름을 방해하는 경우 MT는 해당 참가자에게 그룹 내에서의 행동 방향을 다시 잡아 주거나 회기 이후에 개별적으로 이야기를 나누어 조정할 수 있다. 필요하다면 적절한 다른 치료 옵션을 안내하고, 그룹 참여 종료를 권유하는 조치를 취할 수도 있다.

◆ 성인 ADHD 내 특정 하위 그룹(예: 여성 또는 대학생)을 대상으로 ADHD를 위한 MAPs 프로그램을 제공할 때 특별히 고려해야 할 사항은 무엇인가?

비슷한 고민을 공유하는 그룹 내에서 마음챙김 기반 훈련을 진행하면, 그룹의 결속력을 높이고 특정 주제나 전달 방식에서도 효과적인 접근이 가능하다. 예를 들어 여성 참가자 그룹의 경우, 많은 여성이 자녀를 주로 돌보는 주 양육자이기 때문에 마음챙김 훈련에 참여하기 위해 보육 문제를 먼저 해결해야 하는 경우가 많다. 이럴 때는 훈련 중 보육 서비스를 함께 제공하거나 어머니와 자녀를 함께 대상으로 하는 마음챙김 그룹을 운영하는 방식도 접근성을 높일 수 있다. 또한 가사와 직장을 병행하는 워킹맘의 경우에는 온라인 기반의 마음챙김 그룹이 더 편리하고 참석이 쉬울 수 있다. 여성을 대상으로 할 경우 다음과 같은 주제를 심리교육과 그룹 토의에 포함시키는 것이 중요하다.[6] ① 자녀 또한 ADHD가 있는 경우 양육의 어려움, ② 호르몬 변화나 폐경 전후 시기에 ADHD 증상에 미치는 영향, ③ 삶의 균형을 회

6 역자주: 여성을 대상으로 하는 성인 ADHD 마음챙김 그룹에서는 생애 주기 전반에 걸친 호르몬 변화가 ADHD 증상에 미치는 영향을 함께 다루는 것이 유익하다. 특히 월경 주기, 임신과 출산, 폐경 전후의 시기에는 주의력 저하, 감정 기복, 충동성 증가, 수면 변화 등 ADHD 증상이 일시적으로 악화될 수 있다. 이는 에스트로겐이 도파민 조절에 관여한다는 생물학적 메커니즘과 관련이 있으며, 폐경기에는 증상의 전반적인 심화로 인해 인지적/정서적 어려움이나 자기 효능감 저하를 경험하는 경우도 있다. 이와 같은 호르몬 변화에 대한 이해는 여성 ADHD 당사자의 자기 인식 및 자기 돌봄 전략을 세우는 데 중요한 기초가 된다.
또한 여성 그룹에서는 이 책에서 소개된 주제 외에도 '가정과 직장에서의 이중 부담과 시간 관리 전략' '자기 돌봄에 대한 죄책감 또는 회피 경향' '여성 ADHD에 대한 사회적 낙인과 내면화된 자기 비판' '완벽주의와 마스킹' '여성의 역할에 대한 사회적 기대' 등을 고려해 볼 수 있으며, 이러한 주제들은 마음챙김 훈련의 핵심 요소인 자기 자각(self-awareness) 및 자기 연민(self-compassion)과 자연스럽게 연결될 수 있으며, 그룹 구성원 간의 공감과 지지를 높이는 데 기여할 수 있다.

복하고 자기 관리를 위한 시간을 마련하는 방법 등이다.

여성과 ADHD 분야의 전문가인 캐슬린 나도(Kathleen Nadeau)는 다음과 같이 언급하였다.

> 여성들을 위한 그룹은 그들이 스스로에게 더 집중하고 자신의 필요를 충족시킬 수 있도록 부드럽게 도와야 한다. 그러나 ADHD 자녀를 둔 엄마로서 겪는 양육하는 어려움에 대해 이야기하지 않는 것은 거의 불가능하다. 그룹 수업에서든 개별적인 마음챙김 연습에서든, 방해받지 않는 마음챙김을 위한 시간을 확보하는 현실적인 문제에 대해서도 이야기해야 한다. 거의 모든 엄마는 일, 가정생활, 가사 관리, 방과 후 자녀 활동 등으로 과도하게 바쁘기 때문이다. ADHD를 가진 여성이 더 잘 기능할 수 있도록 돕기 위해서는 더 나은 균형을 찾고, 자신에게 기대할 수 있는 현실적인 수준을 인식하도록 도와주는 것이 매우 중요하다(개인적 소통).

한편, 대학생 그룹을 대상으로 할 때는 이들이 지닌 특수한 요구를 고려할 필요가 있다. 대학 내 학생 상담 및 심리 서비스, 장애 지원 센터(많은 ADHD 학생이 교육적 편의를 요청하는 곳) 등과 협력하여 MAPs를 제공하면 모집과 참여 접근성을 높일 수 있다. 이러한 그룹을 위한 교육에 포함할 수 있는 일반적인 주제는 ADHD 친화적인 학습 기술 개발, 개인의 학습 스타일 최적화, 시간 관리 전략, 시험 불안이나 수행 불안 관리, 건강한 일상 루틴과 습관(예: 규칙적인 수면 및 식사) 확립 및 유지 등이 있다.[7]

---

7 역자주: 대학생 ADHD 그룹에서는 여기에서 언급한 학습 전략, 시간 관리 외에도 몇 가지 추가적인 특성을 고려할 필요가 있다. 대학생들은 디지털 환경에 익숙하면서도 주의 산만에 취약하며, 또래 관계, 진로, 성취 압박 등으로 인해 정서 조절 곤란도 자주 겪는다. 특히 진단을 대학 시기에 처음 받는 경우, 자기 정체성에 대한 혼란과 함

또한 ADHD 여부와 상관없이 학업을 위해 약물을 남용하거나 자극제를 과도하게 사용하는 위험성에 대한 논의도 다뤄질 수 있다. 신입생들에게는 장애 지원 센터나 튜터링 서비스와 같은 적절한 지원 시스템과 교수들과의 의사소통을 통해 자기 옹호(self-advocacy) 능력을 배우는 방법을 연결하는 것도 중요하다. 디지털에 익숙한 이 그룹은 지도자의 제안에 따라 문자나 그룹 앱(예: WhatsApp, 한국은 카카오톡)을 통해 서로 연결되는 것을 자연스럽게 받아들이거나 쉽게 채택할 수 있다. ADHD 외에도 난독증(dyslexia)이나 실행증(dyspraxia)과 같은 다양한 학습 차이를 가진 학생들도 있으므로, 학습 기술과 다양한 감각통합적인 전략을 함께 제공하면 더 큰 효과를 거둘 수 있다.[8] 이와 관련해 영국의 학습장애 전문가인 카리스 크르크마르(Karis Krcmar)와 티나 호스먼(Tina Horsman)의 저서 『공부에 대한 마음챙김: 미루기에서 행동으로(Mindfulness for Study: From Procrastination to Action)』(2016)가 도움이 될 수 있다. 이 책에는 성공적인 학습을 위한 읽기 전략, 학문적 글쓰기, 복습 및 시험 전략, 그리고 디지털 환경에서의 마음챙김 실천 등 다양한 내용을 포함하고 있다.

께 과거의 실패 경험에 대한 재해석이 일어날 수 있다. 이러한 점에서 정서 인식과 자기 연민(self-compassion)을 포함한 마음챙김 훈련은 정서 회복력 향상에 기여할 수 있다. 또한 비슷한 경험을 공유하는 또래 그룹 내에서 진행되는 마음챙김은 소속감과 자기 이해를 촉진하며, 지속적인 실천 동기를 높이는 데 도움이 될 수 있다.

8 역자주: ADHD는 종종 난독증(dyslexia), 실행증(dyspraxia) 등과 같은 신경발달적 차이와 함께 나타날 수 있으며, 이러한 특성들은 학습 과정에서 서로 다른 방식으로 영향을 미친다. 예를 들어, 난독증이 있는 학습자는 문자 정보 처리에 어려움을 겪을 수 있으며, 실행증이 있는 경우에는 운동 조절 및 서면 작업 수행이 어려울 수 있다. 따라서 MAPs 프로그램을 적용할 때 시각적 · 청각적 · 체험적 접근을 활용한 다중감각적(multisensory) 학습 방식을 함께 제공하면 더 효과적일 수 있다. 이를 통해 학습자의 다양한 정보 처리 방식에 맞춰 마음챙김을 보다 쉽게 적용할 수 있으며, 개별적 차이를 고려한 유연한 진행이 가능해진다.

◆ 이 접근법을 가르치려면 ADHD에 대한 지식이 얼마나 필요한가?

이 접근법을 효과적으로 전달하려면, 성인 ADHD의 증상과 이로 인한 기능 손상에 대한 충분한 지식을 갖추는 것이 중요하다. 이는 ADHD에 대한 교육을 효과적으로 전달하고, 그룹 내에서 발생할 수 있는 질문에 답변하기 위함이다.

참가자들은 이전에 ADHD에 대한 부정확한 정보를 들었거나 자신의 실제 경험과 관련된 질문이 있을 수 있으므로 MT는 이러한 논의를 매우 편안하게 다룰 수 있어야 한다. 또한 MT는 ADHD에 관련된 어려움이 마음챙김 훈련에 어떤 영향을 미칠 수 있는지 이해하고, 폭넓은 ADHD 지식을 바탕으로 참가자들을 지원할 수 있는 전략을 사용할 수 있어야 한다.

기본적인 지식에는 증상의 수, 아동기 발병 여부, 증상의 다양한 영역에서의 발현(광범위성), 일상생활에 미치는 영향 등 DSM 진단 기준(American Psychiatric Association, 2013)에 대한 이해가 포함된다. 제4장에서는 핵심적인 ADHD 심리교육 내용과 이를 ADHD를 위한 MAPs의 맥락에서 어떻게 전달할 수 있는지에 대해 다루고 있다.

◆ 이 치료 접근법은 성인 ADHD의 치료 옵션 내에서 어떻게 자리 잡는가?

일반적으로 성인 ADHD에는 약물치료와 심리사회적 치료 등 다각적인 접근이 권장된다. 따라서 환자와 함께 ADHD 치료 옵션에 대해 논의할 때, 마음챙김 기반 중재(MBIs)가 이를 어떻게 보완할 수 있는지를 함께 설명한다. 환자들에게 약물치료(주로 자극제)와 CBT가 성인 ADHD에 효과적이라는 점(De Crescenzo, Cortese, Adamo, & Janiri, 2017; Young et al., 2016)을 설명하는 한편, MBIs가 성인 ADHD 환자들에게 실행 가능하고 수용 가능성이 높으며, 그 효과에 대한 과학적 근거가 점점 더 많이 축적되고 있다는 사실도 함께 강조해야 한다(제2장 참조). 이러한 논의에는 환자의 선호에 영향을 미칠 수 있는 치료 목표에 대한 고려도 포함될 수 있다. 예를 들어, MAPs 중재가 성인 ADHD 환자들의 정서 조절 곤란을 개선하는 데 효과가 있다는 연구 결과가 있는 반면(제2장 참조), 성인 ADHD를 위한 CBT의 정서 조절 효과는 근거가 부족하다는 점을 언급할 수 있다.

치료사는 CBT와 MBIs의 공통점과 차이점에 대해 환자와 함께 논의할 수도 있다(이에 대한 논의는 Mitchell et al., 2015 참조). 일반적으로 이 두 접근법은 서로를 잘 보완하며 병행 적용하기에 적절하다. 무엇보다도 항상 환자의 선호를 고려하며, 치료 문헌에서 특정 치료법을 금기하는 근거가 없는 한, 환자와 협력하여 치료 옵션을 결정하는 것이 중요하다. 또한 치료사는 특정 치료법을 환자에게 지나치게 설득하려다 치료적 관계를 해치지 않도록 주의해야 하며, 동시에 현재 ADHD 치료 연구에서 밝혀진 '과학적 근거'를 명확히 전달하는 것도 필요하다. 이를 위해서는 치료사가 ADHD 관련 치료 문헌에 대한 깊은 지식을 갖추고, 이를 환자의 선호와 요구를 이해하는 태도와 균형 있게 활용할 수 있어야 한다.

◆ 이 접근법을 가르치기 위해 개인적으로 얼마나 많은 마음챙김 연습이 필요한가?

다른 심리치료 접근법과 달리 마음챙김 트레이너(MT)는 스스로 마음챙김 훈련을 경험했으며, 현재도 지속적인 마음챙김 수행(공식 및/또는 비공식 연습)을 하고 있는 것이 권장된다. 효과적인 MT가 되기 위한 사전 마음챙김 훈련의 강도에 대한 전문적인 지침은 아직 확립되지 않았지만, MBCT나 MBSR과 같이 공인된 마음챙김 지도자 인증 프로그램에 참여하는 것이 강력히 권장된다. 실제로 정좌 연습에서의 어려움에 대한 이해나 명상 중에 일어나는 내적 경험에 대한 통찰 등은 이론 교육만으로는 얻기 어렵고, 실제 수행을 통해서만 축적되는 경험적 지식이다. 이러한 경험은 MT가 마음챙김을 지도하는 데 있어 매우 중요한 자원이 된다.

♦ 훈련에 대한 환자들의 반응을 평가하기 위해 어떤 측정 도구를 사용할 수 있는가?

훈련 반응은 참여도와 치료 결과에 대한 측정을 통해 평가할 수 있다.

1. 참여도 평가: 참가자들의 주간 출석과 집에서의 연습 기록지(부록의 유인물 참조)를 통해 마음챙김 연습에 대한 참여도를 평가할 수 있다. 스마트폰 앱을 통해 전자 연습 기록도 고려할 수 있다.
2. 결과 평가: 성인 ADHD에게 사용 가능한 평가 도구에 대한 포괄적인 리뷰를 참고하라(Ramsay, 2017). 마음챙김 연구에 사용되는 추가 측정 도구는 마음챙김 기반 치료 메커니즘 및 결과와 상관관계가 있을 것으로 예상되는 변화를 포착할 수 있다. 다음은 성인 ADHD 및/또는 마음챙김 연구에서 이전에 사용된 측정 도구의 선별된 목록이다.

   - ADHD 증상: 현재 증상 척도(지난 7일 동안의 증상을 측정하도록 조정됨, Current Symptoms Scale; Barkley & Murphy, 2006), 코너스의 성인 ADHD 평정 척도(Conners' Adult ADHD Rating Scale; Conners, Erhardt, & Sparrow, 1999) 또는 바클리 성인 ADHD 평정 척도(Barkley Adult ADHD Rating Scale; Barkley, 2011a)인데, 이러한 척도의 공통점은 DSM 기반 ADHD 증상을 포함한다는 것이다.
   - 집행 기능: 집행 기능 행동 평정 척도-성인 버전(The Behavior Rating Inventory of Executive Functioning-Adult Version; Roth et al., 2005; Roth, Lance, Isquith, Fischer, & Giancola, 2013)과 집행 기능 결함 척도(Deficits in Executive Functioning Scale; Barkley, 2011b)는 자기 보고 평가 척도이며(후자의 척도에는 임상가 인터뷰 형식도 있음), 코너스 연속 수행 검사(Conners' Continuous Performance Test; Conners, 1995)와 주의 네트워크 과제(Attention Network Task; Fan & Posner, 2004)는 일

반적으로 사용되는 컴퓨터 기반 검사이다.

- 정서 기능: 정서 상태를 평가하기 위해 벡 우울 척도(Beck Depression Inventory, BDI; Beck & Steer, 1984; Beck et al., 1961) 및 벡 불안 척도(Beck Anxiety Inventory, BAI; Beck et al., 1988)를 시행할 수 있으며, 이러한 정서 상태가 얼마나 잘 조절되는지 평가하기 위해 정서 조절 곤란 척도(Difficulties in Emotion Regulation Scale; Gratz & Roemer, 2004) 등의 측정이 시행될 수 있다.
- 마음챙김: 마음챙김 주의 자각 척도(Mindful Attention Awareness Scale; Brown & Ryan, 2003)와 마음챙김 5요소 질문지(Five Facet Mindfulness Questionnaire; Baer et al., 2008)는 특질 마음챙김을 측정하는 데 자주 사용된다.
- 웰빙: 자기 연민 척도-단축형(Self-Compassion Scale-Short Form; Raes, Pommier, Neff, & Van Gucht, 2011) 또는 지각된 스트레스 척도(Perceived Stress Scale; Cohen, Kamarck, & Mermelstein, 1983)가 있다.

이 외에도 주의, 작업 기억, 마음 방황 또는 충동성 측정과 같은 추가 측정에 관심이 있는 사람은 제2장에서 소개한 연구 문헌에서 자주 인용된 측정 도구를 참조하면 된다.

제4장

ADHD 심리교육

이 장에서는 ADHD를 위한 MAPs 프로그램의 1회기를 효과적으로 진행하는 데 필요한 ADHD 심리교육에 대한 개요를 제공한다. 이 정보는 ADHD에 관한 근거 문헌을 처음 접하거나 익숙하지 않은 참가자에게 핵심 개념을 설명하고, ADHD 관련 행동과 특성을 효과적으로 마음챙김하며 자각할 수 있도록 돕는 것을 목표로 한다. 심리교육은 MT가 ADHD에 대한 최신 과학적 연구와 문헌을 폭넓게 숙지한 것을 바탕으로 해야 하며, 이는 직접 문헌을 읽거나 요약 자료를 활용해 습득할 수 있다. 예를 들어, 『ADHD 보고서(ADHD report)』와 같은 전문 뉴스레터, 미국 ADHD 및 관련 장애 전문가 협회(American Professional Society of ADHD and Related Disorders; https://apsard.org), 세계 ADHD 연맹(World Federation of ADHD; www.adhdfederation.org), 유럽 성인 ADHD 네트워크(European Network Adult ADHD; www.eunetworkadultadhd.com), 주의력결핍장애협회(https://add.org), 캐나다 ADHD 자원 연합(Canadian ADHD Resource Alliance; www.caddra.ca), 아동 및 성인 ADHD 협회(Children and Adults with Attention-Deficit/Hyperactivity Disorder; https://chadd.org) 같은 기관의 자료를 활용할 수 있다.

전반적으로, 1회기에서는 강의 중심의 전달보다는 열린 대화를 장려하는 것이 중요하다. 제공된 여러 주제 중 모든 내용을 반드시 다룰 필요는 없으며, 참가자들의 질문과 의견에 따라 대화가 이끌어지도록 유도하는 것이 중요하다.

진단 용어

참가자들이 'ADD(attention deficit disorder)'와 'ADHD(attention deficit/hyperactivity disorder)'의 용어 차이에 대해 질문하는 경우가 종종 있다. 이때는 그룹에게 ADD는 DSM-III에서 사용된 명칭이며, 이후 DSM-IV부터 ADHD로 용어가 변경되었다는 점을 간단히 설명해 주는 것이 도움이 된다. 일반적으로 참가자가 'ADD'라는 용어를 사용할 때는 '과잉행동이 없는 ADHD' 또는 '주로 부주의형'을 간단히 표현한 것일 가능성이 크다. 일부 참가자는 ADHD라는 용어가 자신에게 과잉행동 및 충동성 증상이 있다는 인상을 줄 수 있다고 느껴 'ADD'라는 용어를 선호하기도 한다. 전반적으로 진단 명칭의 맥락을 설명하되, 궁극적으로는 참가자가 더 편안하게 느끼는 용어를 존중하고 이를 바탕으로 소통하는 것이 중요하다.

진단 기준

MAPs에서는 DSM 진단 기준[American Psychiatric Association(APA), 2013]을 기반으로 ADHD를 설명하며, 주요 기준으로 증상의 수, 아동기 발병, 증상의 광범위성, 기능적 손상 여부, 그리고 증상이 다른 정신장애로 더 잘 설명되지 않는다는 조건이 포함된다. DSM-5(APA, 2013)에 명시된 부주의 증상 9가지와 과잉행동–충동성 증상 9가지를 다루며, ADHD 진단을 위한 총 18가지 증상 목록은 DSM–5에서 확인할 수 있다.[1] 그러나 증상을 단순히

---

1 역자주: DSM–5–TR의 ADHD 진단 기준은 다음과 같다(APA, 2022).

ADHD(주의력결핍 과잉행동장애)는 부주의 증상과 과잉행동–충동성 증상으로 나뉜다. 다음의 증상 중 해당하는 증상이 12세 이전부터 최소 6개월 이상 여러 환경에서 지속적으로 나타나며, 발달 수준에 비해 부적절한 수준으로 기능에 영향을 미칠 경우 ADHD로 진단될 수 있다.

A. 주요 증상

1. 부주의 증상(다음 중 6가지 이상, 17세 이상 청소년 및 성인의 경우 5가지 이상)
   - 세부적인 사항에 대한 주의가 부족하거나, 부주의한 실수를 자주 한다.
   - 작업이나 놀이 중 주의 집중을 지속하기 어렵다.
   - 다른 사람이 직접 말할 때에도 경청하지 않는 것처럼 보인다.
   - 지시를 따르지 못하거나, 과제나 업무를 끝까지 수행하지 못한다.
   - 과업 및 활동을 체계적으로 조직하는 데 어려움을 겪는다.
   - 지속적인 정신적 노력이 필요한 과업을 피하거나 싫어하고, 하지 않으려 한다.
   - 과업이나 활동에 필요한 물건(예: 도구, 숙제, 책, 장난감 등)을 자주 잃어버린다.
   - 외부 자극에 의해 쉽게 산만해진다.
   - 일상적인 활동을 자주 잊어버린다.
2. 과잉행동–충동성 증상(다음 중 6가지 이상, 17세 이상 청소년 및 성인의 경우 5가지 이상)
   - 손발을 만지작거리거나 의자에서 몸을 꿈틀거린다.
   - 앉아 있어야 하는 상황에서도 자리를 떠난다.
   - 부적절한 상황에서 지나치게 뛰어다니거나 기어오른다(청소년 및 성인의 경우 주관적으로 안절부절못하는 느낌).
   - 조용히 여가 활동을 하거나 놀이하는 것이 어렵다.
   - 항상 활동 중이거나 '엔진이 달린 듯' 행동한다.
   - 지나치게 말을 많이 한다.
   - 질문이 끝나기 전에 성급하게 답을 말한다.
   - 자신의 차례를 기다리는 것이 어렵다.

나열하기보다는, 먼저 참가자들에게 "ADHD 하면 어떤 점이 가장 먼저 떠오르나요?"라고 질문하여 자유롭게 이야기하도록 유도하는 방식이 효과적이다. 참가자들의 반응을 화이트보드에 적으면, 대체로 핵심 증상들이 자연스럽게 언급되는 경향이 있다. 이후 이 목록을 함께 체계적으로 정리하고, 누락된 증상이 있다면 MT가 보완해 설명하는 방식으로 진행한다.

- 다른 사람의 활동을 방해하거나 간섭한다(예: 대화에 끼어들거나, 다른 사람의 게임에 참견하는 등).

B. 증상의 발현 시기

몇 가지 증상이 12세 이전에 나타나야 한다.

C. 증상의 범위

2가지 이상의 환경(예: 가정, 학교, 직장, 친구 및 친척과의 관계 등)에서 증상이 존재해야 한다.

D. 기능적 장애 유발

학업, 직업, 사회적 기능을 방해할 정도로 증상이 임상적으로 의미 있는 손상을 초래해야 한다.

E. 다른 정신질환과의 감별

증상이 조현병, 기타 정신병적 장애의 경과 중에만 발생하는 것이 아니며, 다른 정신질환(예: 불안장애, 기분장애, 반항장애 등)으로 더 잘 설명되지 않는다.

ADHD의 하위 유형

- 복합형(combined presentation): 부주의 및 과잉행동-충동성 증상이 모두 충족될 경우
- 부주의 우세형(predominantly inattentive presentation): 부주의 증상이 주된 경우
- 과잉행동-충동성 우세형(predominantly hyperactive-impulsive presentation): 과잉행동-충동성 증상이 주된 경우

성인기까지의 지속성

과거에는 ADHD를 단지 아동기에만 나타나는 일시적인 장애로 여겨 '자라면 저절로 좋아진다'고 생각하는 경우가 많았다. 그러나 이후 여러 종단 연구에서 그렇지 않다는 사실이 밝혀졌다(Sibley, Mitchell, & Becker, 2016). 연구에 따르면, ADHD가 아동기에서 성인기로 지속되는 비율은 증상 보고 출처(예: 자기 보고, 부모 보고), 증상 역치 수준, 기능적 손상의 여부, 그리고 연구 샘플 구성(예: 초기 종단 연구는 주로 백인 남성을 대상으로 수행됨) 등 여러 요인에 따라 달라지나, 현재 ADHD의 지속성에 대한 최신 연구에 따르면 아동기 ADHD 진단을 받은 사람 중 약 50%가 성인이 되어서도 여전히 진단 기준을 충족하는 것으로 나타난다. 즉, ADHD 아동의 절반 정도가 성인기에도 증상과 그로 인한 어려움을 계속 경험하는 것이다.

MAPs에서 이 주제를 다룰 때, 일부 참가자들은 "저는 어렸을 때 ADHD가 없었어요."라고 말하거나 "왜 제가 어릴 때는 ADHD를 아무도 발견하지 못했을까요?"라고 말할 수 있다. 이에 대해 MT는 이러한 인식을 설명할 준비가 필요하다. 예를 들어, 부모와 교사의 지원으로 증상이 가려졌을 수 있거나, 높은 IQ나 특수한 강점으로 인해 어려움을 스스로 보완했던 경우, 어린 시절 증상이 눈에 띄지 않거나 기능적으로 큰 손상을 초래하지 않았던 경우, 또는 아동기 기억이 정확하지 않거나 회고적 보고의 한계가 있는 경우 등이 있을 수 있다.

ADHD의 유병률

ADHD의 유병률 추정치는 성인 인구의 약 5%이며 전 세계적으로 비교적 안정적인 수치를 보인다(Willcutt, 2012). 현재 미국의 성인 인구는 약 2억 4,500만 명으로(http://datacenter.kidscount.org 참조), 이는 미국에 1,200만 명 이상의 ADHD 성인이 있을 수 있음을 의미한다. 참가자들은 흔히 ADHD 약물치료가 보편화되어 있다는 통념을 가지고 있지만, 실제로는 대부분의 성인 ADHD 환자가 현재 약물치료를 받고 있지 않다는 사실에 놀라곤 한다. 예를 들어, 한 연구에 따르면 ADHD를 가진 성인의 단 10.9%만이 지난 12개월 동안 ADHD 치료를 받은 것으로 나타났다(Kessler et al., 2006).

ADHD의 원인

ADHD의 정확한 원인은 아직 완전히 밝혀지지는 않았지만, 유전적 요인과 환경적 요인 모두 영향을 미치는 것으로 알려져 있다. 이는 매우 방대한 주제이며, 이 책의 범위를 넘어서는 내용이므로 더 깊이 있는 논의를 원하는 독자들에게는 관련 서적과 리뷰 논문을 참고할 것을 권장한다(예: Cortese, Faraone, & Sergeant, 2011; Nigg, 2006). MAPs 회기에서 다루어야 할 ADHD의 주요 원인은 다음과 같다.

- ADHD는 신경생물학적 요인에 기반한 장애로 간주되며, 이는 ADHD가 뇌 기능 및 생리적 반응의 차이와 관련이 있음을 의미한다.
- ADHD는 높은 유전성을 가지며(약 70%), 임신 중 산모의 흡연, 어린 시절의 납 노출, 조기 발달 환경과 같은 초기 환경 요인도 ADHD와 관련이 있다.
- ADHD는 단일 유전자가 아닌 여러 유전자가 관여하는 다유전자성 질

환으로, 도파민 관련 유전자를 포함한 다양한 유전적 요인이 ADHD 발현에 영향을 미친다.

- ADHD는 자기 조절(self-regulation)의 어려움을 초래하며, 여기에는 집행 기능(계획, 조직화, 시간 관리 행동)과 정서 조절이 포함된다. 이러한 기능은 전두엽과 피질하 영역 등 특정 뇌 부위와 밀접한 관련이 있다.

ADHD의 원인을 설명할 때 참가자들에게 반드시 전달해야 할 핵심 메시지 중 하나는, ADHD에 대해 아직 우리가 완전히 이해하지 못한 부분이 많다는 점이다. 생물학적 요인이 중요한 역할을 한다는 것은 분명하지만, 이 요인만으로 ADHD 모든 사례를 설명할 수는 없다. 이런 복합성을 쉽게 이해시키기 위해 비유를 활용할 수 있다. 예를 들어, MT는 다음과 같이 말할 수 있다. "산을 오르는 길이 여러 갈래가 있듯이, ADHD로 이어지는 경로 또한 사람마다 다를 수 있습니다."

> ADHD는 신경생물학적 요인에 기반한 질환으로 성인기까지 지속되는 경우가 많으며 다양한 양상을 보일 수 있다.

ADHD의 비진단적 특징

부주의와 과잉행동-충동성은 ADHD의 주요 증상 영역이지만, 많은 성인 ADHD 환자에게는 이러한 것들이 가장 주된 어려움으로 나타나지 않을 수 있다. 집행 기능 및 정서 조절의 어려움은 ADHD에서 흔히 관찰되는 중요한 특징이다(Barkley & Murphy, 2010; Martel, 2009; Shaw et al., 2014). 집행 기능의 문제에는 작업을 시작하거나 완료하는 데 어려움이 있거나, 조직력 및 계획이 부족하거나, 시간 관리에 어려움이 있는 것이 포함된다.

정서 조절의 어려움에는 쉽게 좌절하거나, 기분이 상한 후에 회복하기 어렵거나, 순간적으로 감정폭발 후 자신의 감정을 이해하고 조절하기 어려운 경우가 포함된다. 이러한 정서적 어려움은 ADHD 치료에서 유의미한 목표가 될 수 있으며, 마음챙김 기반 중재 후 개선되는 것으로 나타났다(Mitchell et al., 2017; 제2장 참조). 마찬가지로, '자동 조종' 모드로 행동하거나 자각 없이 행동하는 경향은 ADHD에서 흔히 볼 수 있으며, 마음챙김 기반 중재의 직접적인 목표가 되는 영역이다(Mitchell et al., 2015). 더불어, 거절 민감성(rejection sensitivity)이 ADHD 환자에게 흔히 보고되는 현상이다.[2] MT는 참가자에게 이러한 특성들이 삶 속에서 어떻게 나타나는지 질문하고, 이후 마음챙김 훈련과의 연결고리를 설명하는 데 이를 활용할 수 있다.

ADHD의 평가

아마도 대부분의 참가자는 이미 ADHD에 대한 충분히 숙련된 평가를 받았을 가능성이 높지만, 이 주제에 대해 참가자들의 경험을 직접 묻는 것이 도움이 된다. 여기서 중요한 점은 ADHD에 대한 단일 설문지나 컴퓨터 검사는 없으며, ADHD를 평가할 수 있는 뇌 스캔이나 유전자 검사도 없다는 점을 명확히 전달하는 것이다. 대신, ADHD 분야의 '표준' 진단 과정은 일반적으로 철저한 발달 이력 평가(예: 출생 전력, 가정, 학교 및 사회 환경에서의 아동기 기능), 다수의 보고 출처를 갖춘 표준화된 평정 척도 사용, 그리고 ADHD에 대한 충분한 지식을 갖춘 임상의와의 반구조화된 면담이 포함된다(Sibley et al., 2012).

2 역자주: 거절 민감성(rejection sensitivity)은 ADHD에서 흔히 나타나는 정서적 반응 특성으로, 비판, 거절, 무시에 대한 과도한 감정적 반응을 특징으로 한다. 이러한 반응은 실제 거절뿐만 아니라 거절당할 가능성에 대한 인지만으로도 강한 불안, 수치심, 분노 또는 좌절로 이어질 수 있다. ADHD의 주요 진단 기준에는 포함되지 않지만, 임상 현장에서 자주 관찰되며 정서 조절 곤란과 밀접하게 관련되어 있다.

ADHD에 대한 인식 전환하기

ADHD와 비ADHD 그룹을 비교한 연구에서는 뇌 구조와 활성화에서의 신경생물학적 차이가 관찰되었다. 예를 들어, fMRI를 사용한 연구에서는 ADHD 그룹에서 외측 전전두엽피질과 기저핵과의 연결하는 부위, 내측 전두엽, 대상회 및 안와 전두엽 영역의 기능장애가 확인된 바 있다(Rubia, Alegria, & Brinson, 2014). 이러한 차이는 외부적으로 관찰 가능한 행동(예: 안절부절못함)과 외부에서 관찰할 수 없는 은밀한 행동(예: 마음 방황)으로도 나타나며, 이는 개인의 기능에 손상을 초래할 수 있다. ADHD는 발달 전반에 걸쳐 지속적으로 영향을 미치고, 신경생물학적 차이와 행동 간의 이러한 연관성 때문에 ADHD를 신경발달장애로 분류한다.

그러나 MT는 ADHD에 대해 보다 희망적인 관점을 함께 제시할 수 있어야 한다. 예를 들어, 정신 질환을 뇌 기반 질환으로 설명하면 자기 비난을 줄일 수 있으나, 동시에 예후에 대해 비관적인 인식을 초래할 수도 있다(Kvaale, Haslam, & Gottdiener, 2013; Lebowitz, Pyun, & Ahn, 2014; 이 주제에 대한 더 광범위한 논의는 Kichuk, Lebowitz, & Grover Adams, 2015 참조).

반면, ADHD 증상은 일반 인구에서도 정규분포를 따른다는 관점으로 개념화할 수 있다(Frazier, Youngstrom, & Naugle, 2007; Levy et al., 1997). 이는 ADHD를 단순히 '있다/없다'의 이분법적 개념(binary construct)으로 생각해 온 참가자들에게는 다소 의외일 수도 있다. 마치 키, 지능지수(IQ), 혈압, 불안 수준, 성격 특성처럼 연속적인 스펙트럼(continuous spectrum)상에 위치하는 것처럼, ADHD 증상 역시 그러한 스펙트럼상에서 이해될 수 있음을 설명한다.

의학적/범주적 모델과 차원적 모델에 대해 논의할 때, 중요한 것은 참가자들에게 특정 관점을 강요하지 않고, ADHD를 바라보는 다른 사고방식을 제공하는 데 그 목적이 있다. 특히 차원적 모델은 ADHD 증상이 고정된 것이 아니라 변화 가능성이 있다는 점을 강조한다. 이는 기술 훈련이나 생활 방식의 변화를 통해 증상이 완화되고 일상생활에서 보다 적응적으로 기능할 수 있음을 보여 준다.

ADHD 커뮤니티에서 흔히 논의되는 주제 중 하나는 ADHD와 관련된 강점이 있는가 아니면 ADHD를 '재능'으로 볼 수 있는가 하는 것이다. 이런 논란의 여지가 있는 주제를 다룰 때, MT는 참가자들에게 행동의 '적응성'[3]에 대해 생각해 보도록 요청하여, 행동이 환경의 맥락에서 나타난다는 점을 강조할 수 있다. 예를 들어, 토마스와 체스(Thomas & Chess, 1977)의 기질 연구는 특정한 특성이나 행동이 어떤 환경에서는 적응적으로, 어떤 환경에서는 그렇지 않게 작용할 수 있음을 보여 주었다.

ADHD의 경우, 개인의 행동적 특성과 환경의 요구 간 불일치가 클수록 증상이 두드러지게 나타날 수 있다(Jensen et al., 1997). 이는 ADHD가 특정 문화나 환경에만 국한된 장애라는 뜻이 아니라(실제로 ADHD의 전 세계적 유병률은 상당히 높다; 예: Willcutt, 2012), 개인이 처한 환경과 행동의 '적응성' 간의 상호작용을 이해하는 것이 중요하다는 의미이다.

MT는 참가자들이 자신의 행동을 단순히 '좋다/나쁘다'로 평가하는 것이 아니라, 그것이 자신의 가치와 목표에 부합하는지를 기준으로 행동을 바라보도록 돕는 것이 핵심이다. 예를 들어, MT는 "이 행동이 당신의 삶에서 중

---

3 역자주: ADHD와 관련된 행동은 단지 '문제'나 '결함'이 아니라 환경의 맥락에 따라 적응적일 수도, 그렇지 않을 수도 있는 특성으로 이해될 수 있다. 예를 들어, 높은 에너지 수준이나 충동성, 빠른 사고 전환력은 위험 회피, 창의적 문제 해결, 긴급 상황 대응 등의 맥락에서는 강점으로 작용할 수 있다. 반면, 구조화된 교실이나 장시간 집중을 요구하는 환경에서는 어려움을 초래할 수 있다. 이는 토마스와 체스(1977)가 제안한 기질과 환경의 적합성(goodness of fit) 개념과도 일치한다. 즉, 행동 자체의 옳고 그름보다는 그것이 어떤 상황에서 얼마나 기능적으로 작동하느냐가 중요하다는 것이다. 마음챙김 트레이너(MT)는 이러한 관점을 통해 참가자들이 자신의 행동 특성과 그 맥락을 비판 없이 관찰하고 이해할 수 있도록 돕는 자세를 유도할 수 있다.

요한 가치나 목표에 도움이 되나요?"라고 물어볼 수 있다. '그렇다'이면 이는 그 행동이 기능적이라는 신호일 수 있고, '아니다'이면 조정이 필요할 수 있다.

MT는 또한 참가자가 자신만의 독특한 강점을 인식하도록 도울 수 있다. ADHD는 다양한 부적응적 결과와 연결되는 특성이 있지만(Hechtman et al., 2016), 동시에 강점 또한 존재한다. 예를 들어, ADHD를 가진 성인은 자신의 특성을 잘 살릴 수 있는 직업이나 활동을 찾아 적응적으로 기능할 수 있으며(White & Shah, 2011), 역경을 통해 끈기(persistence)와 같은 특성을 기르거나 스포츠와 같은 특정 분야에서 탁월한 성과를 발휘할 수 있다. 예를 들어, 미국 올림픽 수영 선수 마이클 펠프스(Michael Phelps)는 어린 시절 ADHD로 인한 어려움을 극복하기 위한 방편으로 수영을 활용했다고 알려져 있다.[4]

MT는 참가자들에게 자신만의 강점을 생각해 보고, 이를 통해 자신이 직면한 어려움을 어떻게 극복해 나갈 수 있을지를 탐색하게 함으로써 자기 효능감과 회복력을 높일 수 있다.

마지막으로, MT는 ADHD라는 명칭이 다소 오해를 불러일으킬 수 있음을 언급할 수 있다. ADHD는 단순히 주의력 결핍이나 주의를 기울일 수 없는 상태를 의미하는 것이 아니라, 그보다는 적절한 순간에 적절한 대상에 주의를 기울이는 데 어려움이 있는 상태를 뜻한다. 즉, 주의 조절(attention regulation)

4 역자주: 마이클 펠프스 외에도 ADHD 진단을 받고 각자의 분야에서 탁월한 성과를 이룬 인물들이 다수 존재한다. 예를 들어, 올림픽 체조 금메달리스트 시몬 바일스(Simone Biles)는 훈련 과정에서 ADHD 특성을 강점으로 전환했으며, Virgin Group 창립자 리처드 브랜슨(Richard Branson)은 학교 부적응을 겪었지만 창의성과 실행력을 바탕으로 세계적 기업을 일구었다. 또한 마룬5의 보컬 아담 레빈(Adam Levine) 역시 성인 ADHD 진단을 받았으나 음악을 통해 감정 표현과 집중력을 새로운 방식으로 발휘해 왔다. 이러한 사례들은 ADHD가 단순한 약점이 아니라, 환경과 자원을 통해 의미 있는 강점으로 전환될 가능성이 있음을 보여 준다.

의 어려움이다. 어떤 상황에서는 과잉 집중(hyperfocus)이 나타나기도 하며, 이는 때로는 생산적인 방식으로 나타나지만, 반대로 시간 감각을 잃고 몰입해 손상이 초래되는 경우도 있다. 이때 마음챙김은 '주의에 주의를 기울이는 훈련'이며, 주의 조절 능력을 향상시키는 실질적인 방법이 된다.

마음이 방황할 때, 참가자는 마음챙김을 활용하여 잠시 멈추고 '마음이 방황하고 있음을 알아차리고', 이러한 행동에 대해 스스로를 부정적으로 판단하는 것을 내려놓고, 원래의 집중 대상에 다시 주의를 돌리는 연습을 하게 된다. 이러한 훈련은 비판단적이고, 호기심을 가지고, 연민 어린 관찰을 강조함으로써 좌절감, 수치심, 그리고 자기 비판에 수반되는 다양한 부정적인 감정들을 내려놓을 수 있도록 돕는다. 결론적으로, 마음챙김은 주의 집중(focusing)과 모니터링(monitoring)을 모두 포함하며, 이는 ADHD에서 자기 조절을 실질적으로 향상시키는 훈련이다.

제2부

ADHD를 위한 MAPs 프로그램

나무를 넘어 숲을 보기: MAPs의 전체 구조 이해하기

MT는 프로그램을 시작하기 전에, 각 회기에서 마음챙김 연습을 선택하는 데 있어 지침이 되는 MAPs의 '구조적 틀'을 명확히 전달하는 것이 중요하다. 이 구조는 마음챙김 연습을 점진적으로 도입하도록 설계되었다. 1회기부터 3회기까지는 단일 초점 및 주의 집중 훈련을 통해 '자동 조종' 모드에서 벗어나는 데 중점을 둔다. 이후 4회기에서 8회기까지는 이러한 기술을 의도적으로 적용하여 몸의 감각, 생각, 감정, 상호작용 또는 자각 자체와 같은 내적 경험을 체험하고 자기 조절하는 데 활용한다. 이 구조는 현재 MAPs에서 마음챙김 연습을 선택하는 데 안내하는 역할을 하지만, 각 회기의 훈련 의도에 부합한다면 새로운 연습을 도입할 수도 있다. 안내되는 구조를 명확하게 이해한 후, MT들은 자신의 지식과 창의력을 발휘하여 새로운 명상 연습을 도입할 수 있다. 이러한 유연성은 특히 개별 치료를 진행하거나 그룹 훈련의 길이나 기간을 변경할 때 매우 유용하다.

1~3회기 목표 자동 조종 모드에서 벗어나기; 주의 조절과 모니터링을 강화하기	
회기 주제	**핵심 마음챙김 자각 연습**
1. ADHD와 마음챙김 소개: ADHD에 대한 인식 전환하기	주의와 오감에 대한 실습 –마음챙김 먹기 –마음챙김 호흡
2. ADHD 패턴에 대한 마음챙김 자각: "나의 ADHD는 어떠한가?"	마음챙김 호흡
3. 소리, 호흡, 그리고 몸에 대한 마음챙김 자각	소리, 호흡, 그리고 몸에 대한 마음챙김 –마음챙김 움직임 –마음챙김 걷기 –S.T.O.P.
4~8회기 목표 내적 경험에 대한 새로운 관계; 반응을 선택할 수 있는 능력과 자각을 심화하기(자기 조절)	
회기 주제	**핵심 마음챙김 자각 연습**
4. 몸의 감각에 대한 마음챙김 자각	바디 스캔 불편함을 가지고 작업하기
5. 생각에 대한 마음챙김 자각	생각에 대한 마음챙김(하늘과 같은 마음)
6. 정서에 대한 마음챙김 자각	R.A.I.N. 자애 명상
7. 현존과 상호작용에 대한 마음챙김 자각	마음챙김 현존 마음챙김 듣기 및 말하기
8. 삶의 여정으로서의 마음챙김 자각	마음챙김 현존 마음챙김 걷기

1회기

ADHD에 대한 인식 전환과 마음챙김 소개

회기 요약

개요

이 프로그램은 참가자 및 MT 소개, ADHD 개요, 마음챙김 실천에 대한 기본 정보, 첫 번째 체험적 연습으로 시작된다.

회기 개요

1) 시작하기[1]
2) 환영 및 소개
   - 그룹 환경에 대한 일반적인 오리엔테이션 및 비밀 유지 규칙 안내
   - '서로 알아 가기' 활동
   - 수업 참여 동기에 대한 짧은 성찰
   - 그룹 구조 및 형식 개요
3) ADHD 소개
   - ADHD와 함께하는 삶

1 이 부분은 회기 시작 전 MT가 고려해야 할 사항을 포함하고 있기 때문에 참가자 유인물에는 포함되지 않았다.

- ADHD 심리교육 및 인식 전환

4) 휴식

5) 마음챙김 소개
   - 마음챙김의 정의와 ADHD 관리에 마음챙김이 어떻게 도움이 되는가
   - ADHD와 마음챙김에 대한 연구 결과
   - 주의와 오감 알아보기: [연습 1-1] 시각적 주의와 자각 실습 및 [연습 1-2] 마음챙김 먹기
   - 정좌 명상 소개 및 마음챙김 호흡: [연습 1-3] 마음챙김 호흡(5분)

6) 마무리
   - 집에서 하는 연습에 대한 논의

집에서 하는 연습

1) 공식 마음챙김 연습: 마음챙김 호흡(하루 5분)

2) 비공식 마음챙김 연습
   - 식사, 샤워, 양치질과 같은 일상 활동에서 마음챙김하기
   - 간단한 마음챙김 점검: '전화 호흡' 또는 '빨간불 호흡'[2]

시작하기

첫 번째 회기의 주요 목표는 두 가지이다.

첫 번째 목표는 표준 그룹 치료 지침에 따라 응집력 있는 분위기를 조성하는 것이다. 일반적인 그룹 치료에서와 마찬가지로, 참가자가 그룹 내의 다

---

2 역자주:
- 전화 호흡: 전화를 걸거나 받기 전에 잠시 멈추고 한두 번 깊은 호흡을 하는 연습
- 빨간불 호흡: 운전 중 신호등이 빨간불로 바뀌었을 때 잠시 멈추고 한두 번 깊은 호흡을 하는 연습

이러한 짧은 두 가지 연습은 모두 일상생활에서 쉽게 실천할 수 있으며, 바쁜 환경 속에서도 마음챙김을 유지하며 현재 순간에 머무를 수 있도록 돕는 간단하지만 효과적인 방법이다.

른 사람들에게 자신의 경험을 공개하는 데 있어서는 서로를 지지하는 분위기의 그룹 역동이 핵심이다. MT는 그룹 내에서 서로 존중하는 태도를 장려하고, 다른 사람의 경험에 대해 평가하기보다는 자신의 내적 경험을 공유하는 데 초점을 맞추도록 한다.

두 번째 목표는 참가자들에게 ADHD가 무엇이며 마음챙김 훈련이 ADHD에 어떻게 도움이 될 수 있는지를 개괄적으로 소개하는 것이다. 이 소개는 MT가 주도하지만, 다루어야 할 특정 주제들이 있는 만큼 진행 과정은 협력적으로 진행된다. 처음에는 설명 중심의 형식으로 시작하지만, 곧 참가자들과의 질문과 전제들을 다루는 토론 형식으로 빠르게 전환되어야 한다. MT는 또한 화이트보드를 사용해 그룹의 답변을 적어 가며 참가자들의 참여를 유도하고 토론을 촉진할 수 있다. 마음챙김 실천은 직접 경험하는 방식으로 배우는 것이 가장 효과적이므로, 이 회기에서는 마음챙김 명상이 무엇인지에 대한 토론과 함께 간단한 가이드 명상을 소개한다.

또한 회기 시작 전, MT는 치료 진행 상황을 추적하기 위한 평가 도구 시행을 고려해야 하며(예시는 제3장 참조), 이러한 평가를 얼마나 자주 실시할지 결정할 필요가 있다. ADHD 증상(예: DSM에서의 18가지 증상의 심각도)이 일반적인 목표가 될 수 있으나, 집행 기능 저하, 정서 조절 곤란, 스트레스 자각 등 다른 잠재적인 치료 목표도 고려할 수 있다.

환영 및 소개

그룹 환경에 대한 일반적인 오리엔테이션 및 비밀 유지 규칙 안내

MT(진행자)는 간단한 자기소개(전체 소개는 나중에 제공됨)를 마친 후, 참가자들이 현재 순간의 경험을 편안하게 나눌 수 있는 분위기로 그룹을 이끈다. 일부 참가자는 그룹 치료 형식에 익숙할 수 있고, 어떤 참가자는 그룹 치료가 처음일 수도 있다. 마찬가지로, 어떤 이들은 이전에 다른 명상 프로그램에 참여한 경험이 있을 수 있지만, 명상을 처음 접하는 참가자도 있을 것이다. 이러한 다양성과 그룹 치료에 대한 다양한 선입견이 존재하기 때문에, ADHD를 위한 MAPs 프로그램에 대한 기본 정보를 먼저 안내하는 것이 중요하다.

◆ 그룹 내 비밀 유지 및 경험 나누기

비밀 유지와 경험 나누기에 대한 합의는 그룹을 지지적이고 안전한 공간으로 만들기 위해 반드시 논의해야 할 핵심 요소이다. 일반적인 비밀 유지 지침은 "그룹 외부에서 타인의 이야기나 그룹의 내용을 공유하지 않는다."라는 약속을 포함한다. MAPs에서는 "누군가가 경험을 나눠 주는 것은 우리 자신을 돌아보게 하는 거울 역할을 한다."라는 점도 강조된다. 따라서 참가자들은 다른 사람에게 조언을 제공하기보다는 자신의 경험에 집중해 성찰하고 나누도록 권장받는다. 이러한 그룹 규칙은 MT가 보드에 적거나 시각적으로 명확하게 제시해야 하며, 참가자들은 [유인물 1-1]을 활용해 직접 작성해 볼 수도 있다.

◆ 그룹 외부에서의 지원

그룹 외부에서도 지속적인 실천을 돕기 위한 방법 중 하나는 '마음챙김 친구' 시스템을 활용하는 것이다. 이는 운동 동기를 유지하기 위해 '운동 친구'를 두는 것과 유사하다. 이 전략은 아동 및 청소년 ADHD 마음챙김 프로그램에서 이미 활용된 바 있으며, 효과적인 것으로 보고되었다(Bögels & Restifo, 2014). 참가자들은 짝을 이뤄 하루에 한 번씩 서로에게 메시지를 보내, 그 순간의 호흡에 주의를 기울일 수 있도록 돕는다. 추가적인 사회적 지원 전략으로는 마음챙김 연습에 대해 정기적으로 이야기하거나, 마음챙김 관련 읽을거리를 공유하거나, 공식 마음챙김 연습을 함께 실천하는 것 등이 있을 수 있다. '마음챙김 친구'는 프로그램 참가자가 아닌 친구나 가족, 또는 다른 커뮤니티(예: 마음챙김 명상 온라인 커뮤니티)의 일원이어도 된다.

◆ 언어적 충동성

언어적 충동성은 참가자들 사이에서 자주 관찰되는 주제 중 하나이다. 참가자들은 다른 사람의 말을 자주 끊거나 과도하게 말하는 자신의 행동을 비판 없이 자각하고, 이를 스스로 조절하는 연습을 하도록 초대받는다. 중요한 점은, 타인의 행동을 지적하기보다는 자기 자신에 대한 자각과 자기 교정(self-correction)에 초점을 맞추도록 하는 것이다.

MT는 ADHD 진단을 받은 성인에게 이러한 경향이 흔히 나타남을 미리 안내하며, 때로는 논의의 흐름을 조정해야 할 수 있음을 설명해야 한다. 또한 이러한 조정이 비판이나 수치심이 아닌 자기 자각과 자기 조절을 위한 것임을 분명히 전달해야 한다. 예를 들어, MT는 "ADHD에서 흔히 나타나는 어려움인 지나치게 말이 많거나, 다른 사람의 말을 끊는 행동을 조절하기 위해 명상 종을 사용해 발언을 부드럽게 마무리할 수 있도록 돕겠습니다."라고 말할 수 있다. 또한 지나친 발언을 조율할 때는 다음과 같은 비판 없는 표현을 사용할 수 있다. "다음 주제로 넘어가기 전까지 몇 분밖에 남지 않았습니다. 말씀하신 내용을 충분히 존중하면서도 다음 주제를 다룰 수 있도록 도와주실 수 있으실까요?"

만약 누군가가 중간에 다른 사람의 말을 끊었다면 "방금 빌이 아침에 공식 마음챙김 연습을 할 때 어려움을 느꼈다고 이야기하고 있었는데, 그 어려움이 무엇인지 아직 충분히 듣지 못한 것 같습니다."와 같이 말할 수 있다. 이와 같은 방식으로 그룹 내 행동에 대한 명확하고 따뜻한 안내를 제공함으로써 MT는 그룹을 효과적으로 운영할 수 있으며, 향후 회기에서 ADHD 관련 행동을 연민 있고 비판적이지 않은 방식으로 논의할 수 있는 기반을 마련할 수 있다. 이는 곧 그룹 내에서 마음챙김적으로 경청하고 소통하는 분위기를 형성하는 데에도 기여한다.

◆ 지각

지각(lateness)은 ADHD 그룹에서 자주 나타나는 행동 중 하나이며, 회기 진행에 방해가 될 수 있는 요인이다. 이는 ADHD가 시간 관리에 어려움을 겪는 것이 특징인 장애라는 점에서 자연스러운 현상이다. 특히 공식 명상 연습 중에 늦게 도착하는 경우 그룹의 집중을 방해할 수 있으므로, 이를 사전에 예방할 수 있는 방안을 마련하는 것이 중요하다. 예를 들어, MT는 명상 중에는 입장하지 않도록 안내하는 표지판을 문에 부착할 수 있다. 또한 성인 ADHD 환자들이 과제 수행, 전환, 이동에 필요한 시간을 과소평가하는 경향이 있다는 점을 논의하고, 이를 보완하기 위한 전략을 제안할 수 있다. 예컨대, "마지막 순간에 서둘러 집을 나서는 대신, 보다 현실적인 출발 시간을 미리 설정해 보는 것이 좋습니다."라고 설명한다.

MT는 참가자들에게 소요 시간을 여유 있게, 약 20~30% 정도 더 넉넉히 잡을 것을 권장할 수 있다. 예를 들어, 한 참자가가 "클리닉까지 15분이면 갈 수 있어요."라고 말한다면, "최소 20분 정도로 예상 시간을 조정해 보세요."라고 안내할 수 있다.

또한 참가자들에게 집에서 그룹이 열리는 곳까지 운전하는 데 걸리는 시간, 주차하는 데 걸리는 시간, 주차장에서 건물까지 걸어가는 시간, 체크인하는 데 걸리는 시간 등을 고려해 보라고 요청한다. 이 외에도 교통 체증이나 체크인을 위한 긴 대기 줄과 같이 통제할 수 없는 변수도 포함해야 한다는 점을 강조한다.

◆ 건망증, 부주의, 그리고 조급함

이 세 가지 특성 역시 프로그램 참여에 영향을 미칠 수 있는 일반적인

ADHD 행동들이다. 예를 들어, 참가자는 그룹 자료를 잊어버리거나, '멍해져서' 그룹 토론의 일부를 놓치거나, 그룹의 진행 속도가 너무 느리다고 느끼며 조급함을 느낄 수 있다. 이러한 행동들도 앞서 언급한 언어적 충동성이나 지각 문제처럼 비판 없이 관찰하는 것이 문제 해결의 첫걸음이라는 점을 MT는 강조할 수 있다. 이를 통해 그룹 내에서 ADHD 특성을 보다 효과적으로 다루고, 수용적인 분위기 속에서 자기 자각을 높일 수 있는 기반을 마련할 수 있다.

◆ 그룹 내 공유를 꺼리는 경우

일부 참가자는 자신의 이야기를 공유하는 것에 대해 불편감이나 거부감이 있을 수 있다. 이런 경우 MT는 이러한 반응이 일반적이라는 점을 인식하고, 적절하게 다루는 것이 필요하다. MT는 그룹에서 이야기하는 것이 불편함을 유발할 수 있으며 그러한 불편함을 마음챙김으로 알아차리는 것도 중요한 연습이라는 식으로 공감과 격려의 메시지를 전달한다. 또한 공유에 대한 부담을 덜어 주기 위해 "우리의 나눔은 서로를 위한 선물입니다."라는 점을 알려 준다. 또한 "마음챙김 훈련을 경험하는 데 옳고 그른 방법은 없습니다. 각자의 경험이 어떻게 전개되는지 호기심을 가지고, 떠오르는 모든 반응을 함께 살펴볼 수 있습니다."라고 말하며, 자기 경험에 대한 호기심과 수용적인 태도를 북돋울 수 있다.

개별 치료에서의 적용

그룹 밖에서 다른 사람에게 말하거나 타인의 행동에 대해 언급하는 것을 금지하는 일부 비밀 규칙은 개별 치료 상황에서는 해당되지 않는다. 그러나 MT는 지각이나 과도한 말하기와 같이 개별 치료를 방해할 수 있는 행동에 대해서 환자와 논의할 필요가 있다. 그룹 맥락에서와 마찬가지로, 모델링을 통해 환자가 비판 없는 자기 자각과 자기 교정 능력을 기를 수 있도록 돕는 것이 목표이다.

'서로 알아 가기' 활동

초기 그룹 지침에 대해 이야기한 후, MT는 참가자들이 각자 자기를 소개하는 활동을 진행한다. 모든 참가자와 MT가 원으로 둘러앉고 먼저 MT가 자신을 소개한다. 이전에는 간단한 소개를 통해 이름과 직함(예: 심리학자, 정신과 의사, 임상 사회복지사 등)을 밝혔지만, 이제는 마음챙김 명상에 관심을 갖게 된 계기나 자신의 개인적인 마음챙김 경험에 대해 간단히 나눌 수 있다. MT는 각 참가자에게 자신을 소개하도록 요청하며, 이를 '아이스 브레이커'[3]로 활용한다(참가자당 약 5분 정도 소요). 다음은 아이스 브레이커를 위한 예시 질문이다.

- "자신을 간단히 소개하고, 즐겨 하는 취미 등 자신에 대해 흥미로운 점을 말씀해 주세요."
- "자신을 간단히 소개하고, 자신만이 가지고 있는 독특한 점을 말씀해 주세요."
- "자신을 간단히 소개하고, 자신의 강점 중 하나를 말씀해 주세요."

수업 참여 동기에 대한 짧은 성찰

앞의 간단한 아이스 브레이킹이 끝나면, 마음챙김 훈련에 참여하게 된 각자의 동기에 대해 성찰하도록 초대한다(참가자당 약 5분 정도 소요). 그룹 규모가 큰 경우, 먼저 2인 1조로 나눠 공유한 후, 몇 명의 자원자를 선정해 그룹 전체에서 공유하도록 요청할 수 있다. 논의를 시작하기 위한 질문 예시

---

3 역자주: 아이스 브레이커란 그룹 활동의 시작 단계에서 어색함을 풀고 참가자들 간의 친밀감을 형성하기 위해 사용하는 간단한 활동이나 질문을 의미한다.

들은 다음과 같다.

- "무엇이 당신을 이곳으로 이끌었나요?"
- "이 수업에 참여하게 된 동기는 무엇인가요?"
- "이 수업에서 무엇을 배우고 싶나요?"
- "오늘 이곳에 오는 길에 기대했던 것 한 가지와 걱정했던 것 한 가지는 무엇인가요?"

참고로, 일부 참가자는 가족 구성원이 그들에게 참여를 요청하여 그룹에 등록했을 수도 있다. 이러한 참가자는 그룹에 참석하는 데 전적으로 전념하지 않을 수도 있다(즉, ADHD 행동에 대처하는 방법을 배우기 위해서가 아니라 '단순히 가족의 불만을 잠재우기 위해' 참석하는 경우). 앞의 간단한 동기 연습은 이러한 양가감정을 지닌 참가자가 훈련에 보다 전적으로 참여할 수 있도록 동기를 식별하거나 강화하는 데 도움이 될 수 있다.

개별 치료에서의 적용

동기에 대한 성찰은 개별 치료에서 더 깊이 있게 탐색할 수 있다. MT는 치료 시작의 장단점(단기 및 장기적 측면)을 검토함으로써, 환자가 치료 과정에서 마주할 수 있는 어려움을 인식하고 이를 대비할 수 있도록 도울 수 있다. 이러한 논의는 그룹 환경에서 다루는 것보다 더 개별화된 치료 목표로 이어질 수 있다. 성인 ADHD의 CBT에서 사용되는 전략과 유사하게, MT는 환자가 설정한 목표가 얼마나 통제 가능한지를 함께 점검하고, 이후 회기를 환자에게 보다 적합하게 조정하는 데 활용할 수 있다.

그룹 구조 및 형식 개요

MT는 모임 날짜와 시간에 대해 논의하지만, 이는 그룹 규칙이 담긴 유인물([유인물 1-1])에 이미 설명되어 있으므로 간단히 다룬다.

회기의 일반적인 구조를 검토하면서 각 회기가 공식 마음챙김 명상으로 시작하고 끝나는 점을 설명한다. 또한 이 그룹이 다른 유형의 그룹 치료와 어떻게 다른지에 대해서도 논의한다. 예를 들어, 이 그룹에서는 주로 현재의 경험에 초점을 맞추고, 마음챙김 실천을 통해 얻은 통찰을 ADHD와 함께 일상생활에 어떻게 적용할 수 있을지를 다룬다. 따라서 대화의 흐름이 본래의 주제에서 벗어날 경우, MT는 이를 적절히 조정할 필요가 있다. MT의 역할은 그룹 논의를 통해 제공되는 지지와 회기의 주제 및 마음챙김 체험 간의 균형을 잡는 것이다. 회기의 핵심 주제를 유지하면서도, 참가자들이 서로 지지할 수 있도록 논의를 유도하는 것이 중요하다.

회기 말미에서 다시 다루겠지만, 이 시점에서 프로그램 참석과 집에서의 연습의 중요성에 대해 간략하게 언급할 필요가 있다. 예를 들어, MT는 "마음챙김 실천은 신체 훈련과 마찬가지로 반복적인 실천이 필요한 정신 훈련입니다."라고 말할 수 있다. 이를 위해, 마음챙김을 할 때마다 더 강해지는 '주의력 근육(attention muscle)'이라는 비유적 표현을 사용할 수 있다. 또한 MT는 결석할 경우 미리 알려 달라고 요청해야 한다. 결석 시 MT는 참가자들이 놓친 내용을 어떻게 보충할 수 있을지 미리 고려해 두어야 한다.

집에서의 연습과 관련하여, MT는 참가자들에게 새로운 행동을 채택하는데 일반적인 장벽에 대해 질문하고 함께 해결책을 모색한다. 약속을 잊어버리지 않도록 하기 위해, MT는 회기 하루 전날 이메일을 보내거나 참가자들이 휴대폰에 미리 알림을 설정하도록 돕는다. 또한 MT는 각 그룹 회기가 끝날 때 '요약 이메일'을 보내 회기 사이 연습 과제를 상기시킬 수 있다(이메일 예시는 이 장의 마지막 부분을 참조하면 된다).

전반적으로, 그룹에 정기적으로 참석하고, 공식 명상을 하며, 일상생활에서 비공식 마음챙김 실천을 연습하는 것이 이 그룹에서의 혜택을 최대한 얻는 핵심 요소임을 전달해야 한다.

지침을 전달할 때는 명확한 단계별 설명과 함께 간결한 요청을 하는 등 ADHD 아동을 가르칠 때 사용되는 교육 전략을 따르도록 한다. 집행 기능 결함은 ADHD 아동과 성인 모두에게 흔하며, '간결하고 명료한(short and to-the-point)' 의사소통이 가장 효과적일 때가 많다.

개별 치료에서의 적용

MT가 그룹 참가자에게 보내는 요약 이메일과 달리, 개별 치료에서는 MT가 환자에게 한 주 동안 할 수 있는 집에서의 연습 목록을 직접 함께 검토하며 실천해 보도록 권장할 수 있다. MT는 환자가 과제를 이해하도록 도움을 주고, 연습을 위한 알림을 설정하는 데 실질적인 지원을 제공할 수 있다.

ADHD 소개

ADHD와 함께하는 삶

MT는 ADHD에 대한 이론적인 강의를 제공할 수도 있지만, 참가자들이 ADHD와 함께 살아온 경험에 대해 나누는 것이 논의를 시작하는 보다 효과적이고 흥미로운 방법이다. 논의를 촉진하기 위해 다음과 같은 질문을 던진다.

- "ADHD란 무엇인가요?"
- "ADHD가 여러분의 삶에서 어떻게 영향을 미치고 있나요?" 또는

"ADHD가 여러분의 삶에 어떤 영향을 미치나요?"

- "ADHD와 관련된 일상적인 경험에 대해 말해 주세요."
- "ADHD로 인해 겪었던 어려움을 관리하는 데 도움이 되었던 것은 어떤 것들이 있을까요?"
- "ADHD에 대해 '좋아하는 점'과 '싫어하는 점'은 무엇인가요?"

MT는 참가자들이 표현한 핵심 단어를 보드에 적어, 심리교육과 관련하여 설명할 때 이를 활용할 수 있다.

ADHD 심리교육 및 인식 전환

MT는 참가자들의 ADHD에 대한 진솔한 이야기를 바탕으로, ADHD에 대한 보다 공식적인 정보를 제공한다. 또한 MT는 참가자에게 중요한 주제로 이끄는 질문을 제시할 수 있다(예: "ADHD가 의학 문헌에 처음 언급된 시기가 언제라고 생각하나요?"). 참가자들은 그 답이 1775년이라는 사실을 알고 놀랄 수 있다(Barkley & Peters, 2012). 다음은 MT가 다루고자 할 주요 영역의 예시이다. 하지만 MT는 다음의 내용에만 의존하지 않고, ADHD에 대한 충분하고 정확한 지식을 갖추는 것이 중요하다.

◆ ADHD 진단 기준

MAPs 프로그램에 등록하기 전, 참가자들은 ADHD 진단을 받은 상태여야 하며, 진단 당시 사용된 진단 기준에 대해 설명을 들었을 가능성이 높다. 그러나 참가자들이 해당 정보를 잊어버렸거나, 잘못된 정보를 받았거나, 충분히 설명을 듣지 않았을 수 있다. 어떤 경우든, DSM-5 기준을 다시 살펴보는 것이 유익하다. 핵심 내용은 다음과 같다.

- 부주의 증상(9가지 항목으로 구성)과 과잉행동-충동성 증상(9가지 항목으로 구성)의 두 가지 증상군으로 구성된 총 18가지 증상이 있다. 부주의 증상 또는 과잉행동-충동성 증상 중 최소 5가지 이상이 '자주' 또는 '매우 자주' 발생한다고 인정되어야 한다.
- ADHD 증상은 아동기(12세까지)에 시작되어야 한다.
- 증상이 여러 환경에 걸쳐 나타나고, 기능적 손상을 초래해야 하며, 다른 장애로 더 잘 설명되지 않아야 한다.
- 증상 양상에 따라 DSM-5는 복합 증상, 주로 부주의한 증상, 주로 과잉행동-충동성 증상 등 다양한 표현 양상을 설명한다.
- 심각도 수준은 경도(mild), 중등도(moderate) 또는 중증(severe)으로 지정할 수 있다. 또한 지난 6개월 동안 전체 기준을 충족하지는 않지만 증상이 여전히 기능 손상을 초래하는 경우에는 '부분 관해 상태'로 지정할 수 있다.

그 외의 항목으로는 진단 용어("ADD인가요, ADHD인가요?"), 성인기까지의 지속성, ADHD의 유병률과 원인, 관련 특성(집행 기능 장애, 정서 조절 문제, 낮은 자존감 등), '표준' 평가가 포함한다. 또한 참가자들의 공유에서 촉발된 경우, 다음과 같은 흔한 가정이나 질문에 대해 추가로 논의할 수 있다(예: "ADHD는 장애인가요, 아니면 단순히 뇌의 차이인가요?" "ADHD의 강점도 있나요?"). 이러한 주제를 그룹에서 다루는 방법에 대한 심층적인 논의는 제4장에서 확인할 수 있다.

휴식

대략 회기의 중간 정도에서 5~10분간 휴식을 취한다.

마음챙김 소개

마음챙김의 정의와 ADHD 관리에 마음챙김이 어떻게 도움이 되는가

"마음챙김이란 무엇이며 어떻게 ADHD 관리에 도움이 될 수 있을까요?" MT는 이 질문을 그룹에 던지고 참가자들로부터 예시를 통해 대화를 이끈다. 마음챙김은 다양한 방식으로 정의된다. 이는 복잡하고 미묘한 주제이며(Grossman, 2008, 2011; Kang & Whittingham, 2010), MT는 각자 자신이 선호하는 방식으로 정의할 수 있다.

그룹에서는 '마음챙김이란 특정한 방식으로, 즉 의도적으로, 지금 이 순간에, 판단하지 않고 주의를 기울이는 것'이라는 '고전적인' 정의를 제시하고, 이 정의를 통해 마음챙김이 주의(attention)와 태도(attitude)라는 두 가지 주요 단계로 구성된다는 점을 설명한다(Kabat-Zinn, 1990). 주의 단계는 현재 순간 경험의 한 측면(예: 호흡, 소리, 생각)에 주의를 기울이는 것이고, 태도 단계는 비판단적이고, 호기심을 가지고, 열린 자세로, 수용적이며, 연민 어린 자세를 취하는 것을 포함한다.

마음챙김을 규정하는 또 다른 유용한 방법은 관찰하기(observing), 묘사하기(describing), 자각하며 행동하기(acting with awareness), 내적 경험에 대해 판단하지 않기(nonjudging of inner experience), 내적 경험에 대해 반응하지 않기(nonreactivity to inner experience) 등 다섯 가지 특질을 포함하는 마음챙김 5요소 질문지(Five Facet Mindfulness Questionnaire)를 활용하는 것이다(Baer et al., 2008). 설문으로 측정을 해 보고 싶어 하는 참가자에게는 [유인물 1-2]에 작성해 보도록 권장할 수 있다.

마음챙김에 대해 논의할 때, 신경가소성에 기반해 자기 조절을 향상시키고 시간에 따라 뇌 기능을 변화시키는 명상 훈련의 가능성을 보여 주는 최신 신경과학 연구 결과도 함께 살펴본다. 예를 들어, 마음챙김 명상 훈련이 집행 조절에 중요한 영역을 디폴트 모드 네트워크와 기능적으로 연결한다는 최근의 한 연구(Creswell et al., 2016)를 설명한다. 이 영역은 1부에서 살펴본 바와 같이 ADHD와도 관련이 있는 영역이다.

MT는 신경가소성의 메커니즘을 강조하며(예: MT는 “경험을 반복하는 동안 의도적으로 주의를 기울일 때 신경가소성, 즉 뇌의 변화가 일어납니다.”라고 말할 수 있다) 이를 지속적인 마음챙김 실천의 중요성과 연결 지을 수 있다. 또한 메어체니히(Merzenich)와 동료들의 뇌 연구(Merzenich, Nahum, & Van Vleet, 2013; Merzenich, Van Vleet, & Nahum, 2014)나 피아노 또는 바이올린 연주자들의 뇌 연구를 언급하여 새로운 기술을 습득하고 관련된 뇌 변화를 유도하기 위해 반복적인 연습이 필요하다는 점을 설명할 수 있다. 예를 들어, 바이올린을 배우는 데 약 1,200시간이 걸린다는 연구(Strayhorn, 2002)를 들며 이를 구체적으로 보여 줄 수 있다.

마음챙김을 제대로 배우기 위해서는 실제로 이를 실천하며 경험해 보는 과정이 필수적이다. 이러한 체험적 학습은 강의를 통해 지식을 전달하거나 새로운 개념을 논의하는 방식과 대조된다. MT는 이 그룹에서 두 가지 학습 방식이 모두 중요하다는 점을 설명한다. 특히 환자들과의 강의식 교육에 익숙한 MT는 마음챙김에 대한 논의에 지나치게 치우친 나머지, 정작 공식 마음챙김 연습 시간이 줄어들거나 체험적 학습이 제한되지 않도록 주의해야 한다.

MT는 “마음을 비워야 하나요?” 또는 “명상을 잘하려면 특별한 자세로 앉아야 하나요?” 등 명상 실천에 대한 일반적인 오해를 짚고 넘어가야 한다. MT는 명상 중 흔히 겪는 어려움, 예를 들면 마음이 방황하거나 안절부절못함을 정상적인 현상으로 받아들이도록 안내해야 한다. 이러한 어려움은 특히 성인 ADHD 환자에게 더 두드러지게 나타날 수 있지만, 마음챙김 실천은 여전히 가능하며 효과적일 수 있다. MT는 참가자들에게 순간순간 자신의 경험을 자각하는 것이 중요하다는 점, 그리고 자신에게 반응하는 방식

(즉, 호기심과 연민으로)이 지속적인 집중이나 완전한 신체적 평온함보다 더 중요하다는 점을 강조해야 한다.

또한 MT는 마음챙김이 이완과 어떻게 다른지 설명해야 한다. 마음챙김 실천에는 조용한 이완 상태가 도움이 될 수 있지만, 마음챙김 관찰은 긴장의 순간, 소음이 있는 순간, 활동하는 중, 또는 움직이는 동안과 같은 모든 심신 상태에서도 적용 가능하다는 점을 논의해야 한다.

MT는 사람들이 무의식적으로 습관적인 행동을 반복하는 '자동 조종 모드(automatic pilot)' 개념을 예시와 함께 소개한다. 자동 조종 모드에 빠지면 주어진 상황에서 가능한 모든 선택지를 고려하지 않고 문제에 갇히게 되며, 이는 보다 효과적이거나 적응적인 반응을 방해할 수 있다.

이 단계에서 MT는 앞서 다룬 'ADHD의 특징' 섹션에서 논의된 내용을 활용할 수 있다. 예를 들어, 참가자들에게 "자동 조종 모드에서 특정한 생각이나 감정에 반사적으로 반응한 적이 있나요? 더 중요한 일을 덜 중요한 일로 미뤄 놓고, 나중에 '그건 좋은 선택이 아니었어.'라고 후회했던 경험이 있나요?"와 같은 질문을 던질 수 있다. 또한 MT는 참가자들이 [유인물 1-3]을 활용하여 자신이 자동 조종 모드에 빠졌던 경험을 돌아보고, 이를 어떻게 인식하고 조절할 수 있을지 성찰하도록 안내할 수 있다.

ADHD와 마음챙김에 대한 연구 결과

마지막으로, ADHD 치료에 마음챙김을 적용한 연구 결과를 간략히 살펴본다(제2장 참조). ADHD에 마음챙김을 사용하는 근거(비ADHD 표본의 연구 결과를 바탕으로)와, ADHD 성인을 대상으로 지금까지 얼마나 많은 연구가 수행되었는지, 마음챙김이 핵심 ADHD 증상과 기능 손상에 미치는 영향에 대해 알려진 바는 무엇인지, 그리고 현재 과학적 지식에서의 공백은 무엇인지에 대해 간략히 다룬다. 주요 논의 사항은 다음과 같다.

- 마음챙김은 ADHD의 핵심적인 어려움 중 하나인 주의 기능의 다양한 측면을 개선하는 데 도움이 되는 것으로 나타났다.
- 마음챙김은 ADHD의 핵심적인 어려움 중 하나인 충동적 반응을 줄이는 데 효과적인 것으로 나타났다.
- 마음챙김은 ADHD 환자들이 흔히 겪는 정서 조절의 어려움을 완화하는 데 도움이 되는 것으로 보고되었다.

개별 치료에서의 적용

ADHD와 마음챙김에 대한 소개는 개별 치료 환경에서도 비슷한 형식으로 진행될 수 있다. 그룹 환경에서와 마찬가지로, MT는 전체 회기 주제를 완료하는 데 필요한 시간을 고려하며 내용을 균형 있게 조정해야 한다. 개별 치료 회기의 시간이 더 짧다는 점을 감안하면, 이 시점에서 회기를 마무리하고 나머지 내용을 다음 주에 이어 가는 것이 적절할 수 있다. 이 경우, 환자들이 공식 마음챙김 명상을 간단히라도 체험하고 회기를 마무리할 수 있도록 권장한다. 예를 들어, 5분 마음챙김 호흡 연습([연습 1-3])을 소개하고 직접 실습해 볼 수 있다.

이 박스 이후에 나오는 연습들([연습 1-1] [연습 1-2] [연습 1-3])은 개별 치료에서 별도의 수정 없이 활용할 수 있다.

주의와 오감 알아보기

주의의 어려움은 ADHD의 주요 특징 중 하나이다. 참가자들이 주의에 대한 호기심을 불러일으키기 위해 MT는 참가자들에게 주의가 무엇이라고 생각하는지, 상황에 따라 주의가 어떻게 달라지는지 물어봐야 한다. 주의에 대한 기초적인 과학 모델을 소개하는 것도 도움이 된다. 주의 기능을 설명하는 방법에는 여러 가지가 있지만, 여기서는 마이클 포스너(Michael Posner)가 개발한 주의 네트워크 모델(attention network model)을 사용한다

(Posner et al., 2006). 이 모델에서는 주의를 세 가지 주요 네트워크인 각성(alerting), 정향(orienting), 갈등 탐지(conflict detection, 또는 실행 주의력이라고도 함)로 구성된다고 설명한다. 다음은 각각에 대한 간략한 정의이다.

- 각성은 경험에 반응하기 위해 주의를 준비하거나 활성화하는 것과 관련이 있으며, 시간이 지나도 적절한 각성 상태를 유지하는 것을 포함한다[즉, '경계(vigilance)'와 '주의 각성(alert arousal)'을 떠올리면 된다].
- 정향은 주의가 감각 자극을 향해 이동하거나, 한 대상에서 다른 대상으로 주의를 전환하는 것과 관련이 있다(예: 책을 읽을 때 페이지의 한 부분에서 다른 부분으로 주의를 이동하며 읽는 것을 생각해 보자).
- 갈등 탐지는 반응들을 선택하고 조절하는 것과 관련이 있으며, 방해 요소가 있음에도 불구하고 주의를 유지하는 능력과 관련이 있다(즉, 책을 읽고 있는데 컴퓨터에서 이메일 알림 소리가 들릴 때, 그 소리를 듣고도 계속 책을 읽는다면 갈등 탐지가 작동하고 있는 것이다).

MT는 주의 개념을 손전등에 비유하여 더 쉽게 설명할 수 있다.

- 각성은 손전등을 켜는 것과 같다.
- 정향은 보기 원하는 대상을 향해 손전등을 비추는 것과 같다.
- 갈등 탐지는 방해 요소가 생겨도 손전등의 빛을 한곳에 유지하는 것과 같다.
- 또한 손전등과 마찬가지로, 주의를 기울이는 곳은 빛이 비추어져 더 잘 보이고 명확하게 인식된다.

MT는 참가자들에게 이러한 주의 네트워크 중 일상생활에서 가장 많이 사용하거나 활용하기 쉬운 것이 무엇인지 질문할 수 있다.

[연습 1-1] 시각적 주의와 자각 실습

이 연습에서는 '루빈의 꽃병'([그림 S1-1])이라는 유명한 시각적 착시를 사용하여 주의와 자각의 상호작용을 보여 준다. 관찰을 촉진하게 하기 위해 MT는 참가자들에게 다음과 같이 질문한다.

- "이 그림을 보면 무엇이 보이나요?"
- "꽃병인가요?"
- "두 얼굴이요?"
- "아니면, 꽃병과 두 얼굴이 동시에 모두 다 보이나요?"

MT는 주의를 어디에 두느냐에 따라 자각이 달라지는 것이 핵심이라고 참가자들과 함께 논의한다.

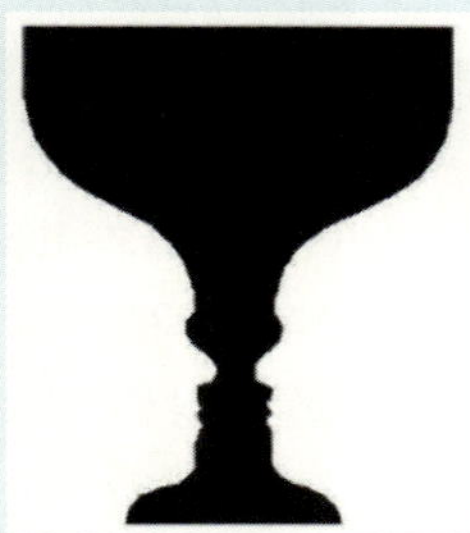

[그림 S1-1] 루빈의 꽃병

이 연습이 끝나면, MT는 참가자들에게 이 실습에 대한 경험을 나누도록 초대한다. MT는 호기심, 개방성, 새로운 것을 기꺼이 경험하려는 의지, 편견 없는 태도를 직접 보여 줌으로써 이를 모델링한다. 시도해 볼 만한 질문 예시들은 다음과 같다.

- "이 연습을 하면서 어떤 경험을 하셨나요?"
- "쉽게 느껴졌나요, 아니면 어려웠나요?"
- "이 연습이 여러분의 ADHD와 어떻게 관련이 있다고 생각하나요?"

[연습 1-2] 마음챙김 먹기

이 연습의 목적은 의도적으로 오감에 주의를 기울이고 자각하며, 그 변화가 각 순간의 식사 경험에 어떤 영향을 미치는지를 알아차리는 것이다. 이 연습은 MBSR 훈련에서 사용되는 '건포도 먹기' 연습을 모델로 삼았다(Kabat-Zinn, 1990 참조). 건포도나 다른 음식(예: 포도, 초콜릿 또는 그룹이 더 흥미를 가질 수 있는 다른 음식)을 사용하여 연습을 진행할 수 있다. 다음은 MT가 이 연습을 유도할 때 사용할 수 있는 유도문 대본이다.

> 이제 음식을 사용하여 오감을 알아차리는 연습을 해 보겠습니다. 건포도를 나눠 드릴 테니, 하나씩 받아 손에 올려놓으세요. 아직 드시지는 마세요. [모든 참가자가 건포도를 받았는지 확인한다.]
>
> 손에 든 건포도를 봅니다. 이것이 어디서 왔는지 생각해 보세요. 건포도가 어떻게 여러분에게 왔는지 상상해 보세요. 포도나무를 심은 사람이 있었고, 흙과 비와 햇볕이 있었습니다. 그리고 포도가 익으면 누군가가 포도를 따서 말렸을 겁니다. 포도는 트럭에 실려 식료품점으로 옮겨졌을 수도 있고, 비행기를 타고 왔을 수도 있습니다. 이제 이 건포도의 전체 이야기를 생각해 보세요. 이 건포도가 여러분의 손에 있기까지 어떤 과정을 거쳤을지 상상해 보세요. [참가자들이 조용히 생각할 수 있도록 30초간 조용히 침묵한다.]
>
> 이제 건포도를 더 자세히 살펴보세요. 마치 화성에서 지구에 막 도착했는데 손에 들고 있는 이 물체를 처음 본 것처럼 호기심을 가져 보세요. 먼저, 그것을 관찰하면서 건포도의 질감, 색깔 또는 그 외에 눈에 띄는 어떤 것이라도 알아차려 보세요. 시각적으로 관찰하면서 질감, 색깔, 모양을 살펴보세요. 빛이 반사되는 부분, 더 어두운 부분과 접힌 부분을 관찰해 보세요. 마치 한 번도 본 적이 없고 처음 본다는 듯이 눈으로 모든 부분을 탐색해 보세요.
>
> 다음으로, 손가락으로 건포도를 만져 보세요. 굴려 보며 질감이나 끈적임, 건조함 같은 감각을 느껴 보세요. 이제 건포도를 들어 귀 가까이 가져가 보세요. 팔과 손, 팔꿈치를 어떻게 움직여 귀로 건포도를 가져가는지 주목해 보세요. 어떤 소리가 들리는지, 혹은 소리가 들리

지 않는지 살펴봅니다. 손가락 사이로 건포도를 굴릴 때 소리가 나는지 확인해 보세요.

그다음 건포도를 코 가까이로 천천히 가져가 냄새를 맡아 보고 그 향을 알아차립니다. 배고픔을 느끼는지, 건포도를 먹고 싶은 마음이 드는지 주목해 보세요.

이제 손을 천천히 입으로 가져가세요. 하지만 아직 건포도를 입에 넣지 마세요. 손과 팔이 건포도를 어디에 넣어야 할지 정확히 알고 있는 것을 느껴 보세요. 건포도가 입 가까이 다가오며 입안에 군침이 도는 것을 알아차릴 수도 있을 것입니다. 눈을 감고 건포도가 입술에 닿는 것을 느껴 보세요. 차갑거나 거친 느낌 등 어떤 감각이 느껴지는지 관찰하세요.

이 과정에서 '우리가 지금 하고 있는 일이 참 이상하다.' '이게 무슨 의미가 있지?' '나는 이런 걸 좋아하지 않아.'라는 생각이 떠오른다면, 그것이 단지 생각이라는 것을 알아차리고 다시 대상으로 주의를 돌리세요.

준비가 되면, 눈을 감고 건포도를 입 안에 넣습니다. 건포도가 입 안에 있는 느낌을 알아차려 봅니다. 혀의 움직임, 침의 흐름, 치아로 씹는 것을 관찰할 수 있습니다. [잠시 멈춤]

이제 아주 의식적으로 건포도를 한입 베어 물고, 어떤 맛이 나는지 알아차립니다. 입 안의 오른쪽으로 씹는지 왼쪽으로 씹는지, 혹은 씹히면서 건포도의 향을 느낄 수 있는지 알아차려 보세요. 건포도가 씹히면서 형태나 맛이 어떻게 변하는지, 입안의 침과 건포도의 농도가 어떻게 바뀌는지 관찰해 보세요. 씹는 소리가 난다면 그 소리를 알아차려 보세요. 무엇이든 자신의 경험에 대해 호기심을 가져 보세요. 그런 다음, 삼킬 준비가 되었다고 느껴지면, 삼키고자 하는 의도가 먼저 생겨나는 것을 알아차려 보세요. 의도를 알아차린 후 천천히 삼키며, 이 과정조차도 의식적으로 경험해 보세요. [잠시 멈춤]

마지막으로, 삼키는 행위를 관찰하며, 이제 몸이 이전보다 건포도 하나만큼 더 많아졌다는 것을 알아차려 봅니다.

이제 명상을 끝내기 위해 종을 울리겠습니다. 종소리가 완전히 사라질 때까지 귀를 기울이고, 더 이상 들리지 않을 때 눈을 뜨세요. [종을 울린다.]

MT는 논의를 촉진하기 위해 질문을 던지고 마음챙김 먹기 연습을 ADHD 패턴과 어떻게 연결할 수 있는지 탐색한다.

〈질문 예시〉

- "이 연습에서는 어떤 경험을 하셨나요?"
- "건포도에서 평소에는 느끼지 못했던 어떤 점을 발견했나요?"
- "이 연습이 여러분의 ADHD와 어떤 관련이 있다고 생각하나요?"

MT는 참가자들이 자신의 반응에 호기심을 가질 수 있도록 격려하며, 이를 '좋다' 또는 '나쁘다'라고 판단하지 않도록 안내한다. 연습 중에 부정적인 느낌(예: 좌절감, 조바심, 안절부절못함)이 떠오르면 MT는 참가자에게 이러한 느낌이 몸, 생각 또는 다른 감정에서 어떻게 나타나는지 질문하여 더 깊이 탐색하도록 유도한다. 참가자들은 이러한 느낌을 연민 어린 태도로 알아차리고, 호기심을 가지고 관찰하도록 초대받는다.

MT는 참가자의 경험을 ADHD와 연결할 수 있는 기회를 찾는다. 예를 들어, 충동이나 욕구(예: 건포도를 당장 먹고 싶은 충동) 또는 회피(예: 건포도를 맛보고 싶지 않은 느낌)를 알아차리는 과정이 ADHD의 패턴을 인식하는 데 도움이 될 수 있음을 설명할 수 있다. 즉, "어떤 일을 '미루기' 직전에 느껴지는 느낌"이나 "나중에 후회할 말을 하기 직전의 느낌"과 같은 순간을 알아차리는 것이 가능해질 수 있다는 점을 강조할 수 있다.

또한 MT는 지루함이나 새로움에 대한 갈망이 ADHD에서 흔히 나타나는 현상임을 설명할 수 있다. 예를 들어, MT는 참가자에게 중요하지만 쉽게 지루함을 느끼거나 미루는 행동(예: 설거지를 해야 하지만 "나중에 할게."라며 미루는 것)에 대해, 오감을 활용하는 것이 경험을 변화시키는 하나의 방법이 될 수 있다는 점을 안내할 수 있다.

마음챙김 관찰을 통해 매일 하는 식사처럼 단순하고 반복적인 일상 활동도 새롭고 흥미로운 경험으로 느껴질 수 있다. 예를 들어, 오감을 활용하면 일상적인 경험이 변화하며, 익숙한 경험이 마치 처음 해 보는 것처럼 새롭게 다가올 수 있다.

정좌 명상 소개 및 마음챙김 호흡

◆ 자세 살펴보기, 명상 방석이나 의자를 사용하기

MT는 앉아서 하는 명상(즉, 정좌 명상)의 자세(즉, 곧고 품위 있는 자세)를 설명하고, 명상 방석, 의자, 또는 명상에 사용되는 다른 도구들(담요, 명상용 방석이나 명상용 벤치[4] 등)을 사용하여 공식 정좌 명상 연습에서 이들이 어떻게 활용되는지를 안내한다. 이 과정의 목표는 명상 도구와 명상 방식에 익숙해질 수 있도록 설명하는 것이다.

[연습 1-3] 마음챙김 호흡(5분)

이 연습에서는 기본적인 호흡 자각에 대한 지침이 제공된다. 참가자들은 몸의 감각에 주의를 집중하며, 특히 호흡과 관련된 감각에 주의를 기울이는 법을 배운다. 호흡에 주의를 기울일 수 있는 세 가지 지점으로 코, 가슴, 복부를 제시한다. 각 부위를 탐색한 후, 참가자들에게 한 곳을 선택하여 들숨과 날숨의 감각을 알아차리도록 초대한다. 마음챙김 호흡을 유지하면서, 참가자들은 자신의 정신 상태를 스스로 관찰하고 인식하는 능력을 기르며, 특히 주의가 어떻게 변하는지(즉, 집중된 상태인지 산만해지는지) 알아차리도록 한다. 주의가 흐트러질 경우, 참가자들은 다시 호흡으로 돌아가 이를 '주의의 닻(anchor)'으로 삼는 법을 배우게 된다. 호흡을 관찰하는 또 다른 방법으로 가슴이나 복부에 손을 대고 그 움직임을 관찰하는 방법이 제안된다. 다음은 이 연습을 그룹과 함께 진행할 때 사용할 수 있는 유도문 대본의 예시이다.

4 역자주: 명상용 벤치(meditation bench)는 무릎을 꿇은 자세에서 등을 곧게 펴고 앉을 수 있도록 돕는 도구로, 편안한 자세를 유지할 수 있게 해 준다.

[종을 울린다.]

이 연습에서는 호흡의 감각에 주의를 집중하고 이를 관찰하며, 산만해질 때 스스로 이를 알아차리는 법을 배우게 됩니다. 편안하고 안정되게 앉습니다. 등을 곧게 펴고, 긴장은 풀고, 편안하면서도 품위 있는 자세로 앉아 봅니다. 손은 자연스럽게 무릎 위나 몸 옆에 둡니다.

눈을 감거나 반쯤 뜨고 한곳에 시선을 고정하세요.

앞으로 몇 분 동안 호흡에 집중하며 머무르는 연습을 하겠다는 의도를 가져 봅니다.

깊게 숨을 들이쉬고, 단지 지금 이 순간에 머무르도록 자신을 허용하세요.

평소의 걱정거리나 다른 일에 대한 생각들은 뒤로 물러나도록 합니다.

콧구멍, 가슴, 배 등 호흡을 관찰할 한 지점을 선택하세요. 온전히 그 지점에 주의를 집중하며 공기가 자연스럽게 들어오고 나가는 흐름을 알아차리세요. 호흡의 자연스러운 리듬을 알아차리고 하루 종일 지속되어 온 이 리듬을 잠시 알아차려 보세요. 지금의 호흡과 이전의 호흡의 차이점은 단지 지금 당신이 더 자각하고 있다는 점뿐입니다.

호흡에 집중하며 숨을 들이쉴 때 전체 시간 동안, 그리고 숨을 내쉴 때 전체 시간 동안 호흡과 함께하세요. 마치 호흡의 파도를 타는 것처럼 느껴 보세요.

이제 몇 분간 침묵 속에서 연습하겠습니다. 기억하세요, 마음이 100번 산만해지더라도 부드럽게 100번 다시 돌아오면 됩니다. [잠시 멈춤]

지금 여러분의 주의는 어디에 있나요? 만약 외부의 소리나 생각 등으로 마음이 방황하는 것을 발견하더라도 괜찮습니다. 단지 자신에게 부드럽게 의도를 상기시키고, 다시 호흡으로 돌아오도록 하세요.

자신에게 친절하게 대해 주세요. 자신의 경험을 좋거나 나쁘다고 판단하지 마세요. 그저 마음이 어떻게 작동하는지에 대한 경험을 알아차리고, 다시 호흡으로 돌아오는 것을 허용하세요.

이 명상을 마치면서 잠시 멈추고 시간을 내어, 주의와 자각을 훈련하며, 지금 이 순간 자기 자신과 더 온전히 연결한 것에 대해 스스로에게 감사를 표해 보세요. [종을 울린다.]

각각의 체험적인 연습이 끝나면 늘 그렇듯이 MT는 참가자들과 함께 연습에 대해 이야기를 나눠 본다. 여기서 MT는 기본적인 호흡 연습이 스트레스, 자각 및 주의, 정서 조절에 어떻게 도움이 되는지 간단히 설명할 수 있다.

논의를 시작하기 위한 질문 예시

- "이 연습에 대한 경험은 어땠나요?"
- "평소에는 느끼지 못했던 호흡의 어떤 점을 발견했나요?"
- "이 연습이 여러분의 ADHD와 어떻게 관련이 있다고 생각하세요?"

마무리

집에서 하는 연습에 대한 논의

MT는 정좌 연습을 위한 시간과 장소를 정하는 방법에 대해 참가자들에게 지침을 제공한다[예: 각 참가자에게 "언제 어디서 연습할 건가요?"라고 물어본 다음, "각자의 연습 기록지에 적어 보세요."라고 한다([유인물 1-4] 참조)]. 한 주 동안 마음챙김 연습 목표를 설정할 때 ADHD 환자들이 직면할 수 있는 어려움을 미리 예측하고, 이를 극복하는 방법을 모색할 수 있도록 돕는다. 예를 들어, 참가자들은 시각적 알림 또는 알람을 사용하거나 마음챙김 친구에게 연습 알림 메시지를 요청할 수 있다. 커피가 내려질 때를 기다리는 동안이나 컴퓨터가 켜지기를 기다리는 동안과 같이 하루 중 일정한 시간에 연습하는 것도 도움이 될 수 있다.

MT는 공식 연습과 비공식 연습의 차이점에 대해 논의한다. 다음은 전달해야 할 기본 사항들이다([유인물 1-4]에도 요약됨).

매일 5분간 녹음된 안내를 들으며 마음챙김 호흡 연습을 하는 것이 공식 연습이다. 이 연습과 MAPs의 다른 모든 공식 명상 연습을 위해, MT는 참가자들에게 길포드 프레스 웹사이트에서 다운로드 가능한 자료를 참조할 수 있다(차례 끝의 안내 박스 참조).

다음은 이번 주에 제안하는 두 가지 비공식 실천 연습이다.

1. 일상생활에서 오감을 알아차리기: 자연 속에서 주변의 소리, 색깔, 모양, 질감, 향기를 알아차리는 것과 같은 활동을 포함한다. 또는 식사, 샤워, 양치질 등 일상적인 활동을 마음챙김으로 관찰해 볼 수 있다.
   - 식사: "매일 몇 분 동안 감각에 주의를 기울이며 식사를 합니다. 이는 건포도 연습과 비슷합니다."
   - 샤워: "물의 차가움이나 따뜻함을 알아차려 보세요. 샤워를 어떻게 시작하나요? 샴푸를 먼저 사용하나요? 위에서부터 아래로? 아니면 아래에서부터 위로 씻나요? 샤워하는 순간에 완전히 머무르며, 평소에 습관적으로 자동 조종 모드에서 하는 행동을 관찰자의 입장에서 살펴보세요."
2. 전화 호흡: 전화 호흡(telephone breathing)은 전화가 울릴 때마다 의도적으로 마음챙김 호흡을 하는 연습으로, 일상 속에서 호흡을 자각하는 데 도움이 되는 방법이다. 이와 유사하게, 빨간불 호흡 연습도 있다. 이는 운전 중 신호에 멈췄을 때 의도적으로 마음챙김 호흡을 하는 것으로, 운전 중에는 반드시 눈을 뜨고 있어야 한다는 점을 강조한다.

   MT는 참가자들에게 이러한 연습(그리고 앞에서 언급된 다른 비공식 연습)을 가능한 한 빨리 실천해 보도록 권장할 수 있다. 예를 들어, 그룹 회기 직후 일부러 전화벨을 울려 연습하도록 유도할 수 있다. 이렇게 하면 참가자들이 집에서 해야 할 연습을 더 잘 실천할 수 있는 기반을 다질 수 있다.

「주간 연습 기록지」([유인물 1-4])는 회기 말미에 배부된다. 이 유인물에는 공식 및 비공식 마음챙김 제안이 포함되어 있다. 참가자들은 이 자료에 공식 및 비공식 연습과 기록하고 싶은 메모를 자유롭게 작성할 수 있다. MT는 참가자들에게 자신이 왜 이 그룹에 참여하게 되었는지 상기시키고, 마음챙김에 대해 열린 자세로 '제한 없이 한번 시도해 보기'를 요청한다. 이 점을 강조하기 위해 "수영을 즐길 수 있을지 고민하며 수영장 가장자리에 서 있는 것과, 직접 그냥 뛰어들어 수영하는 것은 차이가 있습니다. 그룹에서 더 많은 것을 얻으려면 '뛰어들어' 공식 및 비공식 연습을 실천해야 합니다."와 같은 비유를 사용하여 이 점을 설명할 수 있다.

MT는 참가자들이 다음 회기 전에 이번 회기 내용과 집에서 완료해야 할 과제를 기억할 수 있도록 요약 이메일을 보낼 수 있는데, 다음과 같은 형식으로 작성할 수 있다.

> 어젯밤 첫 번째 그룹 모임에서 여러분을 만나서 반가웠습니다!
> 다음은 우리가 살펴본 내용입니다.
>
> • 그룹 규칙에 대한 개요
> • 소개
> • ADHD 개요
> • 마음챙김 먹기
> • 마음챙김과 ADHD
> • 마음챙김 호흡: 연습 및 논의
>
> 이번 주에 집에서의 연습을 위해 살펴본 내용은 다음과 같습니다(바인더에 제공된 기록지를 사용하여 최대한 기록해 주세요).

1. 매일 공식 마음챙김 연습. 녹음된 안내 명상 링크는 길포드 프레스 웹사이트에 있습니다(차례 끝의 안내 박스 참조).
2. 오감에 대한 자각을 증진시키기 위한 매일 비공식 마음챙김 연습
3. 매일 비공식 마음챙김 연습: 마음챙김 점검

제 사무실 번호는 [전화번호 입력], 이메일 주소는 [이메일 주소 입력]입니다. 다음 회기에 늦을 것으로 예상되거나 결석할 계획이 있는데 아직 연락하지 않으셨다면 알려 주세요. 다음 주에 모두 뵙기를 기대합니다!

2회기

ADHD 패턴에 대한 마음챙김 자각: "나의 ADHD는 어떠한가?"

회기 요약

개요

이 회기의 주제는 ADHD 패턴에 대한 마음챙김 자각을 기르고 참가자들이 스스로에게 "나의 ADHD는 어떠한가?"라는 질문을 던지도록 격려하는 것이다. 여기서 핵심은, 참가자들이 이 질문에 열린 마음과 호기심으로 접근하며, ADHD가 무엇이며 일상생활에서 어떻게 나타나는지에 대한 기존의 인식을 유보하고 새롭게 바라보는 법을 배우는 데 있다.

특히 비판단적이고 연민 어린 자기 관찰이 강조되며, ADHD 행동이 나타나는 일상적인 순간에 이를 적용해 본다. 이러한 직접적인 자기 관찰의 일환으로 산만함, 안절부절못함, 지루함과 같은 명상 중에 흔히 나타나는 어려움에 대해 이야기한다. 이러한 어려움은 모든 사람에게 흔히 나타날 수 있지만, ADHD를 가진 사람들에게는 특히 더 빈번하고 강도 높게 나타날 수 있다는 점을 인식하고 함께 다룬다. ADHD를 정상적인 기능에서 극단적인 상태로 있는 연속선상의 스펙트럼으로 보는 관점은, ADHD를 가진 사람들이 종종 느끼는 고립감이나 불완전함을 완화하는 데 도움이 된다. 그러나 어려움에 대해 설명하고 이를 인정하는 동시에 참가자들에게 이러한 어려움을 스스로 다룰 수 있도록 격려하며, 자신의 행동에 책임을 갖도록 독려한다. 예를 들어, 자주 산만해지는 어려움을 다룰 때는 호흡에 계속 머무는 것보다 다시 호흡으로 돌아오는 것이 더 중요하다는 점을 강조한다. 이러한 방식으로 MT는 참가자들에게 산만함이 생길 수 있고, 이를 다룰 수 있으며, 가혹한 자기 비판 없이 자기 교정을 지속할 수 있다는 점을 가르친다. 이러한 맥락에서 개인 성장을 위한 보편적인 틀로서 수용-변화의 변증법적 접근법(acceptance-change dialectical approach)이 도입된다. 참가자는 어려움이 발생할 수 있음을 받아들이는 동시에 향후 이러한 행동의 빈도와 영향을 바꾸기 위해 노력할 수 있다. 이는 ADHD에 대한 인지행동치료나 ADHD 코칭에서 사용되는 태도와 유사하며, 낙담, 끈기 부족 또는 일관되지 않은 노력을 돕는 데 중점을 둔다. 이번 회기에서는 움직임에 대한 마음챙김과 ADHD가 몸에서 어떻게 경험되는지를 간단히 소개하며, 이 개념은 다음 회기에서 더 자세히 다룰 예정이다.

회기 개요

1) 짧은 시작 명상 연습: 숫자 세기 명상
   - [연습 2-1] 숫자 세기 명상(5분)
2) 복습
   - 이전 회기의 내용
   - 집에서의 연습 경험
3) 회기 주제: 마음챙김 자각을 연습할 때 흔히 나타나는 어려움
   - 수용-변화 변증법 소개
4) 짧은 명상 연습: 마음챙김 호흡
   - [연습 2-2] 마음챙김 호흡(5분)
5) 휴식
6) 움직임에 대한 마음챙김
   - [연습 2-3] 마음챙김 서기와 균형 잡기
   - [연습 2-4] 마음챙김 걷기(10분)
7) 마무리
   - 집에서 하는 연습에 대한 논의
   - [연습 2-5] 짧은 감사 명상

집에서 하는 연습

1) 공식 마음챙김 연습: 마음챙김 호흡(하루 5분). [유인물 2-1(선택 사항)]을 사용해 어려운 점을 기록하고 가능한 해결책을 생각하기

2) 비공식 마음챙김 연습
- 호기심을 가지고 자신의 ADHD 증상 알아차리기

짧은 시작 명상 연습: 숫자 세기 명상

이 회기에서는 각 회기를 시작할 때 짧은 명상을 하는 반복적이고 익숙한 패턴을 설정한다. 짧은 명상 연습은 일반적으로 이전 회기에서 배운 연습과 연결되며 지난주 개념을 자연스럽게 상기시키는 역할을 한다. 이 시작 연습은 참가자들이 마음을 차분히 가라앉히고, 훈련에 집중할 수 있도록 도와준다.

[연습 2-1] 숫자 세기 명상(5분)

이 시작 연습은 이전 회기의 마음챙김 호흡 연습과 비슷하지만, 이번에는 참가자들이 자신의 호흡을 마음속으로 세어 보는 방식으로 진행한다. 다음은 MT가 그룹을 이끌며 이 연습을 진행할 때 사용할 수 있는 유도문 대본이다.

[종을 울린다.]

이 연습에서는 편안하고 안정되게 앉습니다. 등을 곧게 펴고, 긴장은 풀고, 편안하면서도 품위 있는 자세로 앉아 봅니다. 손은 자연스럽게 무릎 위나 몸 옆에 둡니다.

눈을 감거나 반쯤 뜬 채로 한곳에 시선을 고정하세요. 어느 쪽이든 자신에게 자연스러운 방식을 선택하세요. 지난주 연습과 마찬가지로, 호흡을 느낄 수 있는 콧구멍, 가슴, 배 중 한 지점을 찾아 그곳에서 호흡을 알아차려 봅니다. 배나 가슴의 움직임, 또는 콧구멍을 통해 공기가 들어오고 나가는 감각을 느껴 보세요. 어느 지점을 선택해야 할지 잘 모르겠다면, 그냥 한 지점을 선택해 보세요. 어떤 지점이든 괜찮습니다.

이 연습에서는 호흡을 세는 것을 해 볼 것입니다. 호흡은 두 부분으로 나뉩니다. 하나는 공기를 들이마시는 부분이고, 다른 하나는 공기를 내쉬는 부분입니다. 숨을 들이마시고 잠시 멈춘 다음, 내쉬세요. 이것이 한 번의 호흡입니다. 호흡 방식이 고민된다면, 옳고 그른 호흡 방식은 없다는 사실을 기억하세요. 지금의 호흡은 있는 그대로 충분합니다.

호흡을 세려면 숨을 들이쉬고 내쉴 때 조용히 마음속으로 "하나"라고 말해 보세요. 다음 호흡에는 "둘", 그다음에는 "셋", "넷", 이런 식으로 계속하세요. 만약 집중이 흐트러져서 숫자를 잊어버렸다면, 그냥 처음부터 다시 시작하면 됩니다. 제가 다시 말을 시작하기 전에 얼마까지 셀 수 있는지 호기심을 가지고 해 보세요.

[1분간 멈춘다.]

좋아요, 이제 "내가 몇 번까지 셌지?" "내 마음이 산만해졌나?" "몇 번까지 세다가 산만해졌을까?"를 자연스럽게 알아차려 봅니다. 방금 스스로 관찰한 내용이 조금 놀랍지는 않았나요?

이제 명상을 마치기 위해 종을 울리겠습니다. 종소리 전체를 끝까지 듣고, 소리가 완전히 사라졌다고 느껴질 때 눈을 뜨세요.

[종을 울린다.]

MT는 참가자들에게 이 연습에 대한 경험을 나누도록 초대하고, 그들의 반응을 바탕으로 논의를 이끈다. 이 숫자 세기 연습은 '그냥 호흡에 집중하는' 연습보다 조금 더 집중하기 쉽다고 인식되곤 하는데, 이는 적극적으로 숫자를 세는 것이 주의를 호흡의 경험에 고정시켜 산만함을 상쇄하는 데 도움이 되기 때문이다. 참가자들은 종종 숫자를 세는 것이 마음에 '할 일'을 부여하여 연습에 더 집중하게 하고 산만함을 덜 느끼게 한다고 보고한다. 연습 이후 이러한 관찰을 한 사람들에게 MT는 이번 연습이 이전 회기에서 했던 마음챙김 호흡 연습과 어떻게 다른지에 대해 호기심을 갖고 탐색해 보도록 격려할 수 있다. MT는 주의 집중을 돕기 위한 다른 방법들도 설명할 수 있다. 예를 들어, 호흡을 이미지화(예: 숨을 들이쉴 때와 내쉴 때 몸으로 들어오고 나가는 파도나 색깔을 상상하기)하거나, 숨을 들이쉴 때에는 '들숨(in)', 숨을 내쉴 때에는 '날숨(out)'이라고 마음속으로 단어를 반복하는 방법이 있다. 또 다른 방법은 저명한 마음챙김 교사인 틱낫한 스님의 지침에 따라 호흡의 전체 과정을 문장으로 알아차리는 방식이 있다. 예를 들어, "숨을 들이마실 때, 나는 내가 숨을 들이마시고 있음을 압니다. 숨을 내쉴 때, 나는 내가 숨을 내쉬고 있음을 압니다." 하며 알아차리는 것이다. MT는 참가자들에게 다양한 방식으로 마음챙김 호흡 연습을 탐구해 보고, 자신에게 가장 잘 맞는 방식을 찾아보라고 권장한다.

복습

이전 회기의 내용

참가자들에게 이전 회기에서 논의한 내용을 간략하게 상기시킨다. 예를 들어, 다음과 같이 말할 수 있다. "지난 회기에서는 소개를 마친 후, 연구에서 밝혀진 바를 바탕으로 ADHD가 무엇이고, ADHD가 일상생활에서 어떻게 나타나는지에 대해서 이야기했습니다. 오늘은 이 주제를 더 깊이 다룰 것입니다. 또한 마음챙김에 대한 소개를 했으며, ADHD 성인을 위한 마음챙김 치료에 대한 연구 내용을 포함하여 주의, 오감, 마음챙김 연습(즉, 마음챙김 먹기와 마음챙김 호흡)에 대해 소개했습니다." 마지막으로, 참가자들에게 집에서 진행했던 연습을 상기시킨다.

복습을 시작할 때, 참가자들에게 지난 회기의 유인물을 꺼내 보도록 유도하고, 이를 통해 세부 내용을 떠올리거나 그 이후 생긴 궁금증을 확인해 보게 한다. 지난 회기의 유인물에는 그룹 규칙, 마음챙김의 정의, 자동 조종 모드의 개념, 집에서 얼마나 자주 연습했는지 자기 모니터링할 수 있는 주간 연습 기록지가 포함되어 있다.

이 시점에서 참가자들이 지난 한 주를 돌아보며 비판 없이 호기심을 갖는 마음챙김 태도를 실천할 수 있도록 안내하는 것이 중요하다. 예를 들어, "여러분의 경험을 떠올릴 때, 비판적이거나 판단하는 생각이 떠오르는 것을 알아차리셨나요?"라고 묻는 것은, 참가자들에게 부정적인 판단(예: "나는 명상을 잘 못 해.")에서 오는 자기 확신이 오히려 마음을 열고 호기심을 갖는 것을 어렵게 만들 수 있다는 점을 일깨워 준다. 열린 마음으로 이전의 가정에 대해 질문을 던지고, 맞고 틀리는지를 떠나 그저 '하나의 생각'으로 관찰하는 태도가 메타 자각(meta-awareness)을 기르는 데 어떻게 도움이 되는지 논의한다.

집에서의 연습 경험

참가자들에게 이전 회기 이후 집에서 공식 및 비공식 마음챙김 연습을 해 본 경험을 나눠 달라고 요청한다. 이전 회기에서 제공된 유인물이나 자신이 사용한 추적 방식을 함께 살펴보는 것도 도움이 될 수 있음을 상기시킨다. 참가자들이 연습을 많이 하지 못했더라도 서로 이야기를 나눌 수 있도록 논의를 진행한다. 비공식 연습이 하기에 더 쉬웠을 수 있으므로, 복습을 촉진하기 위해 다음과 같이 비공식 연습부터 질문을 시작한다.

질문 예시

- "전화받기 전에 마음챙김 호흡을 해 본 분이 계신가요?"
- "일상적인 활동에서 마음챙김을 실천해 본 분이 계신가요?"
- "마음챙김 호흡 연습을 몇 번이나 해 보셨나요?"

공식 연습을 한 참가자들에게는 다음과 같은 질문을 할 수 있다.

- "일주일 중 며칠 동안 하셨나요?"

이 모든 질문에 대해 다음과 같은 추가 질문을 던질 수 있다.

- "그 경험이 어떠셨나요?"

참가자가 겪은 어려움을 인정하고 그 경험을 존중하는 태도가 중요하다. 예를 들어, "이러한 어려움은 특히 처음 시작할 때 흔히 나타나는 일입니다."라는 말을 통해 공감과 이해를 전달할 수 있다. 이와 함께 집에서의 연습을 계속 이어 갈 수 있도록 단호하게 격려하는 태도도 함께 유지해야 한다. 기본적으로 MT는 참가자들에게 제안된 연습을 진지하게 받아들이고 자기 자신에게 도전하라고 전달하지만, 동시에 연습하지 못했더라도 자신에게 친절하게 대하고, 무엇이 연습을 방해하는지 호기심을 가지고 살펴보며, 자신의 삶과 상황에 맞는 방식으로 마음챙김을 실천하라고 이야기한다.

이 논의에서는 참가자들의 나눔을 바탕으로 마음챙김 연습에 대한 일반적인 오해를 명확히 설명하는 기회도 가질 수 있다. 〈표 S2-1〉에는 흔한 오해와 이에 대응하는 방법이 나와 있다.

〈표 S2-1〉 마음챙김 자각을 연습할 때 발생하는 흔한 오해

오해	MT의 답변
"연습하는 동안 집중을 유지해야 하는데 그럴 수가 없어요."	"주의가 산만해지는 것은 흔한 일이며, 특히 이제 막 이 기술을 배우기 시작할 때 더욱 그렇습니다. 중요한 것은 주의가 산만해지는지 여부가 아니라, 그 순간에 자신에게 어떻게 반응하는가입니다. 예를 들어, 스스로에게 비판적인 생각을 내려놓고, '부드럽게 다시 호흡으로 주의를 돌리는 것'이 핵심입니다. '연습은 호흡에 머무르는 것보다 호흡으로 다시 돌아오는 것에 더 가깝습니다.' '매번 호흡으로 돌아올 때마다 주의와 자각을 훈련하고 있는 것입니다. 마치 주의력 근육을 단련하는 것처럼 말입니다."

"마음을 비울 수가 없었어요."	"마음챙김은 특정한 경험을 만들어 내는 것이 아니라, 지금 이 순간 어떤 경험이 일어나는지를 알아차리는 것입니다. 그 순간에 선택된 경험이나 대상(예: 호흡)에 주의를 집중한 다음, 그 과정을 관찰하는 것입니다. 마음을 비우거나 고요하게 하는 것이 일어날 수도 있고, 일어나지 않을 수도 있습니다. 사실, 마음챙김 연습을 하는 동안 우리는 마음속에서 얼마나 많은 일이 일어나고 있는지를 더 분명히 인식하게 되는 경우도 많습니다."
"연습 후에도 기분이 나아지지 않았어요. 제가 잘 못한 거 같아요."	"마음챙김 연습에서는 특정한 결과를 기대하기보다는 순간순간 일어나는 일에 대해 열린 호기심을 갖는 것이 중요합니다. 연습을 하겠다는 의도를 세우고 그 과정을 알아차리는 것이 핵심입니다. 때로는 힘든 감정이 떠오르거나 안절부절못함이 증가할 수도 있습니다. 그러나 이 연습의 목적은 불쾌한 경험조차도 있는 그대로를 알아차리는 것입니다. 결국 우리는 이러한 감정과 함께 머무르는 법, 이를 다루는 법, 혹은 평정심(equanimity)을 가지고 이러한 경험을 흘려보내는 법을 배우게 됩니다."

MT는 참가자의 첫 주를 앞으로의 연습 기준선으로 삼아, 행동 원칙인 조형(shaping)을 활용하여 참가자들을 안내한다. 조형(shaping)[1]이란 목표행동에 점점 더 가까워지는 과정을 강화해 나가는 방법이다. 예를 들어, 참가자가 지난주에 하루만 마음챙김 호흡 연습을 했고, 이번 주에는 이틀 연습했

1 역자주: 조형 혹은 쉐이핑(shaping)은 행동 심리학에서 사용하는 기법으로, 작은 진전이나 목표에 점진적으로 가까워지는 행동을 강화하여 최종 목표에 도달하도록 돕는 것을 의미한다. 예를 들어, 참가자가 지난주에는 마음챙김 연습을 한 번만 실천했지만, 이번 주에는 두 번 실천했다면, 이는 목표에 가까워지는 긍정적인 변화로 간주된다. 이처럼 작은 성공을 인식하고 격려함으로써 참가자가 동기를 잃지 않고 지속적으로 노력할 수 있도록 도와준다. 이는 새로운 습관을 형성하거나 행동 변화를 유도하는 과정에서 매우 유용하게 적용된다.

다면, MT는 이를 회기에서 적극적으로 칭찬하고 격려하며 강화한다. 장기적으로는 참가자가 마음챙김 연습을 더 자주, 더 꾸준히 실천하는 것이 목표이지만, 단기적으로는 실천의 빈도가 조금이라도 증가하는 것이 그 자체로 중요한 진전으로 간주된다.

특히 이번 회기에서는 참가자들이 마음챙김을 시작조차 하지 않았던 상태에서 어떤 형태로든 실천한 것이 이미 긍정적 변화이므로, 회기 중 이를 공식적으로 인정하고 칭찬하는 것이 중요하다. 이는 참가자들에게 동기를 부여하고, 자신감과 성취감을 높이는 데 매우 효과적이다.

과제 완수의 또 다른 측면은 양과 질이다. MT가 연습 횟수와 지속 시간에 대해 물어보면, 이는 주로 양적인 측면에 초점을 맞춘 것이다. 하지만 연습의 질적인 측면 역시 간과해서는 안 된다. 연습의 질은 연습의 성공에 있어 양만큼이나 중요할 수 있다. 예를 들어, 연습의 질–마음챙김 질문지(Practice Quality–Mindfulness Questionnaire; Del Re, Fluckiger, Goldberg, & Hoyt, 2013)에서 다음과 같은 질문을 참고할 수 있다.

〈질문 예시〉

- "연습 중에, 아무리 불쾌한 경험이 있더라도 '이것을 경험해도 괜찮다'는 마음으로 다시 돌아가려고 노력했나요?"
- "연습 중에 특정한 경험을 적극적으로 피하거나 '밀어내려고' 했나요?"
- "연습 중에 '더 나은 상태'로 가기 위해 특정 경험을 고치거나 바꾸려고 노력한 적이 있나요?"

이러한 질문을 포함하면, 참가자의 경험의 질을 끌어내고 마음챙김 연습에서 질적인 측면의 중요성을 강조하는 데 도움이 될 것이다.

개별 치료에서의 적용

복습 중에 논의되는 많은 내용은 여기에서 제시된 내용을 주로 따를 수 있다. 그러나 개별 치료에서는 개인의 경험을 보다 깊이 탐색할 시간이 주어진다. 예를 들어, MT는 개인이 집에서 진행한 연습을 시각적 피드백(예: 그래프) 형태로 보다 면밀히 모니터링하도록 도울 수 있다. 이를 통해 개인의 연습 기준선을 설정하고, 이후 회기에서 이를 참고 자료로 활용할 수 있다.

회기 주제: 마음챙김 자각을 연습할 때 흔히 나타나는 어려움

이 회기의 주요 주제는 공식 마음챙김 명상 연습 중에 자주 나타나는 어려움을 인식하고 다루는 것이다. 그 전 주에서의 연습 경험에 대한 논의를 바탕으로, 참가자들에게 몇 분 동안 시간을 내어 [유인물 2-1]을 활용해 자신이 겪은 어려움들을 작성해 보도록 한다. 짧은 성찰 후, 참가자들에게 어떤 어려움이 있었는지 공유하도록 하고, 이를 보드에 적는다.

이어지는 논의에서는 명상 중에 발생하는 일반적인 어려움뿐만 아니라 이러한 어려움이 ADHD와 어떻게 겹치는지도 함께 다룬다. 예를 들어, 산만함, 안절부절못함, 지루함은 ADHD에서 흔히 나타나는 증상이다. 〈표 S2-2〉는 이러한 흔한 어려움들과 가능한 해결책의 일반적인 예시를 정리한 것이다.

〈표 S2-2〉 마음챙김 자각을 연습할 때 흔히 나타나는 어려움과 해결책

어려움	해결책
연습하는 동안의 주의 산만함	특히 마음챙김 연습을 시작할 때 주의가 산만해지는 것은 흔한 일이다. 또한 이는 ADHD의 핵심 증상 중 하나이므로, 더 많은 시간과 연습이 필요할 수 있다. 또한 시간이 지나면서 점차 나아진다고 생각하라. MT는 참가자들에게 스스로에게 친절하게 대하는 연습을 하도록 하고, 마음챙김은 완벽하게 집중하는 것이 아니라, 산만함을 알아차릴 때마다 다시 돌아와 집중하려는 의도를 새롭게 하는 것임을 상기시켜 주도록 한다.
연습 중에 잠드는 것	참가자들에게 하루 중 각성이 더 잘 되는 시간대(예: 모닝커피를 마신 직후)를 선택하여 연습하라고 한다. 또 다른 해결책은 참가자에게 자세가 어땠는지 다음과 같이 물어보는 것이다. "곧고 집중된 자세로 앉아 있었나요, 아니면 침대에 누워 있었나요?" 후자는 잠들기 더 쉬울 것이다. 각성을 높이는 또 다른 방법으로는, 연습 중에 눈을 뜨고 있거나, 움직임이 포함된 마음챙김 연습을 선택하는 것도 도움이 될 수 있다.
연습하는 것을 잊어버림	참가자들에게 시각적 알림(예: 포스트잇 메모)이나 청각적 알림(예: 휴대폰 알람)을 활용하도록 제안한다. 또한 '운동 친구'처럼 '마음챙김 친구'를 찾아보도록 상기시킨다. 이는 서로 연습을 상기시키고 격려해 주는 역할을 한다.
동기부여 부족 또는 지루함	하루 중 동기부여가 더 잘 되는 시간대를 선택하도록 안내한다. 프리맥 원칙[2]을 적용할 수도 있다. 이는 가능성이

2 역자주: 프리맥 원칙(Premack Principle)이란 높은 확률로 발생하는 행동을 강화물로 사용하여 낮은 확률의 행동을 강화하는 방법이다. 즉, 개인이 자주 하고 즐기는 행동을 덜 선호하는 행동 후에 할 수 있도록 하여 덜 선호하는 행동을 촉진시키는 것이다. 예를 들어, 어떤 사람이 차 마시는 것을 즐긴다면, 차 마시는 것을 명상 연습 후에 하도록 함으로써 명상 연습의 빈도를 높일 수 있다.

	높은 행동이 가능성이 낮은 행동의 강화제 역할을 하는 것을 말한다(예: 차를 즐긴다면, 마음챙김 연습 후에 차를 마시는 것). 또한 명상하기 쉬운 환경 조성도 중요하다(즉, 행동 발생 가능성을 높이기 위해 선행 조건을 수정하는 것). 예를 들어, 집안의 한 공간을 명상 장소로 정하는 것도 도움이 될 수 있다. 이와 관련하여 명상 방석이나 명상 연습 의도를 상기시키는 그림, 촛불 등 연습을 위한 시각적 알림을 갖추는 것도 좋은 방법이다. 이러한 요소들은 행동 유발 신호(변별 자극)로 작용하여 마음챙김 실천을 더 쉽게 만들어 준다. 물론 마음챙김 연습 자체에는 음악이나 촛불 같은 의식이 필수는 아니지만, 이러한 요소들이 도움이 될 수 있다는 점을 안내한다. MT는 참가자들이 연습에 대한 다양한 요소를 어떻게 경험하고 있는지, 그리고 그것이 동기부여에 어떤 영향을 미치는지에 대해 호기심을 갖도록 안내한다. 마지막으로, MT는 참가자들에게 지루함이라는 감각 자체를 탐색해 보도록 초대한다. 예를 들면, 다음과 같다. “지루함을 느낄 때 몸이나 생각에서 무엇을 알아차리나요?”
고요히 앉아 있을 수 없음/안절부절못함	참가자들에게 이번 회기에서 배운 걷기 명상을 시도해 보거나 정좌 명상 전에 가벼운 신체 활동, 운동 또는 사우나 같은 이완 활동을 해 보도록 제안한다. 또한 참가자들에게 안절부절못하는 느낌을 더 넓은 시야로 ‘관찰할 수 있는 감각’으로 인식하고 잠시 그 감각을 견뎌 볼 수 있는지 격려한다. 더 깊은 호흡과 함께 몸을 이완시키고, 그 느낌을 흘려보낸 후 움직임이 포함된 연습으로 전환해 보는 것도 하나의 방법이 될 수 있다.
마음챙김을 연습하는 자신의 능력에 대한 의심이나 회의감	MT는 참가자들에게 “생각은 생각일 뿐, 그 이상도 이하도 아닙니다.”라는 점을 상기시킨다. 의심하는 생각 역시 다른 생각들과 마찬가지로, 그저 관찰의 대상임을 인식하도록 격려한다. 또한 자신에게 인내심을 갖고 스스로에게 친절하게 대하며 “이 새로운 기술을 배우는 과정

	에서 여러분의 경험이 스스로의 길잡이가 되게 해 보세요."라고 안내할 수 있다.
명상의 유용성에 대한 의심이나 회의로 인해 연습 자체에 반감이 생기는 경우	참가자들에게 마음챙김을 연습하려 했던 원래의 의도와 이를 통해 기대할 수 있는 장기적인 효과를 다시 상기시킨다. 현재의 경험에 호기심을 가지고 연습을 이어 가는 동안, 의심스러운 생각을 포함한 수많은 생각이 왔다가 사라진다는 사실을 관찰할 수 있도록 '관찰자 관점'을 유지하는 것이 도움이 된다.
특정한 방식으로 명상을 경험하고자 하는 기대나 갈망	때로 우리는 마음챙김 명상을 특정한 방식으로 경험하기를 기대하지만(예: 더 큰 평화나 고요함을 느끼는 것) 원하는 상태에 도달하지 못할 수도 있다. 이럴 때는, 명상이 반드시 어떠해야 한다는 판단을 '내려놓고' 단지 '하려는 의도'를 가지고 실천하는 것이 중요하다는 점을 강조한다. 그 이상의 결과는 우리가 통제할 수 없는 영역임을 인정하도록 돕는다. 참가자들에게 이렇게 이야기할 수 있다. "이 연습에서 느낀 경험을 그저 있는 그대로 받아들일 수 있나요? 그 이상도 이하도 아닌, 그저 그 경험 자체로요." 또한 갈망은 종종 경험 그 자체보다 더 큰 고통을 야기한다는 점을 자각하도록 유도할 수 있다.

이러한 명상 연습의 어려움에 대한 해결책을 논의하면서, 참가자들에게 이전 회기에서 설명했던 ADHD의 일반적인 어려움을 다시 떠올리도록 유도한다. ADHD의 특성을 고려할 때, 연습 중 겪는 어려움은 충분히 예상 가능한 것이며, 반복적으로 나타날 수 있다. MT는 인내심을 기를 수 있도록, 이러한 어려움을 단지 '자각을 연습할 수 있는 기회'로 재구성한다. 참가자들에게 자신의 경험을 비판하지 않고 적극적이고 연민 어린 시선으로 관찰할 수 있도록 요청한다. 또한 ADHD 증상이 연속선상에서 다양한 형태로 나타날 수 있음을 설명하고, 자신의 ADHD가 어떤 모습인지에 대해 호기심을 가지고 탐색해 보도록 안내한다.

이 대화에서 활용할 수 있는 하나의 기본 틀은, MT가 성인 ADHD 행동으로 인해 어려움을 겪는 참가자들에게 호기심을 가지고 공감 어린 반응을 직접적으로 모델링해 보여 주는 것이다. 이러한 태도는 참가자들이 자신의 경험을 수용하면서도 변화를 추구하는 균형 잡힌 자세를 기르는 데 도움을 준다. 이러한 접근 방식은 다음 절에서 더욱 자세히 설명된다.

수용–변화 변증법 소개

어려움에 대한 논의는 수용–변화 변증법(원래 DBT에서 설명된 개념)을 소개하기에 좋은 출발점이 된다. 많은 참가자가 ADHD와 관련된 행동 · 정서 · 인지 문제를 가지고 치료에 참여하며, 대체로 '변화 지향적'인 관점을 가지고 있을 가능성이 높다. 예를 들어, 이들은 과제에 집중하는 데 어려움을 겪고, 종종 외부 자극에 주의가 산만해지는 문제를 경험할 수 있다. 변화 지향적 관점을 가진 참가자는 MAPs가 이러한 상황을 줄일 수 있는 기술을 가르칠 것으로 기대할 수 있다. 그러나 DBT(Linehan, 1993) 및 ACT(Hayes et al., 2012)와 같은 접근 방식과 유사하게, ADHD를 위한 MAPs 프로그램도 이러한 변화 지향적 접근을 수용의 관점과 균형 있게 통합하고자 한다.

예를 들어, MT는 다음과 같이 설명할 수 있다. "마음챙김 기술은 안절부절못하거나 주의가 흐트러졌을 때 이를 알아차리는 데 도움이 됩니다. 하지만 이것이 도움이 되는 만큼, 변화와 수용 사이의 균형을 찾는 것도 매우 중요합니다. 예를 들어, 안절부절못하는 느낌을 억지로 없애려 하면 오히려 더 심해질 수 있다는 점을 상상해 볼 수 있을까요?" 참가자들에게 피드백을 요청할 때는, 안절부절못함(또는 지루함, 답답함, 산만함, 압도되는 느낌 등)을 변화시키려 하기보다는 그 상태를 수용하는 것이 더 유용할 수 있다는 경험이나 의견이 나오는지 살펴보도록 한다. 무언가를 수용하는 것이 오히려 나중에 의미 있는 변화를 위한 길을 열어 줄 수 있다는 점도 강조해야 한다. 예를 들어, 참가자들은 지금 내가 느끼고 있는 감정을 느껴서는 안 된다고 스스로에게 말하면, 이는 정서적 회피나 자기 비판적인 생각으로 이어질 수 있다. 감정을 밀어내면 그 감정이 더 오래 지속될 수 있는 반면, 그 감정을 받아들이고 허용하면 오히려 완화되거나 조절 가능해질 수 있다. 또 다른 예로는, 잠을 거의 자지 못했거나 감정적으로 격렬한 경험을 한 후 집중하는 데 어려움을 겪는 상황이다. 이럴 때는 그 상태를 바꾸려 애쓰기보다는 현재의 한계를 수용하는 것이 더 도움이 될 수 있다.

이러한 예시들을 통해 참가자들에게 변화와 수용이라는 두 가지 관점 모두가 필요하다는 사실을 자연스럽게 받아들이도록 돕는 것이 중요하다. 이와 같은 논의에서는 수용-변화 변증법에 대한 다음과 같은 세 가지 핵심 측면들을 포함하는 것이 좋다.

첫째, 수용은 변화와 반대되는 개념이지만 행동 변화를 위한 중요한 초기 단계이다. 여기서 말하는 수용은 수동적으로 현실을 받아들이고 '좋아해야만 한다'는 의미가 아니다. 오히려 지금 이 순간, 원하지 않는 것을 포함하여 있는 그대로를 과감하게 인정하고 허용하는 태도이다. 마음챙김 기반 접근법은 현재의 경험을 판단 없이 '있는 그대로' 수용(또는 허용)함으로써 보다 지혜롭게 대응하는 새로운 선택지가 가능해질 수 있다고 가르친다.

둘째, 초기 수용이 어떻게 더 현명한 다음 선택으로 이어지는지를 설명한다. 때로는 어떤 것을 바꿀 수 없다는 사실을 받아들이는 것이 필요하며, 때로는 변화를 위해 적극적으로 행동해야 할 때도 있다. 이 마지막 요점은 성인 ADHD를 위한 MAPs의 핵심 가정과도 연결된다. 즉, 참가자들이 자신의 행동과 경험을 관찰할 수 있게 되면, 그에 어떻게 반응할지를 스스로 선택할 수 있는 플랫폼으로 마음챙김을 사용할 수 있다는 것이다. 마음챙김은 어떻게 반응해야 하는지를 알려 주는 것이 아니라 반응하는 과정을 연습하게 한다. MT는 마음챙김 기술을 통해 참가자들이 보다 유능하고 지혜로운 결정을 내릴 수 있을 것이라고 가정한다.

셋째, 참가자들에게 비판 없이 바라보는 관점을 취하도록 상기시키고, 이를 돕기 위해 인간이 겪는 어려움의 보편성을 인정하도록 돕는다. 1회기에서 논의했던 것처럼 ADHD 증상이 연속선상에 있다면, ADHD 진단을 받지 않은 사람들도 일시적으로 비슷한 어려움을 겪을 수 있다는 점을 함께 살펴본다. 참가자들에게 다른 사람과 자신을 비교하거나, 특정한 어려움을 경험했다는 이유로 자신을 비난하거나, 부정적인 생각이나 감정을 억누르지 않도록 격려한다. 또한 원하지 않는 것을 수용하는 것이 처음에는 불편하거나 거부감이 들 수 있다는 점을 인정하면서, 많은 경우 과거의 행동 패턴은 불쾌한 감정이나 상황을 회피하는 데 초점이 맞춰져 있었음을 설명한다. 참가자들에게 새로운 것을 시도해 보도록 요청하는데, 이는 평소에 하던 것과는 정반대일 수도 있다. 이는 회피가 아닌 수용을 실천할 때 어느 정도는 불쾌한 상태에 약간 더 가까이 다가가는 것을 의미할 수 있다. MT는 이를 "단기적인 불편함이 장기적인 이득으로 이어질 수 있습니다."라고 설명할 수 있다.

개별 치료에서의 적용

MT는 〈표 S2-2〉를 활용하여 보다 개별화된 해결책을 함께 개발하는 데 더 많은 시간을 할애할 수 있다. 이러한 해결책 중 대부분은 행동 변화의 원칙에 기반하며, 특정 행동에 영향을 미치는 선행 요인과 결과를 수정함으로써 행동에 영향을 미칠 수 있다. 이 경우 대상 행동은 공식 마음챙김 명상 연습이다. 〈표 S2-2〉에 나열된 예시 중, 참가자가 더 깨어 있는 시간대에 연습 시간을 선택하는 것은 행동 발생 가능성을 높이기 위해 선행 요인을 수정하는 전략이다. 또한 프리맥 원칙의 적용은 행동의 결과를 조정함으로써 해당 행동의 반복 가능성을 높이는 전략에 해당한다.

짧은 명상 연습: 마음챙김 호흡

[연습 2-2] 마음챙김 호흡(5분)

이 연습은 1회기의 [연습 1-3](115페이지 참조)과 내용은 동일하지만, 이번에는 참가자들에게 명상 중 발생하는 어려움을 더 적극적으로 알아차리고, 그에 대해 자신이 어떻게 반응하는지도 관찰하도록 요청한다. 이 회기 초반에 언급했던 어려움을 바탕으로 참가자들에게 다음과 같이 상기시킨다. "이 연습에서는 단순히 호흡에 머무르는 것만이 아니라, 마음이 흐트러졌을 때 다시 호흡으로 돌아오는 과정을 포함합니다."

휴식

회기의 중간 정도 되는 지점에서 5~10분간 휴식을 취한다.

움직임에 대한 마음챙김

ADHD를 위한 MAPs 프로그램 초반에는 모든 마음챙김 연습이 가만히 앉아서만 이루어지는 것이 아니라는 점을 참가자들에게 명확히 가르치는 것이 중요하다. 마음챙김은 움직임이나 일상 활동을 포함하여 어떠한 상태에서도 실천할 수 있다. 특히 '마음챙김 연습은 반드시 정좌 자세로 해야 한다'는 오해는 불식시킬 필요가 있으며, 이는 과잉행동-충동성 증상이 두드러진 참가자들에게 더욱 중요하다. 간략하게 ADHD 증상과 다양한 표현 양상에 대해 언급하며 시작한다. 예를 들어, 안절부절못함과 앉아 있기 어려움은 DSM-5 기준에서 과잉행동-충동성 증상의 첫 번째와 두 번째 항목이다. 마음챙김을 가르칠 때, MT는 참가자들이 스스로에게 도전하고 어려운 감정을 피하지 말고 그 감정과 함께 머무르며 관찰하는 연습을 하도록 강조해야 한다. 동시에 참가자들이 정좌 상태에서 경험하는 어려움의 정도를 고려하여 이를 균형 있게 다루어야 한다. MT는 움직임을 포함한 마음챙김 연습이 정좌 명상의 대안이 될 수 있으며, 앉아 있는 것이 매우 어렵다면 연습 중 일어나 마음챙김 걷기를 하는 선택도 가능함을 알려 준다. 이러한 접근은 참가자들이 연습 중 자기 친절, 자기 돌봄, 그리고 지혜로운 선택을 실천하는 데 도움이 된다.

움직임을 활용한 마음챙김은 ① 마음챙김 서기와 균형 잡기, ② 마음챙김 걷기의 두 가지 형태의 연습이 소개된다.[3]

[연습 2-3] 마음챙김 서기와 균형 잡기

자리에서 일어나 의자 뒤에 서 주세요.

이제 부드럽게 움직이며 스트레칭을 포함한 간단한 움직임 연습을 해 볼 것입니다. 이 연습은 몸의 움직임과 감각을 더 섬세하게 알아차리는 데 도움이 되며, 이후 회기에서도 반복적으로 다루게 될 내용입니다.

눈을 감거나 시선을 한곳에 고정하세요.

자신의 몸에 주의를 기울여 보세요. 지금 서 있는 자신의 몸을 알아차려 보세요. 호기심을 가지고 스스로에게 이렇게 질문해 보세요.

"내가 어떻게 서 있지?"

"내 자세는 어떻지?"

---

3 거동이 불편한 참가자와 같이 이런 움직임 연습에 참여할 수 없는 참가자를 위해 MT는 그룹의 필요에 맞게 조정하는 것이 좋다. 예를 들어, [연습 2-3]에서는 참가자들이 가만히 서 있는 것이 아니라 앉은 상태에서 이 연습을 수행하고 움직임을 알아차리도록 할 수 있다. 다른 제안 사항은 제3장을 참고하라.

자세를 바꾸려고 하지 말고 그저 알아차려 보세요.

"앉아 있을 때와 서 있을 때 몸이 다르게 느껴지는가?"

"그렇다면 어떤 점이 달라졌는지 알아차릴 수 있을까?"

아무런 차이가 느껴지지 않더라도 괜찮습니다. 이 연습은 단지 서 있을 때 무엇을 느낄 수 있는지 탐색하는 것이며, 때로는 아무 느낌도 들지 않을 수 있습니다.

이제 완전히 가만히 서 보세요. 몸을 전혀 움직이지 않고, 1cm도 움직이지 않고 서 있을 수 있나요?

[약 30초간 침묵을 유지한다.]

완벽하게 가만히 서 있을 수 있었나요? 아마도 그렇지 않았을 겁니다. 우리의 몸은 가만히 있으려고 노력할 때조차 미세하게 끊임없이 움직이고 있습니다. 하지만 우리는 평소에 이러한 몸의 감각에 주의를 기울이지 않기 때문에 이를 잘 알아차리지 못할 수 있습니다.

이제 아주 천천히 오른발로 체중을 옮겨 보세요. 의자를 잡고 있어도 괜찮습니다. 체중이 오른발로 옮겨지며 발에 느껴지는 감각에 주목하세요. 여기서 '감각'이란 몸에서 느낄 수 있는 모든 것을 의미합니다. 이제 체중을 아주 천천히 왼발로 옮깁니다. 체중이 한 쪽에서 다른 쪽으로 이동할 때 발에서 미세한 변화가 느껴지나요?

이제 자신의 속도로 천천히 앞뒤로 체중을 옮겨 보세요. 균형을 잃지 않도록 하고, 의자가 움직이지 않도록 조심하세요. 20초 정도 시간을 드릴 테니, 체중이 이동할 때 어떤 감각이 느껴지는지 관찰해 보세요.

이제 다시 두 발로 서세요. 발이 땅에 단단히 고정되어 있다고 상상해 보세요. 마치 다리가 땅 밑에 단단히 뿌리를 내린 튼튼한 나무줄기처럼 말입니다. 그 뿌리가 내 몸을 지탱하는 힘을 상상해 보세요. 자세가 더 안정적이고 곧게 선 느낌이 드시나요? 이전에는 느끼지 못했던 높이 감각이 생겼나요? 단단히 뿌리를 내린 자신의 모습을 상상할 수 있나요? 이 연습을 시작할 때 어떤 자세로 서 있었는지, 그리고 그 자세가 어떻게 변했는지 생각해 보세요. 잠시 시간을 내어 자신만의 균형을 찾아보세요. 몸이 약간 움직이더라도, 고요함을 느낄 수 있는지 살펴보세요.

이제 의식을 다시 발로 가져가고, 천천히 심호흡을 한 다음, 눈을 뜨세요.

[연습 2-4] 마음챙김 걷기(10분)

이전 연습이 끝난 후 참가자들은 여전히 의자 뒤에 서 있는 상태일 것이다. MT는 이 상태에서 계속 서 있도록 안내한다. 지금까지의 연습에서는 MT가 연습에 앞서 목적과 이유를 설명해 왔지만, 이번 연습은 설명 없이 먼저 체험을 통해 배우는 방식을 택한다. 이는 실용적인 이유와 의도적인 교육적 목적을 모두 갖는다. 실용적인 이유는 참가자들이 이미 서 있는 상태이기 때문이고, 의도적인 이유는 마음챙김을 개념적으로 이해하기보다는 경험을 통해 배우는 방식을 모델링하기 위해서이다. ADHD를 위한 MAPs 프로그램에서는 고전적인 느린 마음챙김 걷기 명상과 달리 느리게, 보통, 빠르게 등 다양한 속도로 안내할 것을 권장한다.

MT는 다음과 같이 연습을 안내할 수 있다.

> 원을 만들고 서로 옆 사람과 충분히 공간을 두세요. 왼쪽으로 몸을 돌려 옆 사람의 뒷모습을 바라봅니다.
>
> 이제 천천히 걷기 시작해 보세요.
>
> [그룹이 한 바퀴 정도 돌도록 하는데, 이는 참가자들이 평소에 걷는 방식과 비슷하게 '생각 없이 걷기'의 기준점이 된다. 속도, 대화 등에 대해 특별한 안내는 하지 않는다.]
>
> 이제 걸음을 멈추고 눈을 감습니다. 몸을 더 고요하고 조용히 만들어 보세요. 서 있는 자신의 몸을 느껴 보고, 자세를 찾습니다. 아무것도 바꾸려고 하지 말고, 자신의 체중과 긴장감, 통증이 있는지 또는 좋은 느낌이 있는지 알아차립니다.
>
> 이제 눈을 뜨고 마음챙김 걷기 명상을 시작해 보겠습니다. 방금 전에는 우리가 평소에 하는 '일반적인 걷기' 또는 '생각 없이 걷기'를 경험했습니다. 이번에는 걷는 동안 발의 움직임과 감각에 집중하는 마음챙김 걷기입니다.
>
> 주의할 점은 함께 걷기 때문에 옆 사람의 발을 밟거나 충돌하지 않도록 더 많은 주의가 필요하다는 점입니다. 옆에 누군가가 있는 상태에서 연습하는 것은 또한 마음챙김을 실천할 수 있는 기회가 될 수 있습니다. 예를 들어, 앞 사람보다 더 빨리 걷고 싶거나 다르게 걷고 싶

어서 초조함을 느낄 수도 있습니다. 조급함이나 좌절감을 알아차리고, 그것에 반응하지 않고 지금 이 경험에 머무르도록 연습해 봅니다.

또 다른 한 가지는 눈을 어떻게 해야 하는가입니다. 당연히 우리는 눈을 감고 걷지 않습니다. 대신, 시야를 좁혀 앞을 주시하되, 산만한 요소는 최소화하면서도 다른 사람과 부딪히지 않고 걸을 수 있을 만큼 정도의 시야를 유지하세요. 주위를 이리저리 둘러보는 것은 산만해질 수 있으니 피하시고, 자신이 현재 어디로 가고 있는지 계속 인식하세요. 이번 연습은 말하거나 소리를 내지 않고 조용히 걸을 것입니다. 의도적으로 천천히 걷기 시작하겠습니다. 준비되셨으면 시작하겠습니다.

천천히 한쪽 다리를 들어 올리고 내려놓으면서 걷기를 시작합니다. 마음속으로 '들어 올리고 놓기, 들어 올리고 놓기'라고 표현해도 좋습니다. 꼭 이름을 붙일 필요는 없으며, 그저 움직임을 관찰하는 것도 괜찮습니다.

발과 다리에 미세한 감각이 느껴지나요? 발이 땅에 닿을 때 감각은 어떤가요? 걸으면서 발바닥의 위치, 체중, 균형의 변화 등을 느껴 보세요. 호기심과 열린 마음으로 자신의 경험을 관찰합니다. 걷는 감각에 계속 집중하세요.

발걸음과 호흡을 맞춰 보는 것도 좋은 연습입니다. 한 발 내딛을 때 숨을 들이마시고, 다음 발을 내딛을 때 숨을 내쉬어 보세요. 호흡과 걸음의 리듬에 자연스럽게 맞는 방식을 찾아보세요.

마음이 방황한다면, 그것을 알아차린 자신을 칭찬하세요. 그런 다음, 부드럽게 자신의 주의를 발의 감각으로 다시 가져옵니다. 이 과정을 몇 번이고 반복해도 괜찮습니다.

[참가자들이 30~60초 동안 조용히 천천히 걸을 수 있도록 한다.]

지금 여러분의 주의는 어디에 있나요? 다시 발을 들어 올리고 내딛는 감각에 집중해 보세요. 발바닥의 감각 대신, 다리 전체나 팔의 움직임을 느껴 보세요. 속도를 늦추며, 서서히 발의 감각으로 다시 주의를 가져옵니다.

이제 걸음을 멈추고 눈을 감습니다. 서 있는 몸 전체를 느껴 보세요. 몸에서 몇 군데를 알아차릴 수 있나요? 내면에서 어떤 느낌이 드는지 주의를 가져와 보세요. 초조함? 좌절감? 서두르고 싶은 마음?

이완된 느낌? 지금 느끼는 어떤 경험이라도 열린 마음과 친절함, 그리고 호기심을 가지고 단지 알아차리면 됩니다. 판단하지 않고, 그런 느낌들이 그냥 있도록 허용하면 됩니다.
[이 지침을 중간 속도와 빠른 속도로 진행하는 연습에서도 반복한다.]
마지막으로, 하루 종일 나를 지탱하고 지지해 주는 이 몸에 대해 고마움을 느끼며 잠시 멈추어 몸을 점검해 봅니다.
[잠시 침묵 후 종을 울린다.]

MT는 연습이 어떻게 진행되었는지 참가자들에게 확인하며, 다음과 같은 질문을 통해 연습에 대한 논의를 유도할 수 있다.

질문 예시

- "말없이 다 같이 천천히 걷는 것이 어땠나요?"
- "그런 방식으로 걷는 것에서 어려웠던 점은 무엇이었나요?"
- "앞 사람과 다르게 걷고 싶었나요?"
- "걷는 동안 발, 다리, 팔 등 몸의 부분을 알아차렸나요?"
- "우리가 아직 논의하지 않은 것 중에서 알아차린 게 있다면 무엇인가요?"

이 논의는 종종 ADHD가 몸에서 어떻게 경험되는지를 다루며 이후 회기를 위한 기초를 마련한다. 많은 참가자는 특히 몸의 움직임과 ADHD가 어떻게 관련이 있는지 명확히 잘 모를 수 있기 때문에, 이러한 질문은 새로운 인식의 기회를 제공한다. 실제로 ADHD와 몸의 감각 또는 움직임은 임상이나 일상에서 흔히 함께 논의되지 않기 때문에, 이와 같은 인식의 부재는 자연스러운 일이라 할 수 있다. MT는 참가자들에게 방금 마친 마음챙김 걷기 연습을 토대로 ADHD와 움직임 간의 관계에 대해 질문할 수 있다. 예를 들어, MT는 다음과 같은 질문을 던질 수 있다. "시간에 쫓겨 너무 급하게 움직이다가 물건을 어디에 두었는지 기억하지 못한 적이 있나요?" "물건을 내려놓을 때 손의 움직임이나 몸의 감각에 주의를 기울이지 않았던 적이 있나요?" 이러한 질문은 ADHD의 주요 증상 중 하나인 부주의함이 움직임에 어떻게 연결되어 있는지를 직접적으로 보여 준다.

움직임에 대한 마음챙김 연습은 또한 참가자들이 몸을 움직이고 싶은 충동과 억지로 싸우지 않도록 돕는다. 이러한 연습을 통해 참가자는 안절부절못함을 자연스럽게 수용하고, 이를 새로운 다른 방식으로 다룰 수 있게 된다. 특히 이러한 연습에 흥미를 느낀 참가자들에게는 몸의 움직임을 활용한 다른 마음챙김 실천 방법에도 관심을 가져 볼 수 있도록 유도한다.

탐색할 수 있게 하는 한 가지 적용 방안으로 참가자들이 마음챙김 호흡 연습을 하는 동안 호흡의 리듬을 그려 보게 하는 것이다. [그림 S2-1]을 예시로 참조한다. 여기에서 들숨은 상승하는 선으로, 날숨은 하강하는 선으로 그려져 있다. 이 그림에서 호흡이 처음에는 빠르게 시작했다가 느려지는 것을 볼 수 있다.

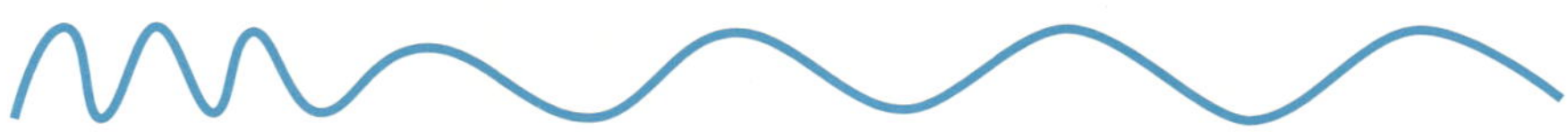

[그림 S2-1] 마음챙김 호흡 연습 중 호흡의 리듬을 그린 예시

시각적 자료는 연습 중 참가자가 현실적인 기대치를 가지도록 돕는 역할을 할 수 있다. 예를 들어, 자신의 호흡이 즉시 느려지지 않을 수도 있으며, 곧바로 편안함을 느끼지 못할 수도 있다는 점을 인식하도록 돕는다. 또한 과잉행동-충동성 증상으로 어려움을 겪는 참가자에게는 앉아 있는 동안 그림을 그리는 것이 더 흥미로운 활동이 될 수 있다. 부주의 증상이 주요한 참가자의 경우, 그림 그리기는 집중력을 유지하고 연습에 주의를 고정시키는 데 도움이 된다고 느낄 수 있다.

이 방법이 움직이고 싶지 않거나 집중을 잃는 경향에서 어떻게 빠져나오게 할 수 있는지를 살펴본다. 과잉행동-충동성 증상을 마음챙김 연습의 방해 요인으로 인식하는 참가자에게는 이러한 적용을 통해 '증상에 맞서 싸우기보다 함께 움직이며' 마음챙김으로 경험을 관찰할 수 있음을 가르쳐 준다. 부주의함으로 어려움을 겪는 참가자에게는 그림 그리기가 연습 중 주의를 고정시키는 데 도움이 될 수 있다. 이 연습은 낙서와 연결 지을 수 있는데, 일부 참가자들은 안절부절못함, 부주의 또는 지루함을 다루기 위한 전략으로 낙서를 해 본 경험을 떠올릴 수 있다.

개별 치료에서의 적용

MT는 지금까지 가르친 마음챙김 연습을 환자와 함께 조정하는 데 더 많은 시간을 할애할 수 있다. 예를 들면, 다음과 같은 방식이 있다. ① 명상 연습 중 손을 배 위에 올려 호흡을 느끼기, ② 숫자 세기 명상의 변형[예: 하나(들숨)-둘(날숨)처럼 단순하게 숫자를 세는 방식], ③ 걷는 동안 팔의 움직임과 호흡을 함께 알아차리기 등이다. 이러한 방식으로 MT와 환자는 개별 환자에게 적합하고 실행 가능한 형태로 집에서 수행할 연습을 함께 만들 수 있다.

마무리

집에서 하는 연습에 대한 논의

MT는 참가자들과 함께 집에서 진행할 연습 계획을 충분히 검토하는 시간을 가져야 한다. 이는 단순히 과제를 요약하는 데 그치지 않고, 참가자들의 질문을 해결하고, 혼란스러운 부분을 명확히 하며, 회기 중 집중이 흐트러져 일부 내용을 놓쳤거나 다음 주에 수행해야 할 과제에 대해 확신이 없는 참가자들에게 필요한 정보를 보완하는 과정이다. 다음은 전달해야 할 기본 요점이며, [유인물 2-2]에도 요약되어 있다.

공식 연습으로 매일 5분간 마음챙김 호흡 연습을 지속한다. 참가자들이 이 목표를 성공적으로 실천할 수 있도록 매일 연습하기에 적합한 시간과 장소를 선정했는지 확인한다. 매일 연습에 참여하는 동안 발생하는 어려움을 찾아보고 이를 마지막 칸(즉, 소감/느낀 점)에 기록한다. 참가자들은 [유인물 2-1]을 사용하여 나타났던 어려움을 기록하고, 그에 대한 잠재적인 해결책을 생각해 볼 수 있다.

이번 주 비공식 연습으로, 일상생활 속에서 자신의 ADHD 증상을 호기심을 가지고 관찰해 본다. 지금까지 MT는 참가자들에게 충분한 ADHD 교육을 제공해 왔기 때문에 참가자들은 무엇을 관찰해야 하는지, 그리고 이를 비판단적으로 어떻게 표현할 수 있는지 알고 있다. 일부 참가자는 회기에서 제공된 유인물 외에 다른 것을 사용하고 싶어 할 수 있다. 예를 들어, 일기를 통해 자신의 ADHD 증상과 관련된 경험을 보다 자세히 기록하기를 원할 수 있다. 사용 자체는 중요하지 않으며, 중요한 것은 자신의 ADHD를 기록하는 과정을 통해 일상에서 ADHD가 어떻게 나타나는지에 대한 통찰을 얻는 것이다. 선택 사항으로 [유인물 2-3]을 사용할 수 있다.

[연습 2-5] 짧은 감사 명상

이번 회기를 마무리하며, 방금 마친 회기를 돌아보고, 참가자 본인을 포함한 모두에게 감사의 마음을 전하는 약 2분 정도의 짧은 명상을 소개한다. 이후 각 회기의 마지막에도 이와 유사한 짧은 마무리 연습을 사용하게 된다. 참가자들에게 마음챙김과 자기 돌봄을 실천하기 위해 시간을 내어 준 자신에게 감사나 사랑의 마음을 전하고, 수업을 함께한 다른 사람들에게도 감사를 전해 보도록 초대한다. 이 짧은 마무리 명상은 참가자들이 긍정적인 감정과 감사를 경험할 수 있도록 돕는다. 다음은 이 연습을 진행할 때 사용할 수 있는 대본의 예시이다.

짧은 감사 연습으로 마무리하겠습니다. 편안하면서도 바른 자세로 앉아 눈을 감거나 한곳에 시선을 고정합니다.

[종을 울린다.]

오늘 이 자리에 함께해 준 모두의 존재에 감사를 느껴 보는 시간을 가져 봅니다. 이 그룹에 참석한 사람들은 자신을 돌보거나 자신의 상황을 개선하기 위해 이 자리에 모였습니다. 이유는 다를 수 있지만 모두가 자신의 삶을 성장시키고 더 나은 방향으로 나아가기 위해 이 자리에 있습니다. 또한 이곳에 와서 자기 자신과 마음챙김을 배우기 위해 시간을 내어 준 여러분 자신에게도 감사의 마음을 가져 보세요. 감사와 고마움을 느끼며 이를 다른 이들과 자신에게 전하는 동안, 몸에서 느껴지는 감사와 고마움의 느낌과 연결해 봅니다.

[종을 울린다.]

남은 시간 등에 따라 자애 마음챙김 명상의 구성 요소를 통합하여 약간 더 긴 버전으로 앞선 연습에 다음을 포함할 수 있다.

마음속으로 다른 사람들에게 다음과 같이 말해 보세요. "당신이 행복하기를, 당신이 안전하기를, 당신이 건강하고 편안하기를." [이 말을 두세 번 더 반복한다.]

감사하는 마음을 억지로 느끼려 하지 마세요. 대신, 이미 그 마음이 존재하는지를 스스로에게 물어보세요. 만약 그렇지 않다면 다른 사람의 존재에 감사를 표현하려는 의도를 갖는 것만으로도 충분합니다.

이제 잠시 시간을 내어 마음챙김을 실천하고 자신을 돌보는 데 시간을 내준 자신에게도 자애의 마음을 전해 보세요. 이것은 이 방을 나가서 다른 사람과 상황을 더 잘 돌볼 수 있게 도움이 될 것입니다.

마음속으로 스스로에게 다음과 같이 말해 보세요. "내가 행복하기를, 내가 안전하기를, 내가 건강하고 편안하기를." [이 말을 두세 번 더 반복한다.]

이 감사의 느낌을 가지고 나아가세요. 그러나 마음속으로 이 방을 떠나기 전에 잠시 시간을 내어 앉아 지금 이 순간 긍정적인 감정과 감사의 느낌을 충분히 경험해 보세요.

그 느낌이 몸 전체에 퍼져 나가도록 하고, 오늘 하루의 다음 일정으로 넘어갈 때 그것이 자연스럽게 바깥으로도 확장되게 해 보세요.
[종을 울린다.]

「주간 연습 기록지」([유인물 2-2])는 회기가 끝날 때 배부된다. 만약 MT가 그룹 회기가 끝난 후 주간 이메일 요약을 보내기로 결정했다면, 그 구조에 대한 예시는 1회기 말미의 이메일 예시를 참고하면 된다. 또한 개별 치료에 대한 적용에 대해서는 1회기를 참조하기 바란다.

3회기

소리, 호흡, 그리고 몸에 대한 마음챙김 자각

회기 요약

개요

이번 회기에서는 참가자들이 소리, 호흡, 그리고 몸의 감각을 현재 순간에 대한 세 가지 닻으로 이용하여 탐색한다. 이러한 닻에 주의를 기울이고 그 사이의 전환을 알아차리기 위한 다양한 연습이 소개된다. 한 자극에서 다른 자극으로 주의를 이동하는 것은 ADHD 환자에게 익숙한 일이지만, '판단하지 않는 관찰자(impartial observer)'의 입장에서 주의의 변화를 인식하거나, 의도적으로 그러한 전환을 유도하는 것은 새로운 경험이다. 소리에 대한 마음챙김 자각은 짧은 음악을 활용해 소개되며, 참가자들이 다양한 악기에 대해 주의를 옮기고, 유발된 감정, 이미지 또는 연상된 사고 등 자신의 듣기 경험을 관찰하도록 한다. 추가로, 명상 종을 사용한 소리 자각 연습도 진행된다.

마음챙김 서기 및 스트레칭 연습은 다양한 몸의 감각에 주의를 기울이는 데 도움을 준다. 그다음에는 참가자들이 소리, 호흡, 몸의 감각의 세 가지 닻 사이의 전환에 주의를 기울이는 침묵 명상으로 이어진다. 회기가 끝나면 참가자들은 일주일 동안 "지금 내 주의는 어디에 있는가?" 또는 "지금 나는 무엇을 하고 있는가?"라는 질문을 사용하여, 의도했던 작업으로 주의를 되돌리는 마음챙김 자각을 연습한다. 스티커 점[1]이나 '호흡'이라는 단어가 적힌 액자와 같은 시각적 알림은 현재 순간 자각과 연결하기 위한 외적인 알림으로 사용하기 좋다. 이러한 외적인 알림의 사용은 마음챙김 연습의 맥락에서 적용할 수 있도록 ADHD에 대한 CBT 접근법(Safren, Perlman, Sprich, & Otto, 2005)에서 차용한 방식이다.

회기 개요

1) 짧은 시작 명상 연습: 마음챙김 호흡
   - [연습 3-1] 마음챙김 호흡
2) 복습
   - 이전 회기의 내용
   - 집에서의 연습 경험
3) 회기 주제: 주의와 몸에 대한 자각의 전환 알아차리기
4) 음악에 대한 마음챙김 자각
   - [연습 3-2] 음악에 대한 마음챙김 자각
5) 소리에 대한 마음챙김
   - [연습 3-3] 소리에 대한 마음챙김
6) 마음챙김 서기 및 스트레칭
   - [연습 3-4] 마음챙김 서기 및 스트레칭
7) 휴식
8) 소리, 호흡, 그리고 몸에 대한 마음챙김 자각
   - [연습 3-5] 소리, 호흡, 그리고 몸
9) S.T.O.P. 소개 및 연습
   - [연습 3-6] S.T.O.P. 연습
10) 마무리
   - 집에서 하는 연습에 대한 논의
   - [연습 3-7] 짧은 감사 명상

---

1 역자주: 스티커 점(sticker dot)은 작은 원형 스티커를 의미하며, 주로 색상이 선명한 점 형태의 스티커를 말한다. 이 스티커를 컴퓨터 모니터, 노트, 벽, 책상 등 자주 보는 곳에 붙여 두면 특정 행동을 상기시키는 역할을 한다. 여기서는 '현재 순간으로 돌아오라'는 마음챙김 연습을 상기시키기 위한 도구로 사용된다.

집에서 하는 연습

1) 공식 마음챙김 연습: 소리, 호흡, 몸에 대한 마음챙김(하루 10분)
2) 비공식 마음챙김 연습
   - 소리와 걷기 또는 S.T.O.P. 연습
   - 주의에 대한 점검: '지금 내 주의는 어디에 있는가?', '지금 나는 무엇을 하고 있는가?', 시각적 알림 사용

짧은 시작 명상 연습: 마음챙김 호흡

이전 회기와 마찬가지로, 매 회기는 지난주에 배운 연습의 한 측면을 연결하는 짧은 명상 연습으로 시작된다. 이 연습은 일반적으로 5분 정도 지속되며, 주된 목적은 이전 회기에서 다룬 호흡 명상과 앉아서 수행할 때의 어려움을 복습하는 데 있다. 이 짧은 마음챙김 호흡 연습은 MT가 안내하며, 참가자들이 마음을 진정시키고 그룹의 분위기에 편안하게 적응하며, 현재 순간에 보다 집중할 수 있도록 돕는다.

[연습 3-1] 마음챙김 호흡

[종을 울린다.]

편안하고 안정되게 앉습니다. 등을 곧게 펴고, 긴장은 풀고, 편안하면서도 품위 있는 자세로 앉아 봅니다. 손은 자연스럽게 무릎 위나 몸 옆에 둡니다.

눈을 감거나 반쯤 뜬 채로 시선을 한곳에 고정합니다.

이 연습에서는 앞으로 몇 분 동안 호흡에 주의를 집중합니다.

심호흡을 하고 지금 이 순간에 머무르도록 자신에게 허용해 보세요.

일상의 걱정거리나 해야 할 일들은 잠시 뒤로 물러나게 합니다.

콧구멍, 가슴, 배 중에서 자신의 호흡을 가장 잘 느낄 수 있는 지점을 찾아보세요.

그 지점에 온전히 주의를 집중하고, 공기가 자연스럽게 들어오고 나가는 흐름을 알아차려 봅니다.

호흡을 바꾸려 하지 말고, 자연스러운 호흡을 있는 그대로 알아차리면 됩니다.

들숨과 날숨 사이의 바뀌는 지점을 알아차려 보세요. 그 지점은 고요함과 멈춤의 순간입니다. 몸이 각 호흡 주기를 어떻게 시작하는지, 즉 몸이 스스로 호흡하는 방식을 관찰해 보세요. 휴식을 취하면서 자연스럽게, 자동적으로 일어나는 호흡을 지켜보고, 몸이 나를 위해 호흡을 돌보고 있다는 사실에 감사의 마음을 가져 봅니다.

몇 분간 침묵 속에서 이 연습을 해 봅니다. 마음이 100번 떠났다면, 100번 다시 부드럽게 호흡으로 돌아오면 됩니다.

[종을 울린다.]

복습

이전 회기의 내용

참가자들에게 이전 회기에서 논의한 내용을 간단히 상기시킨다(예: "지난 회기에서 자신의 ADHD 패턴을 마음챙김으로 자각하는 연습을 했습니다. 또한 '나의 ADHD는 어떤 모습일까?'라는 질문을 호기심을 가지고 개방적이며 연민 어린 태도로, 그리고 비판하지 않는 방식으로 스스로에게 해 보는 것에 대해 이야기했습니다."). 이와 관련하여 이번 회기에서 추가로 다룰 핵심 내용은 다음과 같다. ① ADHD를 정상에서 극단에 이르는 기능의 연속선상에 존재하는 다양한 형태로 바라보는 새로운 관점, ② ADHD로 인한 방해 요소에 대해 자기비판 없이 대응하고, 다시 원래의 의도했던 초점으로 돌아오는 연습, ③ 움직임에 대한 마음챙김 연습 소개이다.

집에서의 연습 경험

MT는 각 참가자에게 일주일 동안 집에서 연습한 경험을 나누도록 요청하며, 특히 어려웠던 점과 ADHD 관련 행동을 어떻게 알아차렸는지에 주목한다. 참가자들은 자신의 연습 기록지를 검토하고 그 경험을 그룹과 함께 나눈다. 어려웠던 점에는 연습을 충분히 하지 못했거나, 조용한 연습 중 원치 않는 경험이 발생한 경우가 포함될 수 있다. 이 과정에서 수용-변화 변증법을 다시 상기시키며, 참가자들이 충분히 연습하지 못했거나, 아직 연습을 하지 않았더라도 스스로를 비판하거나 수치심을 느끼지 않고, 지속적으로 마음챙김을 계속 실천할 수 있도록 격려와 동기를 부여한다.

회기 주제: 주의와 몸에 대한 자각의 전환 알아차리기

이번 회기의 주요 주제는 소리, 호흡, 몸의 감각이라는 세 가지 대상 간의 주의 전환을 탐구하는 것이다. 이 세 가지 대상을 현재 순간에 대한 세 가지 닻으로 살펴본다([그림 S3-1] 참조).

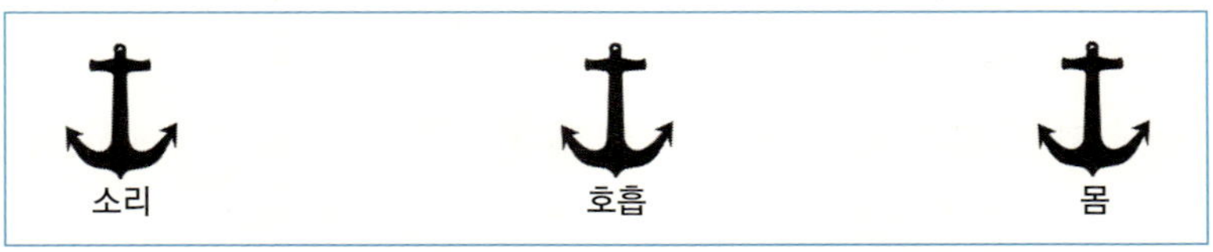

[그림 S3-1] 현재 순간에 대한 세 가지 닻

닻(anchor)은 주의가 산만하거나, 생각이나 회상에 빠져 있거나, 무의식적으로 자동적인 행동을 할 때 다시 현재로 주의를 돌리는 데 사용하는 대상을 의미한다. 참가자들은 주의가 이리저리 떠돌고, 현재 순간에 온전히 집중하지 못하는 경험에 익숙할 것이다. 이는 ADHD에서 흔히 나타나는 현상이다. 그러나 참가자들이 마음챙김을 활용하여 자신의 주의가 어디로 향하고 있는지를 인식하고, 마치 운전석에 앉아 직접 조종하듯 조절할 수 있다는 개념은 새로운 경험일 수 있다.

MT는 참가자들에게 ADHD 증상이 두드러지는 순간에 주의가 어떻게 현재 순간에서 벗어나는지에 대한 실제 예시를 공유하도록 유도한다. 또한 어떻게 주의를 쉽게 빼앗기는지를 설명하며, 세 가지 닻으로 돌아오는 것이 주의력 근육(attentional muscle)을 강화하는 방법임을 강조한다. 세 가지 닻은 '언제든지 사용할 수 있는 도구로, 현재 순간으로 돌아오는 것을 돕는 개념'으로 소개된다. 이번 회기에서는 이 세 가지 닻에 주의를 기울이는 연습과 이를 활용하여 주의의 흐름을 탐색하는 실습이 포함된다. MT는 주의가 산만해지거나 '멍해지는' 경험이 ADHD를 가진 사람에게 익숙한 반응이지만, 특정 생각이나 자극에 '사로잡히는' 순간을 스스로 자각하고, 의도적으로 주의를 전환하는 것은 새로운 기술일 수 있음을 설명한다.

음악에 대한 마음챙김 자각

참가자들이 주의 전환을 체험적으로 배울 수 있도록 다음과 같은 음악 연습을 권장한다. 연습 동안 참가자들에게 의도적으로 한 대상에서 다른 대상으로 주의를 옮겨 보도록 안내한다. 소리에 대한 탐색은 약 2~3분 정도 길이의 음악 작품을 이용한다. 어떤 종류의 음악을 들려줘야 하는지 구체적인 지침은 없지만, 여러 가지 종류의 악기를 사용한 기악곡을 권장한다.

[연습 3-2] 음악에 대한 마음챙김 자각

여기서 우리의 의도는 집중과 자각을 훈련하는 것입니다. 음악을 들을 때 우리는 '음악에 휩쓸리기'보다는 순간순간 소리의 변화와 전환에 주의를 기울여 봅니다.

이제 한 곡을 들려드리겠습니다. [음악을 시작한다.]

소리에 온전한 주의를 기울일 수 있는지 살펴보세요. 음악을 듣는 동안 주의가 어떻게 흐르는지 관찰해 보세요. 언제 주의가 흐트러지나요? 어디로 향하나요? 너무 분석하려 하지 말고, 가능한 한 있는 그대로 소리를 알아차리고 다시 돌아오는 연습을 해 봅니다.

한 악기(예: 드럼, 피아노, 기타, 호른)에 잠시 주의를 두었다가, 다른 악기로 주의를 옮길 수 있는지 시도해 보세요.

템포나 강도의 변화를 관찰하세요.

이 음악이 어떤 감정, 생각 또는 이미지를 떠올리게 하나요?

이 음악을 들으면서 몸에서 어떤 반응이 일어나는지도 살펴보세요.

MT는 참가자들에게 앞의 연습에 대한 경험을 나누도록 초대하고, 그들의 의견을 바탕으로 논의를 진행한다. 이 과정에서 MT는 참가자들이 한 악기에서 다른 악기로 집중을 전환할 수 있었는지 질문하고, 그러한 의도적인 주의 전환이 자동 조종 모드와 어떻게 달랐는지도 물어본다. 대화가 진행되면서 MT는 참가자들이 이러한 경험이 참가자들의 ADHD 증상과 어떤 관련이 있는지를 탐색하도록 유도하며 대화를 이끌어 간다.

소리에 대한 마음챙김

앞의 연습에서 소리에 대한 탐색은 이번에는 명상 종을 사용하여 단순하거나 순수한 소리에 대한 알아차림으로 이어진다. MT는 앞선 연습에서 음악이라는 특정 소리를 들었던 맥락을 상기시키고, 이번 연습은 음원에 제한 없이 주변에서 들리는 모든 소리를 관찰하는 방식임을 설명한다.

[연습 3-3] 소리에 대한 마음챙김

눈을 뜬 채로 있습니다. 종을 울리겠습니다. 제가 종을 울리면, 종소리가 멈출 때까지 소리를 들어 보세요. 종소리가 더 이상 들리지 않는 순간 손을 들어 주세요.

[종을 울린 후 침묵의 시간을 갖는다. 참가자들이 종소리가 없다는 것을 알아차리는 데 걸린 시간을 서로 알아차리게 한다.]

이제 눈을 감고 같은 연습을 반복하겠습니다. 가능한 한 최대한 주의 깊게 듣고 종소리가 더 이상 들리지 않을 때 손을 들어 주세요. 눈을 감고 몸을 고요하게 유지합니다. 눈을 뜨지 마세요.

[종을 울리고 마지막 참가자가 손을 올릴 때까지 침묵을 유지한다.]

좋습니다. 눈을 감고 있을 때가 더 집중이 잘 되었나요, 아니면 덜 되었나요? 종소리가 아주 조용해서 거의 들리지 않을 때에도 계속 들을 수 있었나요?

이제 계속 소리에 집중하겠습니다. 이번에는 종소리가 아닌, 방 안이나 밖에서 들리는 모든 소리에 귀를 기울여 보세요. 소리가 무엇인지 이름 붙이지 말고, 그냥 소리를 있는 그대로 들어 보세요. 그 소리는 몸 안에서 들릴 수도 있고, 바깥에서 들릴 수도 있습니다. 특별한 노력을 하지 않아도 괜찮습니다. 그저 소리에만 주의를 기울이세요. 특정한 소리를 찾으려고 애쓸 필요 없이 그저 소리가 들려오도록 허용하세요. [15초간 침묵]

소리에 대해 어떤 이야기도 만들어 내지 않고, 그 소리를 있는 그대로 들을 수 있는지 보세요. 예를 들어, 누군가 기침하는 소리를 듣고 '누가 기침을 했을까, 혹시 그 사람이 아픈 걸까, 그러면 나도 전염되는 건 아닐까?'와 같은 연상이 떠오를 수 있습니다.

이처럼 우리는 소리에 대해 많은 이야기를 만들어 내지만, 오늘은 그런 이야기를 덧붙이지 않고, 그저 소리 자체를 있는 그대로 들어 봅니다. 그저 들어 보세요. [30초간 침묵]

> 이제 명상을 마무리하기 위해 종을 울리겠습니다. 종소리가 완전히 사라질 때까지 눈을 뜨지 말고 기다려 주세요. 그리고 앞으로도 종을 울릴 때마다 종소리의 끝까지 온전히 들어 보세요. [종을 울린다.]

연습이 끝난 후, MT는 참가자들과 소리 명상에 대한 경험을 나눈다. 다음과 같은 질문을 통해 논의를 이끌 수 있다.

- "종소리가 아주 오랫동안 지속되었다고 느낀 분이 있나요? 손을 들어 보세요."
- "종소리가 예상보다 길게 들려서 놀라지 않으셨나요?"
- "어떤 소리들이 들렸나요?"
- "(관찰한 소리는) 어떤 느낌이었나요?"
- "그 소리를 찾아서 들었나요, 아니면 저절로 들려왔나요?"
- "이 소리에 대해 어떤 이야기를 만들어 내기 시작했나요? 소리 자체가 아닌 이야기에 빠졌다는 걸 알았을 때, 자신에게 어떻게 반응했나요?"

MT는 참가자들에게 연습 중 주의가 산만해졌음을 알아차렸다면, 자기 비판적인 생각을 내려놓는 것을 상기시켜야 한다.

마음챙김 서기 및 스트레칭

다음으로 MT는 몸의 감각이라는 닻(anchor)을 소개한다. 호흡은 참가자들이 이미 익숙하게 집중하고 있는 감각 중 하나이지만, 이 실습에서는 움직임과 함께 발생하는 다양한 몸의 감각에 주의를 기울인다. MT는 참가자들에게 몸의 감각에 주의를 기울이는 것이 이번 회기에서 집중하는 세 가지 닻 중 하나임을 설명한다. 일반적으로 5분 정도 마음챙김 서기 및 스트레칭 연습을 진행한 뒤, 참가자들의 반응을 이끌어 내는 2~3분 정도의 논의 시간을 갖는다.

[연습 3-4] 마음챙김 서기 및 스트레칭

이 연습에서는 움직임과 몸의 감각을 탐색합니다.

자리에서 일어나 자신이 편안함을 느낄 수 있도록 초대해 보세요. 이 자세에서 나의 몸에 대해 호기심을 가져 봅니다.

자세에 주의를 기울이고 서 있는 동안 몸이 어떻게 느껴지는지 알아차려 보세요.

발바닥이 바닥에 닿는 느낌, 얼굴이나 손이 공기와 맞닿는 감각, 신체 부위의 불편함이나 통증을 느낄 수 있습니다.

각 감각과 연결되도록 돕기 위해, 마음속으로 '찌릿찌릿함…… 압박감…… 박동…… 긴장…… 부드러움' 등 현재 순간의 경험을 설명하는 단어를 조용히 떠올릴 수 있습니다.

지금 이 순간에 머무르며, 감각이 순간순간 어떻게 변하는지를 알아차려 보세요.

이제 서서 몸을 완전히 멈출 수 있는지 살펴봅니다.

가만히 있으려고 마음먹어도 자연스럽게 미세한 움직임이 느껴질 수 있습니다.

이제 한쪽 다리에서 다른 쪽 다리로 체중을 이동하면서 좌우로 부드럽게 움직여 보세요. 몇 번 반복하면서 균형을 유지하는 감각과 그 방법을 자각해 봅니다.

이제 다시 중심으로 돌아와 몸을 앞뒤로 살며시 움직여 봅니다. 이러한 동작을 하면서도 균형을 유지하고 몸의 감각을 관찰하는 연습을 해 보세요.

다시 중심으로 돌아봅니다. 이번에는 양팔을 천천히 머리 위로 들어 올리며, 스트레칭의 움직임과 감각에 주의를 기울여 봅니다. 천천히 팔을 내리면서 움직임의 감각, 공기의 흐름, 찌릿찌릿함 혹은 혈액의 흐름을 알아차려 보세요. 이러한 자각을 유지하면서, 팔을 들어 올리고 내리는 동작을 몇 차례 반복합니다.

마지막으로, 약 15초간 손을 가볍게 털고 난 뒤 멈춥니다. 그리고 손에서 느껴지는 감각을 관찰해 보세요.

개별 치료에서의 적용

마음챙김 서기 및 스트레칭 명상은 환자가 치료사와 상호작용하는 기존 상호작용 방식에 큰 변화를 주지 않으면서도 앉은 상태에서 적용할 수 있는 연습이다. 따라서 지침은 앉은 자세에서 몸의 감각을 알아차리는 방식으로 조정될 수 있다. 예를 들어, 환자가 편안하게 앉아 있다면, 등을 지지하며 자세를 곧게 세우도록 안내한 뒤, 그 후 자세 변화에 따른 몸의 감각을 관찰해 보도록 안내할 수 있다.

또한 치료사는 환자에게 손가락을 깍지 껴 스트레칭하거나, 팔을 머리 위로 들어 기지개를 켜거나, 손을 가볍게 털어 보는 등의 동작을 제안할 수도 있다. 그룹 연습과 마찬가지로, 환자는 이러한 동작을 하며 그 순간순간 몸에서 느껴지는 감각의 변화를 주의 깊게 관찰하도록 안내받는다.

휴식

회기의 중간 정도에서 5~10분간 휴식을 취한다.

소리, 호흡, 그리고 몸에 대한 마음챙김 자각

이 연습에서는 참가자들에게 주변의 소리, 호흡, 그리고 몸 전체에 순차적으로 집중해 보도록 한다. 먼저, 특정한 대상(소리)에 주의를 두고 이를 자각한 뒤, 그 대상에서 벗어나 새로운 대상(호흡)으로 주의를 옮기고, 다시 새로운 대상(다른 몸의 감각)으로 주의를 전환하는 방식이다.

앞서 언급했듯이, ADHD를 가진 사람들은 주의가 자동적으로 여기저기로 이동하는 경우가 많다. 이 연습에서는 이러한 자연스러운 주의 이동을 보다 의식적으로, 스스로 조절하며(즉, '내가 운전대를 잡고') 옮기는 연습을 하게 된다. 연습이 끝난 후에는 참가자들에게 순간순간 "지금 내 경험에서 가장 두드러지는 것은 무엇인가?"(예: 호흡, 몸, 소리, 생각 등)를 스스로 알아차려 보도록 안내한다. 그리고 주의가 산만해지거나 생각에 휘말릴 때마다 다시 돌아올 수 있는 기준점으로 호흡이나 다른 닻(소리 또는 몸)을 활용하도록 한다.

이 연습의 마지막 단계에서는 주의가 자연스럽게 어디로 향하는지 알아차리는 시간을 갖는다. 이를 통해 자신의 주의를 추적하는 메타 자각(meta-awareness) 능력을 기를 수 있다.

이 연습을 설명할 때, 모래시계에 비유하면 이해가 쉬울 수 있다. 처음에는 주의의 범위를 넓게 열어 주변에서 들려오는 모든 소리를 수용하고, 이후 호흡에 집중하면서 주의의 초점을 좁혀 가며, 마지막으로 몸 전체로 자각을 확장하는 방식으로 진행된다고 설명하면 된다([그림 S3-2] 참조).

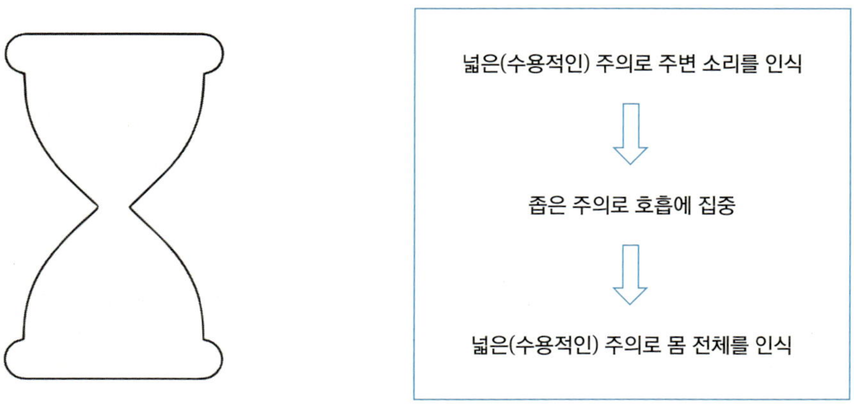

[그림 S3-2] 모래시계 명상

개별 치료에서의 적용

소리, 호흡, 몸 명상은 두 가지 방법으로 수행할 수 있다. 앞에 제시된 첫 번째 방법은, 주변 소리에 대한 넓은 수용적 주의에서 시작하여 호흡에 대한 좁은 주의 집중으로 이동하고, 다시 몸 전체에 대한 넓은 수용적 주의로 마무리된다. 여기서 자각의 방향은 외부 환경에서 사람의 내부로 향하며, 모래시계 비유를 따른다(MBCT에서 사용하는 3분 호흡 공간과 유사). 다른 방법은 호흡에 대한 좁은 초점에서 시작하여, 몸 전체에 대한 수용적 초점으로 이동한 뒤, 마지막에는 주변 소리에 대한 넓은 초점으로 전환하는 것이다. 개별 치료에서는 두 가지 방법 모두 실행할 수 있으며, 어떤 자극이 더 명확하게 느껴지는지, 어떤 방식이 더 수월했는지 환자가 반영해 볼 수 있도록 격려한다.

MT는 다음과 같은 방식으로 연습을 소개할 수 있다.

> "공상을 줄이는 한 가지 방법은, 미리 세운 의도와 현재의 주의를 일치시키는 습관을 기르는 것입니다. '지금 내 주의는 어디에 있지? 내 주의가 내가 의도하는 것과 일치하고 있나?'라고 자문해 보세요. 다음 연습은 주의를 알아차리고, 의도했던 초점에서 벗어난 것을 발견하면 다시 주의를 옮기는 것입니다. 이 연습은 당신을 주의의 운전석에 두어, 주의를 전환하는 능력을 키우는 데 도움이 됩니다. 만약 주의가 흐트러진 것을 알아차렸다면, '지금 내 주의는 어디에 있지?' 또는 '내 주의가 내 의도와 일치하고 있나?'라고 다시 물어보세요."

[연습 3-5] 소리, 호흡, 그리고 몸

[종을 울린다.]

자신에게 편안한 명상 자세를 취하고, 시작하기 전에 몇 번 심호흡을 하며 이완해 봅니다.

자, 이제 먼저 소리를 알아차리려는 의도를 가져 봅니다. 내 안이나 외부에서 들리는 모든 소리를 알아차려 봅니다.

소리를 쫓지 않고, 그저 소리가 들리고 사라지는 것을 알아차려 보세요.

소리에 대한 이야기를 만들거나, 소리를 판단하거나 분석하지 않고 있는 그대로 알아차리는 연습을 해 보세요.

주의가 산만해지거나 어떤 생각이 떠오른다면, 그저 조용히 '생각' 또는 '공상'이라고 이름 붙인 뒤에 부드럽게 다시 소리로 주의를 돌리세요. [1~2분간 잠시 침묵]

이제 주의를 호흡으로 전환합니다.

소리를 내려놓고, 호흡의 자연스러운 흐름에 주의를 기울입니다.

자신이 가장 쉽게 호흡을 느낄 수 있는 부위를 선택해 들숨과 날숨의 감각을 관찰합니다. [1~2분간 잠시 침묵]

이제 몸의 감각을 알아차리겠다는 의도를 가져 봅니다.

주의를 몸 전체로 확장하고, 현재 자세나 무게중심의 느낌을 알아차립니다.

압박감이나 조이는 느낌, 가려움이나 따끔거림, 불편함이나 통증, 움직이고 싶은 충동이나 안절부절못함 등이 있다면 호기심을 가지고 탐색해 보세요.

감각이 왔다가 사라지는지 또는 주의가 한곳에서 다른 곳으로 이동하는지를 관찰하세요. [1~2분간 잠시 침묵]

이제 몸의 감각을 놓아두고, 현재 순간을 받아들이려는 의도를 가져 봅니다. 주의의 대상을 정하지 않고 주의가 어떻게 자연스럽게 움직이는지 관찰합니다. 자신이 알아차림의 목격자가 되는 연습을 하세요.

주의가 산만해지거나 생각이 떠오른다면, 다시 소리, 호흡, 몸이라는 세 가지 닻 중 하나로 부드럽게 돌아와 다시 현재 순간의 알아차림을 이어 가 봅니다.

마무리하며, 다시 한번 이 수행을 통해 의도를 가지고 주의를 집중하며 알아차림의 흐름을 탐색해 본 자신에게 감사의 마음을 가져 보세요.

잠시 후 종을 울리겠습니다. 종소리를 끝까지 듣고, 소리가 완전히 사라진 뒤에 눈을 뜨세요.

[종을 울린다.]

연습이 끝나면 MT는 참가자들에게 자신의 경험을 나누도록 요청한다. 만약 논의 중에 자발적인 의견이 나오지 않으면, 이 연습이 마음 방황에 어떻게 도움이 될 수 있는지에 대한 질문을 던져 답변을 유도하도록 한다. 한 가지 대상에 집중하기 어렵다고 느끼는 참가자들을 위해, MT는 전경과 배경 자각의 개념을 소개한다. 일부 참가자는 자신이 '집중할 수 있다/없다'는 이분법적 사고방식을 가지고 있을 수 있다. 이에 대해 MT는 "우리는 특정 대상에 주의를 기울이면서도 동시에 배경을 알아차릴 수 있다."는 점을 설명해야 한다.[2] 이러한 개념을 바탕으로, MT는 전경과 배경 사이에서 주의가 어떻게 이동하는지를 설명한다. 예를 들어, 참가자가 중요한 업무에 집중하고 있을 때에도 주변의 동료 대화나 키보드 소리 같은 배경 소음을 인식할 수 있다. 이때 배경 소음은 집중을 방해하는 요소가 되기도 한다.

공식 마음챙김 명상 연습에서도 이와 같은 전경-배경 개념이 동일하게 적용된다. 예를 들어, 참가자는 호흡에 대한 자각을 배경으로 두고, 소리에 주의를 집중할 수도 있고, 반대로 호흡을 전경으로 가져오고 소리를 배경으로 두는 방식도 가능하다.

2 역자주: MT는 '집중할 수 있거나 집중할 수 없다'는 생각이 잘못된 이분법임을 설명한다. 참가자들은 어떤 대상에 대해 인식하고 있을 수 있지만, 그것이 반드시 주의의 중심에 있는 것은 아닐 수 있다. 즉, 특정한 대상이 전경에 위치하여 뚜렷하게 인식될 수도 있지만, 다른 요소들은 배경에서 희미하게 자각될 수 있다는 것이다.

일부 참가자에게는 '전경'과 '배경'을 말로만 설명하는 것보다 시각적으로 보여 주는 것이 더 도움이 될 수 있다. MT는 [그림 S3-3]을 활용해 전경에 집중하는 동안에도 배경 속에 다양한 요소가 존재할 수 있음을 설명할 수 있다. 또한 참가자들에게 다음과 같은 질문을 던질 수 있다. "마음이 전경 밖의 다른 대상들로 향할 때, 방황하는 마음을 알아차리고 다시 전경으로 돌아오도록 스스로에게 요청할 수 있나요?"

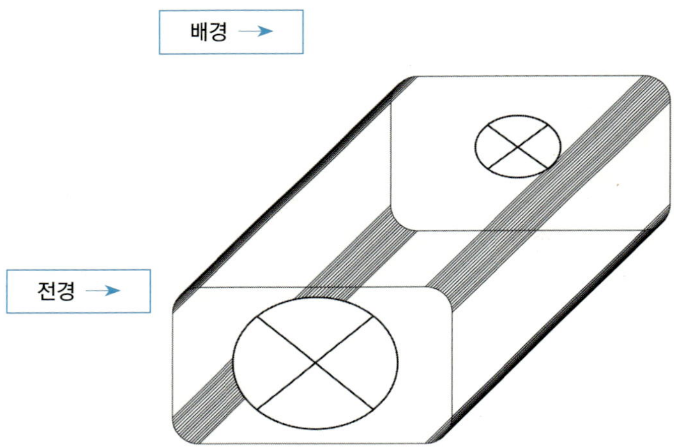

[그림 S3-3] 우리가 자각하는 것은 어떤 순간에는 전경에 있을 수도, 어떤 순간에는 배경에 있을 수도 있다

S.T.O.P. 소개 및 연습

MT는 일상에서 마음챙김을 실천할 수 있는 또 다른 방법으로 S.T.O.P. 연습을 소개한다.

- S = 멈추기(또는 일시정지)[stop(or pause)]

- T = 호흡하고 이완하기(Take a breath and relax)
- O = 현재 순간을 관찰하기(Observe the present moment)
- P = 진행하기(Proceed)

S.T.O.P.는 현재 순간을 마음챙김으로 관찰하도록 사용할 수 있는 다목적 기법이다. MT는 참가자들이 이 짧은 연습을 통해 하루 종일 소리, 호흡, 몸을 관찰하도록 권장한다. 또한 이후 회기에서는 이 연습을 확장하여 생각, 느낌, 대인관계에 대한 관찰도 포함할 수 있다(요약은 [유인물 3-1] 참조).

[연습 3-6] S.T.O.P. 연습

편안하게 앉아 눈을 감습니다.

[종을 울린다.]

오늘 우리는 삶의 순간순간에 마음챙김을 불러오는 S.T.O.P. 연습을 해 보겠습니다.

여기서 S는 Stop의 S입니다. 바쁜 생각이나 행동을 잠시 멈추는 것을 알려 줍니다. 멈추고 분주한 생각이나 행동을 내려놓는 것입니다.

Take a breathe의 T는 호흡이 들어오고 나가는 감각에 주의를 집중하면서 몇 번 더 깊은 호흡을 하도록 알려 줍니다.

다음으로, O는 Observe, 즉 현재 순간을 관찰하도록 알려 줍니다. 자각을 넓혀서 어떤 소리들, 몸의 감각, 생각, 느낌, 욕구 등 일어나는 모든 것을 알아차릴 수 있는지 살펴보세요.

오가는 경험의 흐름을 관찰하면서 자각의 변화를 알아차리고 주의가 산만해지거나 생각에 사로잡힌 자신을 발견하면 다시 호흡을 닻으로 삼아 호흡으로 돌아옵니다.

[잠시 멈춤]

이제 명상을 마칠 텐데, STOP의 마지막 글자는 Proceed의 P로 더 많은 자각으로 다음 순간으로 나아갈 수 있음을 우리에게 알려 줍니다.

[종을 울린다.]

마무리

집에서 하는 연습에 대한 논의

그룹에서 이번 주 집에서 할 연습에 대해 논의한다. 전달해야 할 핵심 내용은 다음과 같다([유인물 3-2]에도 요약됨).

공식 연습은 매일 10분간 '소리, 호흡, 몸'에 대한 마음챙김 연습을 진행한다. 참가자들이 이 목표를 실천하기에 적절한 시간과 장소를 미리 정했는지 확인한다. 이전 회기와 마찬가지로, 참가자들은 매일 공식 마음챙김 연습을 할 때의 어려운 점을 기록해야 한다. 공식 연습 기록은 [유인물 3-2]를 활용한다.

이번 주에는 두 가지 비공식 연습을 제안한다.

1. 소리와 걷기 또는 S.T.O.P. 연습: [유인물 3-2]를 사용하여 기록하고 요약은 [유인물 3-1]을 참조하라.
2. 매일 주의 점검 기술(attention check-in skill)을 활용한다. 이 기술은 외적인 알림으로 시각적 신호를 활용[3]하여 주의를 조절할 수 있도록 다음과 같은 질문을 스스로에게 던지게 한다. '지금 내 주의는 어디에 있는가?' '지금 나는 무엇을 하고 있는가?' 이렇게 하면 자동 조종 모드나

3 역자주: 여기서 '외적인 알림으로 시각적 신호를 활용하기(visual cues as external reminders)'는 주의를 현재 순간으로 되돌리는 데 도움을 주는 시각적인 단서를 의미한다. 예를 들어, 책상이나 스마트폰 화면에 'STOP'이라는 메모를 붙이거나 특정한 색상의 팔찌를 착용하는 것이 이에 해당할 수 있다. 이러한 시각적 단서는 자동 조종(autopilot) 모드에 빠지거나 주의가 산만해졌을 때, 스스로 알아차리고 다시 집중할 수 있도록 유도하는 역할을 한다. 이는 ADHD를 가진 사람들이 일상에서 주의력을 조절하고 마음챙김을 실천하는 데 유용한 전략 중 하나이다.

공상에 빠졌을 상태에서 벗어나, 현재 순간에 하고 있는 일에 더 현존할 수 있게 도움을 준다는 점을 설명한다.

[연습 3-7] 짧은 감사 명상

이번 회기를 마무리하며, 방금 마친 회기를 돌아보고, 참가자 본인을 포함한 모두에게 감사의 마음을 전하는 약 2분 정도의 짧은 명상을 소개한다. 이후 각 회기의 마지막에도 이와 유사한 짧은 마무리 연습을 사용하게 된다. 참가자들에게 마음챙김과 자기 돌봄을 실천하기 위해 시간을 내어 준 자신에게 감사나 사랑의 마음을 전하고, 수업을 함께한 다른 사람들에게도 감사를 전해 보도록 초대한다. 이 짧은 마무리 명상은 참가자들이 긍정적인 감정과 감사를 경험할 수 있도록 돕는다. 다음은 이 연습을 진행할 때 사용할 수 있는 대본의 예시이다.

> 짧은 감사 연습으로 마무리하겠습니다. 편안하면서도 바른 자세로 앉아 눈을 감거나 한곳에 시선을 고정합니다.
>
> [종을 울린다.]
>
> 오늘 이 자리에 함께해 준 모두의 존재에 감사를 느껴 보는 시간을 가져 봅니다. 이 그룹에 참석한 사람들은 자신을 돌보거나 자신의 상황을 개선하기 위해 이 자리에 모였습니다. 이유는 다를 수 있지만 모두가 자신의 삶을 성장시키고 더 나은 방향으로 나아가기 위해 이 자리에 있습니다. 또한 이곳에 와서 자기 자신과 마음챙김을 배우기 위해 시간을 내어 준 여러분 자신에게도 감사의 마음을 가져 보세요. 감사와 고마움을 느끼며 이를 다른 이들과 자신에게 전하는 동안, 몸에서 느껴지는 감사와 고마움의 느낌과 연결해 봅니다.
>
> [종을 울린다.]

남은 시간 등에 따라 자애 마음챙김 명상의 구성 요소를 통합하여 약간 더 긴 버전으로 앞선 연습에 다음을 포함할 수 있다.

> 마음속으로 다른 사람들에게 다음과 같이 말해 보세요. "당신이 행복

하기를, 당신이 안전하기를, 당신이 건강하고 편안하기를." [이 말을 두세 번 더 반복한다.]

감사하는 마음을 억지로 느끼려 하지 마세요. 대신, 이미 그 마음이 존재하는지를 스스로에게 물어보세요. 만약 그렇지 않다면 다른 사람의 존재에 감사를 표현하려는 의도를 갖는 것만으로도 충분합니다.

이제 잠시 시간을 내어 마음챙김을 실천하고 자신을 돌보는 데 시간을 내준 자신에게도 자애의 마음을 전해 보세요. 이것은 이 방을 나가서 다른 사람과 상황을 더 잘 돌볼 수 있게 되는 데 도움이 될 것입니다.

마음속으로 스스로에게 다음과 같이 말해 보세요. "내가 행복하기를, 내가 안전하기를, 내가 건강하고 편안하기를." [이 말을 두세 번 더 반복한다.]

이 감사의 느낌을 가지고 나아가세요. 그러나 마음속으로 이 방을 떠나기 전에 잠시 시간을 내어 앉아 지금 이 순간 긍정적인 감정과 감사의 느낌을 충분히 경험해 보세요.

그 느낌이 몸 전체에 퍼져 나가도록 하고, 오늘 하루의 다음 일정으로 넘어갈 때 그것이 자연스럽게 바깥으로도 확장되게 해 보세요.

[종을 울린다.]

「주간 연습 기록지」([유인물 3-2])는 회기가 끝날 때 배부된다. 만약 MT가 그룹 회기가 끝난 후 주간 이메일 요약을 보내기로 결정했다면, 그 구조에 대한 예시는 1회기 말미의 이메일 예시를 참고하면 된다. 또한 개별 치료에 대한 적용에 대해서는 1회기를 참조하기 바란다.

4회기

몸의 감각에 대한 마음챙김 자각

회기 요약

개요

이번 회기의 주제는 몸의 감각에 대한 자각을 키우는 것이다. 몸에 대한 자각은 바디 스캔 연습을 통해 촉진되며, 통증이나 안절부절못함과 같은 불편함을 마음챙김 방식으로 다루는 방법을 개발하는 데 초점을 맞춘다. 또한 일상적인 활동에 대한 마음챙김 자각은 신발을 신고 벗는 비공식 연습을 통해 할 수 있다. ADHD를 위한 MAPs 프로그램에 처음 참여하는 MT라면, 몸의 감각에 대한 자각이 ADHD와 어떻게 연결되는지 처음에는 다소 혼란스러울 수 있다. 따라서 이번 회기의 도입 부분에서 그 연관성에 대한 근거를 제시하는 것이 중요하다. 참가자들이 몸의 감각과 ADHD의 관계를 이해하고 나면, ADHD로 인해 문제를 겪는 상황에서 심신 전환(mind-body shift) 전략[1]을 활용하거나 수용 기반 접근

1 역자주: 여기서 말하는 심신 전환 전략은 수용(acceptance) 전략과 변화(change) 전략을 구분하는 개념으로 사용된다. 즉, 심신 전환 전략은 자신의 정신적 · 감정적 상태를 조절하기 위해 상태를 '전환'하거나 '변화'시키는 자기 조절(self-regulation)의 한 방법이다. 예를 들어, ADHD를 가진 참가자가 안절부절못함을 억누르려 하기보다, 이를 줄이기 위해 어떤 행동을 선택할 수 있다. 예컨대, 천천히 걸으며 발이 바닥에 닿는 감각을 느끼는 '마음챙김 움직임'을 실천하는 것이다. 이는 앉아서 수행하는

을 연습하는 방식으로 대응할 수 있다.

회기 개요

1) 짧은 시작 명상 연습: 소리, 호흡, 그리고 몸
   - [연습 4-1] 소리, 호흡, 몸에 대한 마음챙김
2) 복습
   - 이전 회기의 내용
   - 집에서의 연습 경험
3) 회기 주제: 몸에 머물기
4) 바디 스캔
   - [연습 4-2] 바디 스캔
5) 휴식
6) 통증과 불편함을 가지고 작업하기
   - [연습 4-3] 통증과 불편함을 가지고 작업하기
7) 일상에서의 마음챙김: 신발 끈 묶기
   - [연습 4-4] 신발 끈 묶기
8) 마무리
   - 집에서 하는 연습에 대한 논의
   - [연습 4-5] 짧은 감사 명상

집에서 하는 연습

1) 공식 마음챙김 연습: 소리, 호흡, 몸(하루 10분)
2) 비공식 마음챙김 연습
   - 문제가 되는 ADHD 관련 활동 선택하기(예: 열쇠 두기)
   - 호기심을 가지고 자신의 ADHD 증상 알아차리기

명상 중 안절부절못하는 감각을 호기심과 덜 반응적인 태도로 관찰하도록 안내하는 수용 기반 접근과는 대조된다. 즉, 심신 전환 전략은 '몸의 감각을 있는 그대로 함께 하는 연습'과 대비되는 중재 방식이다.

짧은 시작 명상 연습: 소리, 호흡, 그리고 몸

이 회기는 지난주에 배운 연습과 연결될 수 있는 짧은 명상으로 시작한다. 이 연습은 참가자들을 진정시키고 긴장을 풀며, 모임에 더 집중할 수 있도록 돕는다.

[연습 4-1] 소리, 호흡, 몸에 대한 마음챙김

이 연습에서는 이전 회기에서 소개한 현재 순간의 세 가지 닻, 즉 소리, 호흡, 몸에 주의를 기울인다.

[종을 울린다.]

이 연습에서는 편안하고 안정되게 앉습니다. 등을 곧게 펴고, 긴장은 풀고, 편안하면서도 품위 있는 자세로 앉아 봅니다. 손은 자연스럽게 무릎 위나 몸 옆에 둡니다.

이번 연습에서는 소리, 호흡, 몸의 닻을 사용하여 현재 순간을 자각합니다. 이 세 가지 닻은 언제나 여기 있으며, 항상 현재에 존재합니다.

먼저, 들려오는 소리에 주의를 기울여 봅니다. 소리를 찾아 나서지 말고, 순간순간 들려오는 소리를 수용하며 자각해 보세요. 소리를 판단하거나 해석하지 않고, 단순히 소리를 소리로 듣는 연습입니다. 마음은 연상과 판단을 불러일으키지만, 우리는 단순히 듣고, 소리를 있는 그대로 받아들이는 연습을 합니다.

"이 소리가 내 가까이에 있는가, 아니면 멀리 있는가? 이 소리는 내 몸 안에서 나는가, 아니면 몸 밖에서 나는가? 소리는 전경에서 두드러지는가, 아니면 배경에 희미하게 있는가?"라고 스스로에게 물어보세요. 소리 사이의 침묵이나 소리 안의 고요함도 함께 알아차려 보세요.

이제 주의를 호흡으로 옮겨 봅니다.

"지금 내 호흡은 어떤가?"라고 자신에게 물어보며, 호기심을 가지고 들숨과 날숨의 감각을 자각해 보세요. 들숨과 날숨 사이에 전환되는 순간이나 멈추는 순간을 알아차릴 수도 있습니다.

이제 주의를 몸으로 옮겨 봅니다. 몸에서 어떤 감각이 느껴지나요?

긴장이나 이완, 따뜻함이나 차가움 같은 감각이 있나요? 자각이 몸 전체로 확장되는지, 혹은 특정한 부위에 머무는지를 관찰해 보세요.
[종을 울린다.]

복습

이전 회기의 내용

MT는 이전 회기에서 소개한 공식 연습과 비공식 연습을 점검하고, 해당 주제가 어떻게 ADHD와 연관되는지를 논의한다. 이 과정은 참가자들이 '자기의 ADHD에 대한 전문가'임을 인정하는 방식으로, 토론 형식으로 진행하는 것을 권장한다. 따라서 MT는 지난 한 주 동안의 마음챙김 연습이 ADHD에 어떻게 적용될 수 있는지 설명할 수 있지만, 참가자들이 실제 연습 경험을 바탕으로 이를 어떻게 체험했는지를 이야기하는 것이 더욱 중요하다. 또한 MT는 참가자들이 지난 회기의 유인물을 활용하여 주요 내용을 기억하고, 지난주에 배운 기술을 일상에서 어떻게 활용했는지를 돌아볼 수 있도록 격려해야 한다.

집에서의 연습 경험

복습을 원활하게 진행하기 위해 다음과 같은 질문을 던진다. 참가자들이 비교적 실천하기 쉬웠을 비공식 연습부터 질문하는 것이 효과적이다.

- "소리에 대한 마음챙김과 마음챙김 걷기를 비공식 연습으로 실천한 분 계신가요? 해 보셨다면 어떤 점을 알아차리셨나요?"

- "주의 점검(attention check-in)을 사용한 경험은 어땠나요? '지금 내 주의가 어디에 있는가?' '지금 나는 무엇을 하고 있는가?'라는 질문을 스스로에게 던져 보신 경험이 있으신가요?" 참가자들이 자신의 경험을 공유할 때, 이러한 질문을 어떻게 기억해 냈는지, 또는 어떻게 습관화했는지를 함께 나누도록 유도한다. 이는 다른 참가자들이 일상에서 활용할 수 있는 실용적인 전략을 발견하는 데 도움이 된다.
- "공식 연습으로 진행한 '소리, 호흡, 몸에 대한 마음챙김'은 어떠했나요?"

앞서 강조한 바와 같이 MT는 참가자들이 연습 중 겪는 어려움을 인정하고 공감하는 한편, 중단하지 않고 지속적으로 실천해 보도록 독려해야 한다. 또한 그룹의 진행 과정을 세심하게 관찰하며, 참가자들이 서로에게 조언하거나 평가하기보다는 자신의 경험을 있는 그대로 성찰하고 나눌 수 있도록 유도해야 한다. MT는 자기 경험을 나누는 것이 다른 사람들에게도 자신의 경험을 돌아볼 기회를 제공한다는 점을 강조한다. 그룹 내에서 자연스럽게 격려와 공감이 이루어지는 것은 소중한 자원이지만, MT는 이 과정이 참가자 각자가 자신의 경험에 집중하는 데 방해가 되지 않도록 균형을 유지해야 한다.

개별 치료에서의 적용

그룹 치료에서는 참가자들이 서로의 경험을 나누며 공감과 지지를 제공할 수 있지만, 개별 치료에서는 이와 같은 상호작용을 기대하기 어렵다. 따라서 MT는 자신이 마음챙김 연습 중 경험한 어려움을 직접 공유함으로써 그러한 어려움이 흔한 경험임을 환기시키고, ADHD를 가진 개인이 겪는 고유한 도전 과제를 공감하고 인정할 수 있다. 또한 환자에게 지역 내 ADHD 지원 그룹이나 일반적인 마음챙김 명상 그룹에 참여해 보도록 권장할 수도 있다. 이후 개별 회기에서 해당 그룹 참여 경험을 함께 되돌아보며, 이를 치료적 자원으로 통합할 수 있다.

회기 주제: 몸에 머물기

이 회기의 주요 주제는 '몸에 머물기(being in the body)'이다. 이 주제는 ADHD가 일상 속에서 몸에 어떻게 나타나는지를 배우는 것과 관련된다. 이번 회기에서 참가자들은 공식 및 비공식 연습을 통해 자신의 몸에 주의를 기울이는 방법을 익히게 된다. 이 연습에서는 가만히 앉아 있는 동안 몸의 감각에 집중하는 것뿐만 아니라, 움직이는 동안의 몸의 감각을 알아차리는 것 또한 포함된다.

MT는 참가자들에게 "ADHD가 몸에서는 어떻게 나타나나요?"라는 질문을 던져 본다. 일반적으로 ADHD는 주의 조절의 어려움, 집행 기능의 결핍과 같은 인지적인 기능장애나 안절부절못함 및 충동성과 관련이 있다고 생각한다. 그러나 MT는 안절부절못함이 어떻게 시작되고, 충동적인 행동이 일어나기 전이나 도중에 몸에서는 어떤 일이 일어나는지를 보다 깊고 구체적으로 자각할 수 있도록 몸의 감각에 대한 호기심을 자극한다. 다음과 같은 질문과 안내를 통해 몸의 감각과 ADHD 증상 간의 연관성을 탐색할 수 있다.

- "안절부절못함이 느껴지는지 살펴보고, 만약 있다면 그 감각이 몸의 어느 부위에서 느껴지는지 알아차려 보세요."
- "가만히 앉아 있기 어려운가요? 그렇다면 그 어려움이 몸에서 어떻게 나타나는지 살펴보세요."
- "안절부절못하는 느낌이 든다면, 어떤 움직임을 하고 싶나요? 실제로 움직여 보면 어떤 느낌이 드나요? 움직일 때 감각이 어떻게 바뀌는지, 특히 어느 부위에서 더 강하게 느껴지는지 살펴보세요."
- MT는 또한 차례를 기다리는 것이 어렵다고 느낄 때의 조급함을 예로 들며, 이것이 몸에서 어떻게 나타나는지 탐색하도록 유도할 수 있다.

"더 이상 기다릴 수 없다고 생각할 때, 짜증이나 불안이 몸의 어디에서 느껴지나요?"

- "충동적으로 말을 끊거나 행동하기 직전에 몸에서 어떤 감각이 느껴지는 거 같나요?"
- "약물이 증상이나 몸 상태에 어떤 영향을 주는지 알아차려 본 적 있나요?"

앞의 이러한 질문들은 전체 목록은 아니지만 과잉행동–충동성 증상에 대한 질문의 예시이다. 마찬가지로, MT는 부주의 증상이 몸에서 어떻게 나타나는지에 대해 다음과 같이 질문할 수 있다.

- "어떤 일을 시작할 준비가 되었을 때, 몸에서는 어떻게 느끼나요? 반대로, 하기 싫은 일 앞에서는 어떤가요? 특정 과제를 생각하면 몸의 에너지나 상태가 바뀌나요? 어떤 활동이 활력을 주고, 어떤 활동이 몸을 편안하게 하나요? 반대로, 어떤 것이 몸을 긴장시키나요?"
- "오랫동안 어떤 작업을 피하거나 싫어하거나 미룰 때, 몸에서 어떤 느낌을 알아차리나요? 이런 일을 할 생각을 하면 몸이 불편해지나요? 그렇다면 그 불편함이 몸 어디에서 나타나나요?"
- 결정을 내려야 하거나 복잡한 상황 또는 어려운 과제에 직면했을 때 압도당하는 느낌을 경험한다고 하면, MT는 "압도당하는 느낌이 호흡과 몸에 어떤 영향을 미치는지 살펴볼 수 있나요?"라고 질문할 수 있다.

MT는 ADHD 증상으로 인해 발행하는 스트레스에 대해서도 논의할 수 있다. 예를 들어, 계획 부족이나 시간 관리 부족으로 인해 과도한 약속을 잡게 되고, 그로 인해 몸에 긴장이 쌓일 수 있다. 이처럼 스트레스와 관련된 몸의 감각이 ADHD 행동에 선행될 수도 있다. MT는 그룹 구성원들에게 "몸에서 느끼는 스트레스가 ADHD가 '활성화되고 있다'는 신호일 수 있다는 점에 대해 생각해 보세요."라고 안내할 수 있다.[2]

보다 넓게는, MT는 몸의 신호에 주의를 기울이는 것이 신체 건강을 위한 방향 전환의 출발점이 될 수 있음을 강조한다. 예를 들어, "자신의 몸에 귀를 기울이는 것이 건강에 도움이 될 수 있을까요?"라는 질문을 통해 몸의 신호에 주의를 기울이는 것이 행동을 바꾸는 실질적인 기회가 될 수 있음을 시사할 수 있다. 예를 들어, 과식을 하는 경향이 있는 참가자들은 식사 후 포만감이 몸에서 어떻게 느껴지는지를 탐색해 볼 수 있다. 마음챙김을 통해 이 감각을 자각하면, 눈앞에 있는 음식을 계속 먹을지 말지를 의도적으로 결정할 수 있다.

또한 몸의 신호에 대한 인식이 높아지면, 보다 건강한 생활 습관을 선택하는 데에도 도움이 된다. 예를 들어, 단 음료를 마신 후 에너지가 급격히 상승했다가 곧바로 떨어지는 것을 알아차릴 수 있다면, 향후 이러한 음료를 줄이는 결정을 내릴 수 있다.

또 다른 예로, MT는 ADHD 치료제로 사용되는 각성제가 식욕을 억제하고 식사를 거르게 만들 수 있다는 점을 함께 논의할 수 있다. 이와 관련해 피로, 두통, 탈수 등 몸의 신호를 더 잘 자각하면, 참가자들이 자신의 신체

---

2 역자주: MT는 ADHD 증상으로 인해 발생하는 스트레스에 대해서도 논의할 수 있다. 예를 들어, 계획 부족이나 시간 관리 어려움 때문에 과도한 약속을 잡게 되어 신체적 긴장을 경험하는 경우가 있다. 스트레스와 관련된 몸의 감각이 ADHD 행동의 결과로 나타날 수 있다는 점을 강조하며, 참가자들에게 다음과 같은 질문을 던질 수 있다. "몸에서 스트레스를 느낄 때, 그 감각이 ADHD 증상과 어떻게 연결되어 있는지 살펴본 적이 있나요?" "몸에서 느껴지는 긴장이 ADHD 증상이 강하게 나타나고 있다는 신호가 될 수 있을까요?"

이와 같은 질문을 통해 몸의 감각이 ADHD 행동의 단서를 제공할 수 있음을 인식하도록 돕고, 몸의 신호를 ADHD 관리 전략의 일부로 활용할 수 있는 방법을 탐색할 수 있다.

적 필요를 더 잘 돌볼 수 있도록 도울 수 있다.

이 논의의 전반적인 주제를 강조하기 위해, MT는 다음과 같이 말할 수 있다.

> "여기서 중요한 핵심 중 하나는 외부 자극이나 바쁜 ADHD 마음이 자주 몸의 신호에서 주의를 빼앗아 간다는 점입니다. 하지만 몸은 우리에게 중요한 메시지를 보내고 있습니다. 우리는 마음챙김을 활용하여 그 메시지를 놓치지 않고 알아차릴 수 있도록 연습하는 것입니다. 만약 몸의 신호를 무시한다면, 중요한 정보를 놓칠 수도 있고, 몸 상태를 조절하거나 바꾸는 기회를 잃게 되어 오히려 몸 상태에 의해 휘둘리게 될 수도 있습니다. 우리의 목표는 몸에 주의를 집중하고, ADHD나 스트레스가 몸에서 어떻게 나타나는지를 배우는 것입니다. 처음에는 불편하거나 낯설 수 있지만, 지속적으로 연습을 하다 보면 더 섬세하게 몸의 변화를 감지할 수 있게 될 것입니다."

전반적으로, MT는 참가자들이 판단하거나 저항하지 않고, 자신의 몸에서 일어나는 감각을 호기심과 연민의 태도로 알아차릴 수 있도록 지도해야 한다. 이를 강조하기 위해 다음과 같은 문구를 활용할 수 있다. "몸은 우리에게 메시지를 보내고 있습니다. 당신은 그것을 듣고 있나요?"

> "몸은 우리에게 메시지를 보내고 있습니다. 당신은 그것을 듣고 있나요?"

MBSR과 같은 전통적인 마음챙김 기반 중재에서는 이 시점에서 통증(pain)과 고통(suffering)의 차이를 논의하는 것이 일반적이다. 통증은 보통 신체적인 아픔을 떠올리기 쉽지만, 여기에는 심리적인 아픔 또한 포함될 수 있다. ADHD를 가진 참가자들의 경우, 치료에 참여하게 된 이유가 심리적 아픔과 관련되어 있을 가능성이 높다. 따라서 MT는 심리적 아픔이 불편함

(discomfort)과 어떻게 연결되는지 논의할 수 있다. 예를 들어, 오랜 시간 동안 앉아 있어야 할 때 느끼는 안절부절못함이나 하기 싫은 과제를 할 때 집중이 되지 않는 경험 등은 ADHD 참가자들에게 자연스럽게 나타나는 불편함일 수 있다. MT는 아픔이나 불편함에 저항하는 것이 오히려 고통을 만들어 낼 수 있으며, 이러한 것들을 밀어내려고 하면 오히려 더 큰 고통을 초래할 수 있다는 점을 설명한다. 다시 말해, '삶에서 아픔은 피할 수 없지만, 고통은 선택적이다'.

MT는 통증이나 불편함을 완전히 피할 수 없으며, 이는 일상적인 경험의 일부라는 점을 강조해야 한다. 예를 들어, 주의산만함이나 안절부절못함은 때때로 자연스럽게 나타날 수밖에 없는 경험이다. 중요한 것은 이러한 불편함과 어떻게 관계를 맺느냐에 따라 그 경험의 질이 달라질 수 있다는 점이다.

참가자들이 통증이나 불편함을 반응적으로 대하지 않고, 열린 태도로 급진적으로 수용하게 되면 고통은 줄어들 수 있다. MT는 참가자들이 이러한 개념과 관련된 개인적인 사례를 나눌 수 있도록 유도해야 한다. 이를 쉽게 설명할 수 있는 예로는, '단순히 주의가 산만해지는 경험'과 '그 산만함에 대해 스스로에게 짜증을 내는 것'의 차이일 수 있다.

마지막으로, MT는 신체적으로 통증이나 불편함이 느껴질 때 이를 어떻게 다룰 수 있는지 소개한다. 예를 들어, 안절부절못함이라는 감각을 억누르려 하기보다는, 대신 그 경험 자체에 호기심을 가지고 부드럽게 다가가 보는 것이다. 그렇게 함으로써 우리는 몸이 전달하는 메시지를 더 정직하게 받아들이고, 그로부터 오는 고통을 줄일 수 있다.

바디 스캔

MT는 바디 스캔이라는 새로운 마음챙김 연습을 소개한다. 안내에 따라 진행되는 이 공식 마음챙김 명상 연습은 참가자들이 신체의 다양한 부위를 아주 느리고 신중하게 '스캔'하며 그 부위의 감각에 주의를 집중하도록 안내한다. 주의를 집중하는 데 도움이 되도록 손전등의 비유를 사용할 수 있다. 이 연습은 '신체의 각 부위를 방문하고 비추는' 것처럼 머리부터 발끝까지 천천히 주의를 이동하는 것이다. 이 연습은 일반적으로 의자에 앉아서 진행하지만, 바닥에 누워서도 할 수 있다.

[연습 4-2] 바디 스캔

이번 연습에서는 우리 몸의 감각에 대한 자각을 키우는 연습을 합니다. 이를 바디 스캔이라고 합니다. 이 연습은 몸을 이완하고 집중력을 높이는 데 효과적입니다. 바디 스캔을 통해 머리부터 발끝까지 몸을 주의 깊게 관찰하며, 현재 순간의 감각을 알아차립니다.

먼저 눈을 감고 몸을 이완한 후, 의자에 편안하게 앉습니다.

[종을 울린다.]

몇 번 깊게 숨을 쉽니다. 이제 우리의 주의가 마치 손전등과 같아서 손전등을 비추듯이 몸의 각 부분을 하나씩 비추고 있다고 상상해 보세요. 먼저, 머리의 맨 윗부분에 주의를 집중해 봅니다. 그곳에서 느껴지는 감각이 있는지 살펴봅니다. 감각이란 몸에서 느껴지는 모든 것을 말합니다. 강하게 느껴질 수도 있고, 매우 미세하게 느껴질 수도 있습니다. 감각이 유쾌할 수도, 불쾌할 수도, 혹은 중립적일 수도 있습니다.

찌릿찌릿하거나 진동하는 느낌일 수도 있고, 따끔거리거나 부드러운 느낌일 수도 있습니다. 조용히 주의 깊게 감각을 알아차려 보며, 마음속으로 가볍게 이름을 붙여 보세요.

어떤 느낌이든 괜찮습니다. 아무것도 느껴지지 않을 수 있습니다.

그 또한 괜찮습니다. 그저 호기심을 가지고 알아차려 보세요.

이제 머리의 맨 위에서 이마와 얼굴로 주의를 이동합니다. 그곳에서 어떤 감각이 느껴지는지 잠시 살펴봅니다.

스캔하는 동안 조급함이나 빨리 끝내고 싶은 마음이나 다른 생각이 떠오른다면 그것을 알아차리고, 예를 들어 '조급함'이라고 이름 붙인 후, 다시 바디 스캔 연습으로 돌아오세요. 이런 과정 자체가 인내심을 기르는 연습이 됩니다.

이제 눈으로 주의를 옮겨 눈 주위를 이완하고, 볼과 코로 주의를 이동합니다. 입 주변, 턱의 긴장을 느끼고 부드럽게 풀어 봅니다. 이제 머리의 뒷부분을 느껴 보고 그곳에 감각이 있는지 확인하세요. 아니면 아무것도 느껴지지 않을 수도 있습니다. 마지막으로, 목과 목 안으로 주의를 옮겨 어떤 감각이 있는지 확인합니다.

이제 왼쪽 어깨로 주의를 이동해 그곳에서 느껴지는 감각을 살펴봅니다.

주의를 기울이는 것이 따뜻하고 부드러운 손길이라고 상상해 보세요. 단지 주의를 기울이는 것만으로도 몸을 돌보고 보살피는 마음이 스며들 수 있습니다.

이제 왼쪽 팔의 위쪽, 팔꿈치, 아래팔, 손, 그리고 다섯 손가락까지 천천히 스캔해 봅니다. 오른쪽 어깨로 주의를 옮긴 뒤, 오른쪽 팔의 위쪽, 팔꿈치, 아래팔, 손, 손가락의 감각도 느껴 봅니다.

이제 등 상부로 돌아와 등 윗부분에 어떤 감각이 있는지 살펴봅니다. 아무것도 느껴지지 않을 수도 있고, 불편함이나 압박감, 따끔거림, 가려움 등의 감각이 있을 수도 있습니다.

이제 등 전체를 스캔하며 척추를 따라 아래로 내려갑니다.

가슴 부위로 주의를 옮기고, 가슴에서 느껴지는 감각을 알아차려 봅니다.

배로 이동하여 호흡이 배에서 어떻게 느껴지는지도 알아차려 봅니다. 천천히 관찰합니다. 서두를 필요가 없습니다.

의자에 앉아 있는 몸 전체를 살펴보며, 엉덩이와 좌골이 의자에 닿는 감각을 느끼면서 몸이 의자에 어떻게 앉아 있는지 알아차립니다.

왼쪽 다리의 엉덩이부터 허벅지, 무릎, 종아리를 느껴 보세요. 발목으로 이동하기 전에 무릎 주변의 감각을 알아차립니다. 발과 다섯 발가락을 모두 느껴 봅니다.

오른쪽 엉덩이로 주의를 옮겨 오른쪽 허벅지, 무릎, 종아리, 발목을 차례로 느껴 봅니다. 발과 발가락과 발바닥까지 차례로 느껴 봅니다.

모든 부위를 지나온 후에는 다시 몸 전체로 주의를 확장하여, 이 순간 몸 전체에서 어떤 느낌이 드는지 알아차려 보세요. [약 30초간 침묵을 유지한 후 종을 울린다.]

MT는 참가자들에게 앞선 연습에 대한 경험을 나누도록 초대하고, 참가자들의 의견을 바탕으로 논의를 진행한다. MT는 참가자들이 바디 스캔을 하는 동안 발견한 경험들이 일상생활에서 ADHD가 나타나는 방식과 관련 있는지 묻는다. 또한 MT는 참가자들이 방금 경험한 것과 같이 몸의 감각에 대한 자각이 향상되면 ADHD가 일상에서 발현되는 데 어떤 영향을 줄 수 있는지 질문할 수 있다.

휴식

회기의 대략 중간 지점에서 약 5~10분간 휴식을 취한다.

통증과 불편함을 가지고 작업하기

이 연습을 시작하기 전에 참가자들에게 현재 통증이나 안절부절못함 등 신체적인 불편함이 있는지 질문한다. ADHD를 가진 성인 그룹에서는, 표준 MBSR 수업에서처럼 요통이나 다른 통증과 같은 만성적인 신체 통증이 반드시 흔하지는 않을 수 있다. 따라서 안절부절못함, 조급함, 내적 긴장감과 같이 신체적 요소를 포함한 불편함에 대해서도 질문해 보는 것이 좋다. 통증이든 안절부절못함이든 어떤 경우에도 참가자는 ① 불편한 부위(여기서는 '통증'이라고 사용하지만 '안절부절못함'과 같은 개념으로 교체하여 사용할 수 있음)를 알아차리고 묘사하고, ② 주의를 몸의 중립적인 감각(예: 호흡이나 손바닥)으로 옮겨 보는 순서로 연습을 진행한다. 이러한 불편한 감각과 중립적인 감각 사이를 오가며 주의를 탐색하는 연습은 이후 이어지는 침묵 명상 시간에 진행된다. MT는 참가자들에게 마음챙김 기법을 활용하여 불편함과 함께 작업하는 방식을 설명한다.

[연습 4-3] 통증과 불편함을 가지고 작업하기

[종을 울린다.]

눈을 감고 통증이나 불편함이 느껴지는 신체 부위를 탐색합니다. 특정 부위가 없다면, 평소 불편함이 자주 나타나는 부위를 떠올려 보세요.

그 존재를 있는 그대로 받아들일 수 있는지 살펴봅니다. 통증이나 불편함에 저항하거나 싸우려는 마음을 내려놓고, 거기에 자신을 열어 둘 수 있나요? 좋아할 필요는 없습니다. 다만, 자동적으로 밀어내지 않고, 그저 그 감각이 있음을 허용해 보세요. 이 경험에 호기심을 가져 보세요.

통증이나 불편함을 단순히 몸에서 나타나는 감각으로 바라볼 수 있는지 살펴봅니다. 이에 대해 생각할 때 나와 동일시하지 않고 설명할 수 있는지 살펴보세요. 이를 '나의 통증'이 아니라 '날카로움'과 같은 일시적인 감각으로 표현해 보세요. "나는 통증이 있어요." 대신, '따끔거림'처럼 개인화하지 않고 묘사해 보세요.

경험에 대해 좀 더 자세히 살펴봅시다. 그 감각의 물리적 경계는 어디인가요? 이마 중앙처럼 특정 부위에 국한되어 있나요, 아니면 머리 전체와 같이 넓게 퍼져 있나요?

연습을 하면서 감각이 변했는지, 아니면 그대로 있는지 관찰합니다.

판단적인 생각이 떠오르지는 않나요? 어떤 생각이든 그것은 단지 생각일 뿐, 그 이상도 이하도 아님을 기억하세요. 마음속에서 지나가는 사건들입니다. 이제 주의를 숨소리나 손바닥처럼 중립적이거나 편안한 곳으로 옮겨 보세요. 잠시 그곳에 집중하며 긴장을 풉니다.

그다음 다시 불편한 부위로 주의를 다시 옮겨 가 감각을 조금 더 탐색해 보세요. 특히 통증이 심하게 느껴진다면, 다시 중립적이거나 편안한 지점으로 돌아갑니다.

필요에 따라 불편함을 느끼는 신체 부위와 중립적이거나 편안함을 느끼는 신체 부위 사이를 왔다 갔다 해 봅니다. 이전엔 피했던 감각에 다시 돌아왔지만 뭔가 달라진 점이 있는지 알아차려 보세요. 호기심을 가지고 "내가 평소에는 피하던 이 감각을 통해 내가 무엇을 배울 수 있을까?"라고 스스로에게 물어보세요.

자신에게 연민 어린 태도로 다정하게 접근하며, 감각을 살펴봅니다. [종을 울린다.]

이 연습이 끝나면 참가자들에게 각자의 경험을 나누도록 초대한다.

MT는 또한 움직이는 것을 선호하는 참가자들을 위해, 움직임에 대한 마음챙김 또는 마음챙김 걷기(각각 [연습 3-4]와 [연습 2-4])를 이 연습에 통합하여 진행할 수 있다.

일상에서의 마음챙김: 신발 끈 묶기

몸의 감각과 ADHD에 대한 논의에 더하여 MT는 1회기의 주제인 '자동 조종' 모드에 대해 다시 살펴보고 이를 마음챙김 자각과 대조해 볼 수 있다. 예를 들어, MT는 집중이 떨어지거나 멍해짐, 멀티태스킹, 작업 완료 실패, 건망증, 물건을 잃어버리는 경향 등을 자동 조종 모드에 빠진 예시로 설명할 수 있다. 참가자들은 궁극적으로 이러한 행동들에 마음챙김의 자각을 적용하는 것을 목표로 하겠지만, 이것이 참가자들이 이 치료를 찾게 된 원인이기도 하므로 처음부터 이 문제들을 직접 다루면 자기 비판적인 내적 대화(self-critical internal dialogue)를 유발할 가능성이 있다. 따라서 우리는 보통 자동 조종 모드에서 벗어나는 연습을 보다 가벼운 행동인 '신발 끈 묶기'로 시작한다.

MT는 다음과 같은 방식으로 마음챙김 신발 끈 묶기 연습을 소개할 수 있다.

- "오늘은 우리가 매일 하지만 종종 주의를 기울이지 않는 행동에 대해 마음챙김을 연습해 보려고 합니다. 신발을 신고 벗는 것을 마음챙김하며 해 보겠습니다. 신발을 신을 때 보통 어떤 생각을 하고 있나요?" [참가자들의 대답을 듣는다.]
- "그렇죠, 우리는 보통 신발은 생각하지 않고, 온갖 다른 생각을 하고 있습니다. 왜 그럴까요? 왜냐하면 신발을 신는 것은 습관적인 행동이기 때문입니다. 습관적인 행동을 할 때 우리는 보통 아무 생각 없이 그냥 합니다."
- "그렇다면, 여러분은 일반적으로 어떤 활동을 할 때 이렇게 생각 없이 하게 되나요?" [참가자들의 대답을 듣는다.]
- "이를 닦을 때, 집안일을 할 때, 옷을 입을 때와 같은 활동들은 모두 습관적인 행동이기 때문에 보통 주의를 기울이지 않고 그냥 하게 됩니다. 그래서 오늘은 우리가 일상적으로 하는 행동이나 습관적인 행동을 할 때도 마음챙김을 적용하는 연습을 해 보겠습니다."

[연습 4-4] 신발 끈 묶기

이 활동은 현재 순간에 대한 자각을 강화하면서 느린 동작으로 진행할 것입니다. 가능한 한 천천히 움직이면서 순간순간 경험의 변화에 주의를 기울이세요. 말하거나 소음을 내지 않고 조용히 진행합니다. 수업 진행보다 앞서가지 않도록 안내 사항을 주의 깊게 들어 주세요.

자, 이제 모두 몸을 숙여 굽혀 신발 끈을 풀거나 버클을 풀거나 벨크로를 풀어 보겠습니다. 특별히 풀어야 할 것이 없으면, 그냥 몸을 숙이는 동작만이라도 해 보세요. 이때 몸의 감각에 주의를 기울이세요. 몸통이 움직이는지, 팔이 뻗어 나가는지, 감각을 느껴 보세요. 동작을 서두르는 자신을 발견하면 속도를 늦추세요.

이제 신발 끈이나 버클이 있다면 손을 뻗어 잡아 보세요. 손가락에서 느껴지는 감각에 모든 주의를 집중해 보세요. 천천히 신발 끈을 풀거나 버클을 풀면서 어떤 느낌이 드는지 살펴보세요.

그다음, 신발을 천천히 벗으세요. 이때 발에서 열감이나 시원함 또는 편안해지는 느낌이 있나요? 이제 발가락을 천천히 움직이며 어떤 느낌이 드는지 살펴보세요. 긴장되어 있나요? 아니면 이완되어 있나요? 좋습니다.

이제 말없이, 아주 천천히 신발을 다시 신어 보세요. 신발을 신으면서 각 움직임과 그 과정에서 느껴지는 감각을 계속해서 인식하며 진행합니다.

[남은 시간을 침묵 속에서 진행한 후, 마지막에 명상 종을 울린다.]

이 연습이 끝나면 MT는 참가자들에게 경험을 나누도록 유도한다. 논의를 시작할 수 있도록 다음과 같은 질문을 던질 수 있다.

- "평소에는 신발을 어떻게 벗나요?"
- "오늘은 무엇이 달랐나요? 이런 평범한 일상적인 행동에서 전에는 몰랐던 어떤 점을 발견했나요?"

- "신발을 벗을 때마다 이렇게 해 볼 수 있을 거 같나요?"

MT는 참가자들에게 신발을 신거나 벗을 때마다 마음챙김을 연습할 수 있음을 상기시킨다. 논의가 진행됨에 따라 MT는 참가자들에게 다른 활동에서도 이와 같이 천천히 마음챙김 연습을 할 수 있을지 질문한다. 이 시점에서 ADHD와 더 관련성이 높은 활동이 나올 수 있다.

예를 들면 다음과 같다. "열쇠를 어디에 두었는지 자주 잊는다면, 마음챙김으로 자각하며 이 행동을 천천히 하는 연습이 이러한 행동을 변화시킬 수 있을까요?" 이처럼 논의 중 등장한 주제들 중에 MT가 회기에서 직접 시연할 수 있는 주제가 있다면, 이를 변형해서 앞선 신발 끈 묶기 연습처럼 해 볼 수 있는 기회로 삼을 수 있다.

열쇠를 어디에 두었는지 잊어버리는 예를 들자면, MT는 참가자에게 열쇠를 꺼내어 손에 있는 열쇠의 물리적인 감각(예: 따뜻하거나 차가운 느낌)을 알아차리도록 유도한다. 다음과 같은 멘트를 사용할 수 있다. "눈으로 열쇠를 자세히 관찰해 볼 수 있을까요? 테이블 위에 열쇠를 내려놓을 때, 시각적으로 그 장면을 의식적으로 지켜볼 수 있을까요? 열쇠를 내려놓을 때 나는 소리에 주의를 기울일 수 있을까요?"와 같은 질문을 사용할 수 있다.

이러한 토론과 즉흥적인 실습이 끝난 후, MT는 이러한 연습이 ADHD 행동에 어떻게 도움이 될 수 있는지에 대해 논의한다. 이때 속도를 늦추고 감각을 동원하여 더욱 의식적으로 활동하면, 우리가 인코딩(기억 저장)할 수 있는 정보가 더 많아진다는 점을 강조하는 것이 좋다. 즉, 열쇠를 두는 행위를 천천히, 감각들을 동원해서 자각한다면, 나중에 열쇠를 어디에 두었는지 더 쉽게 떠올릴 수 있다는 것이다.

참가자들은 자동 조종 모드에서 벗어나 천천히 의식적으로 활동하는 것이 시간이 더 걸리고 인지적 노력이 필요하기 때문에 어렵다고 느낄 수도 있다. 이에 대해 MT는 자동 조종 모드가 가진 이점도 인정해야 한다는 점을 설명한다. 예를 들어, 신발을 신을 때마다 끈을 묶는 방식을 의식적으로 생각하지 않고 자동으로 할 수 있는 것은 바람직한 현상이다. 그러나 우리가 지금 배우는 접근 방식은, 자동 조종 모드가 문제를 일으키는 ADHD 상황에서 이를 조절하는 방법을 연습하는 데 초점을 맞추고 있다. 이런 경우에는 "천천히 하자."라는 부드러운 자기 알림이 처음에는 노력이 필요할 수 있지만, 계속 연습하다 보면 점점 더 쉬워질 것이다.

마무리

집에서 하는 연습에 대한 논의

그룹과 함께 집에서 진행할 연습에 대해 논의한다. 전달해야 할 핵심 사항은 다음과 같으며, [유인물 4-1]에도 요약되어 있다.

공식 연습은 매일 10분간 '소리, 호흡, 몸'에 대한 마음챙김 연습 또는 바디 스캔이다. 참가자들이 이 목표를 성공적으로 달성하는 데 도움이 되는 일정한 시간과 장소를 매일 선택했는지 확인한다.

이번 주에는 두 가지 비공식 연습 과제가 있다.

1. 몸과 관련된 ADHD 관련 문제 행동(예: 열쇠나 지갑 놓기)을 선택하고, [연습 4-4]와 유사한 방식으로 일상생활 속에서 몸의 감각에 대한 마음챙김을 실천한다. 활동을 고르기 어려워하는 참가자는 '신발을 신고 벗는' 연습부터 시작할 수 있다.
2. 이전 회기와 마찬가지로, 일상생활에서 호기심을 가지고 자신의 ADHD 증상을 관찰한다. 선택 사항으로 [유인물 2-3]을 사용하거나 자신의 ADHD에 대해 일기 형식으로 기록할 수 있다. 어떤 방식이든 이번 회

기의 핵심 주제인 '몸의 감각'에 초점을 맞추어 ADHD를 마음챙김으로 관찰하는 것이 중요하다.

[연습 4-5] 짧은 감사 명상

이번 회기를 마무리하며, 방금 마친 회기를 돌아보고, 참가자 본인을 포함한 모두에게 감사의 마음을 전하는 약 2분 정도의 짧은 명상을 소개한다. 이후 각 회기의 마지막에도 이와 유사한 짧은 마무리 연습을 사용하게 된다. 참가자들에게 마음챙김과 자기 돌봄을 실천하기 위해 시간을 내어 준 자신에게 감사나 사랑의 마음을 전하고, 수업을 함께한 다른 사람들에게도 감사를 전해 보도록 초대한다. 이 짧은 마무리 명상은 참가자들이 긍정적인 감정과 감사를 경험할 수 있도록 돕는다. 다음은 이 연습을 진행할 때 사용할 수 있는 대본의 예시이다.

> 짧은 감사 연습으로 마무리하겠습니다. 편안하면서도 바른 자세로 앉아 눈을 감거나 한곳에 시선을 고정합니다.
>
> [종을 울린다.]
>
> 오늘 이 자리에 함께해 준 모두의 존재에 감사를 느껴 보는 시간을 가져 봅니다. 이 그룹에 참석한 사람들은 자신을 돌보거나 자신의 상황을 개선하기 위해 이 자리에 모였습니다. 이유는 다를 수 있지만 모두가 자신의 삶을 성장시키고 더 나은 방향으로 나아가기 위해 이 자리에 있습니다. 또한 이곳에 와서 자기 자신과 마음챙김을 배우기 위해 시간을 내어 준 여러분 자신에게도 감사의 마음을 가져 보세요. 감사와 고마움을 느끼며 이를 다른 이들과 자신에게 전하는 동안, 몸에서 느껴지는 감사와 고마움의 느낌과 연결해 봅니다.
>
> [종을 울린다.]

남은 시간 등에 따라 자애 마음챙김 명상의 구성 요소를 통합하여 약간 더 긴 버전으로 앞선 연습에 다음을 포함할 수 있다.

> 마음속으로 다른 사람들에게 다음과 같이 말해 보세요. "당신이 행

복하기를, 당신이 안전하기를, 당신이 건강하고 편안하기를." [이 말을 두세 번 더 반복한다.]

감사하는 마음을 억지로 느끼려 하지 마세요. 대신, 이미 그 마음이 존재하는지를 스스로에게 물어보세요. 만약 그렇지 않다면 다른 사람의 존재에 감사를 표현하려는 의도를 갖는 것만으로도 충분합니다.

이제 잠시 시간을 내어 마음챙김을 실천하고 자신을 돌보는 데 시간을 내준 자신에게도 자애의 마음을 전해 보세요. 이것은 이 방을 나가서 다른 사람과 상황을 더 잘 돌볼 수 있게 도움이 될 것입니다.

마음속으로 스스로에게 다음과 같이 말해 보세요. "내가 행복하기를, 내가 안전하기를, 내가 건강하고 편안하기를." [이 말을 두세 번 더 반복한다.]

이 감사의 느낌을 가지고 나아가세요. 그러나 마음속으로 이 방을 떠나기 전에 잠시 시간을 내어 앉아 지금 이 순간 긍정적인 감정과 감사의 느낌을 충분히 경험해 보세요.

그 느낌이 몸 전체에 퍼져 나가도록 하고, 오늘 하루의 다음 일정으로 넘어갈 때 그것이 자연스럽게 바깥으로도 확장되게 해 보세요.

[종을 울린다.]

「주간 연습 기록지」([유인물 4-1])는 회기가 끝날 때 배부된다. 만약 MT가 그룹 회기가 끝난 후 주간 이메일 요약을 보내기로 결정했다면, 그 구조에 대한 예시는 1회기 말미의 이메일 예시를 참고하면 된다. 또한 개별 치료에 대한 적용에 대해서는 1회기를 참조하기 바란다.

5회기

생각에 대한 마음챙김 자각

회기 요약

개요

이 회기의 주제는 생각에 대한 자각을 한층 심화시키는 것이다. 이번 회기에서는 하늘과 구름의 이미지를 활용하여, 메타 자각과 현재 순간의 경험의 차이를 설명한다. 구체적으로, 푸른 하늘은 메타 자각을, 구름은 생각, 감정, 정신적 이미지, 소리 또는 몸의 감각 등 여러 형태로 나타날 수 있는 현재 순간의 다양한 감각적 경험을 상징한다.

ADHD를 가진 많은 성인—특히 과잉행동/충동성 증상이 두드러지는 경우—은 몸과 마음 모두에서 안절부절못함을 자주 경험한다고 보고된다. 이에 MT는 ADHD 성인들이 갖고 있는 수많은 생각이 오히려 마음챙김 자각(또는 메타 자각)을 연습할 수 있는 풍부한 기회를 제공한다는 점을 강조할 수 있다.

임상 및 연구 결과에 따르면, ADHD 성인들은 종종 부정적이고 과도하게 자기비판적이며 우울한 사고 패턴에 빠지곤 한다. 동시에, 지나치게 긍정적이거나 낙관적인 사고 역시 흔하게 나타나며 이는 때때로 부적응적인 결과를 초래할 수 있다. MT는 참가자들과 함께 이러한 과장되거나 불균형한 사고방식이 삶의 기능에 미치는 영향을 탐구한다.

참가자들은 판단하지 않는 마음챙김 자각이 분별력을 기르고, 보다 의도적으로 마음챙김 행동을 선택하는 과정의 중요한 단계라는 사실을 깨닫게 된다. 또한 집에서 수행할 연습에서는 참가자들이 자신의 부적응적 인지 패턴을 기록하고, 이에 대한 반응 방식을 마음챙김 기법을 통해 수정하는 방법을 실습하게 된다.

회기 개요

1) 짧은 시작 명상 연습: 바디 스캔
   - [연습 5-1] 바디 스캔(5분)
2) 복습
   - 이전 회기의 내용
   - 집에서의 연습 경험
3) 회기 주제: 생각에 대한 마음챙김 자각
4) 생각[1]에 대한 마음챙김
   - [연습 5-2] 생각에 대한 마음챙김
5) 휴식
6) 생각과 함께 걷기
   - [연습 5-3] 생각과 함께 걷기
7) ADHD와 비판적 생각
   - [연습 5-4] 비판적 사고에 대한 경험 나누기
8) 기타 불균형적인 사고
9) 스스로를 이끄는 자기 대화
10) 마무리
   - 집에서 하는 연습에 대한 논의
   - [연습 5-5] 짧은 감사 명상

집에서 하는 연습

1) 공식 마음챙김 연습: 생각에 대한 마음챙김(하루 10분)
2) 비공식 마음챙김 연습
   - 매일 비판적인 생각을 기록해 보기
   - 호기심을 가지고 자신의 ADHD 증상을 알아차리기

---

1 역자주: 본문의 thought는 맥락에 따라 '생각' 또는 '사고'로 구분하여 번역하였다. '생각'은 일상적이고 개별적인 마음의 내용(예: '지금 머릿속에 떠오른 생각')을 가리킬 때 주로 사용하였고, '사고'는 보다 일반적인 인지적 과정이나 패턴(예: 사고 습관, 인

짧은 시작 명상 연습: 바디 스캔

MT는 이전 회기에서 배운 연습의 한 측면을 통합하는 짧은 명상 연습으로 회기를 시작한다. 다른 회기와 마찬가지로, 시작 연습은 참가자들이 마음을 진정시키고 긴장을 풀고, 모임에 더 집중할 수 있도록 돕는다.

[연습 5-1] 바디 스캔(5분)

이 회기의 연습에서는 짧은 버전의 바디 스캔 연습을 권장한다.

[종을 울린다.]

편안하고 안정되게 앉습니다. 등을 곧게 펴고, 긴장은 풀고, 편안하면서도 품위 있는 자세로 앉아 봅니다. 손은 자연스럽게 무릎 위나 몸 옆에 둡니다.

이 연습을 통해 몸을 더 깊이 자각하고 다양한 감각에 주의를 기울이세요. 몸에 집중하면서 스스로에게 이렇게 물어보세요. "지금 내 몸은 어떤 느낌이 들지?"

몸이 긴장되어 있나요, 아니면 이완되어 있나요? 따뜻하거나 차가운가요? 자각이 몸 전체로 퍼지나요, 아니면 특정 부위에 집중되어 있나요?

찌릿찌릿하거나 진동하는 느낌이 들거나, 저리거나, 부드러운 느낌이 들 수도 있습니다. 어떤 감각이 느껴지든, 혹은 아무것도 느껴지지 않아도 괜찮습니다. 그저 호기심을 가지고 떠오르는 감각을 판단 없이 있는 그대로 알아차려 보세요.

지금 몸의 어떤 부분을 알아차리고 있나요? 느껴지는 것은 무엇이든 괜찮습니다. 아무것도 느껴지지 않을 수도 있습니다. 어떤 경우이

지적 왜곡, 사고의 흐름 등)을 의미할 때 사용하였다. 용어의 세부 구분에만 주목하기보다는, 본문 전체의 흐름 속에서 이 개념이 어떻게 다루어지는지에 초점을 맞추어 이해하면 도움이 될 것이다.

든 호기심을 가지고 관찰해 보세요.

이제 몸의 윗부분에 주의를 기울여 보세요. 머리 꼭대기에서 이마까지, 그리고 눈, 뺨, 코의 감각을 살펴보세요.

[잠시 멈춤]

그런 다음, 목, 왼쪽 어깨, 오른쪽 어깨, 왼쪽 팔꿈치, 오른쪽 팔꿈치, 손끝까지 천천히 내려가며 감각을 느껴 봅니다.

[잠시 멈춤]

이제 등 위쪽부터 허리까지 등을 따라 살펴봅니다. 무엇이 느껴지나요? 마지막으로, 엉덩이부터 발끝까지 양쪽 다리를 스캔하면서 바닥과 닿는 느낌을 알아차려 봅니다.

이 모든 감각을 호흡과 함께 바라보며, 지금 이 순간에 머물러 보세요.

[약 30초간 침묵을 유지한 후 종을 울린다.]

복습

이전 회기의 내용

MT는 이전 회기에서 배운 공식 바디 스캔 연습과 비공식 연습에 대해 논의하며, 이를 ADHD와 연관 지어 ADHD가 몸에서 어떻게 나타나는지를 살펴본다. 또한 마음챙김을 통해 고통과 불편함을 다루는 방법도 함께 복습한다. MT는 참가자들이 지난 회기에 배운 핵심 내용과 기술을 기억할 수 있도록 유인물 활용을 권장한다.

집에서의 연습 경험

복습을 원활하게 진행하기 위해 다음과 같은 질문을 통해 논의를 시작한다. 실천하기 쉬운 비공식 연습에 대해 먼저 질문하는 것이 효과적이다.

- "신발 끈 묶기 연습이나, 일상 활동을 천천히 자각하며 해 본 분 계신가요? 해 보신 분들은 어떤 경험을 하셨고, 무엇을 느꼈나요?"
- "이제 공식 명상 시간이 10분입니다. 매일 명상 시간을 점차 늘려 가는 과정은 어땠나요? 다른 분들에게 도움이 될 만한 실천 팁이나 '요령'이 있을까요?"
- "바디 스캔 연습을 하면서 어려웠던 점은 무엇인가요? 또는 좋았던 점은 어떤 것이 있었나요?"
- "조금 더 넓은 시야에서 바라볼 때, 마음챙김 연습이나 그 안에서 얻은 통찰이 ADHD나 삶에 어떤 영향을 주기 시작했다고 느끼셨나요?"

MT는 다른 회기와 마찬가지로, 참가자들이 연습 중 겪는 어려움에 공감하며 이를 인정하는 동시에, 꾸준한 실천을 격려하는 균형 잡힌 태도로 논의를 이끌어야 한다.

개별 치료에서의 적용

개별 치료 환경에서는 참가자가 집에서 연습하며 겪는 개인적인 어려움에 보다 집중할 수 있는 유연성이 있다. 그룹 치료에서는 개별적인 문제를 충분히 다루기 어렵지만, 개별 치료에서는 공식 및 비공식 연습을 실천하는 데 겪는 어려움을 구체적으로 세심히 살펴볼 수 있다. MT는 성인 ADHD 대상의 CBT 기법을 통합적으로 활용하여 내담자가 마음챙김 연습을 현실적으로 지속할 수 있도록 지원할 준비가 되어 있어야 한다. 예를 들어, 문제 해결 전략이나 자극 통제 기법을 적용하여 내담자의 연습 수행을 돕는다. MAPs 프로그램과 CBT에서 인지를 다루는 방식의 차이점과 상호 보완 가능성에 대한 논의는 이번 회기 후반부에서 다룰 예정이다.

회기 주제: 생각에 대한 마음챙김 자각

이 회기의 주요 주제는 자신의 생각을 일상에서 더 잘 자각하고, 이를 관찰하는 메타 자각(meta-awareness)[2] 태도를 배우는 것이다. 이를 위해 하늘과 구름 그림([그림 S5-1])을 시각적 보조 자료로 사용하여 생각을 나타내는 구름이 하늘에서 어떻게 지나가는지를 논의할 수 있다. MT는 "당신은 당신의 생각이 아닙니다."라는 문구를 활용하여 생각이 일시적이고 지나가는 정신적 현상임을 설명한다. 참가자들은 구름이 흘러가듯 생각도 스쳐 지나간다는 것을 관찰하고, 이를 지나치게 동일시하지 않도록 연습한다. 이를 돕기 위해, 마음속에서 생각에 조용히 이름을 붙이는 연습을 한다. 예를 들어, "아, 저건 기억이구나……. 이건 판단이군……. 걱정이 떠올랐네."와 같이 이름을 붙이며, 거리 두기를 연습할 수 있다. 여기에서 파란 하늘은 자각과 메타 인지적 관점을 나타낸다. 참가자들에게 자신의 생각뿐만 아니라 감정, 몸의 감각, 이미지, 소리 등 다양한 경험도 포함하여 관찰할 수 있지만, 그러한 경험과는 분리되거나 '그 이상'일 수 있다는 점을 깨닫도록 한다.

MT는 여기서 배울 수 있는 주요 기술은 자신의 마음을 관찰하고, 생각에 대해 다른 관계를 발전시키는 방법을 배우는 것이라고 강조한다. 기존에는

---

2 역자주: 본문에서는 meta-awareness와 meta-cognition이라는 개념이 모두 등장한다. 본문 맥락에 따라 meta-awareness는 '메타 자각', meta-cognition은 '메타 인지'로 번역하였다. 두 용어는 모두 자신의 정신 활동을 한 걸음 떨어져 인식한다는 공통점을 가지나, 그 초점과 활용 맥락에는 차이가 있다. 메타 자각은 현재 순간의 주의, 감정, 사고 등 내면의 경험을 실시간으로 자각하는 능력을 의미하며, 이는 마음챙김과 같은 실천적 맥락에서 주로 사용된다. 반면, 메타 인지는 사고 과정—예컨대, 문제 해결 방식, 학습 전략, 기억 여부 등—을 모니터링하고 조절하는 능력을 의미하며, 인지심리학이나 교육학에서 주로 다루어지는 개념이다. 요약하자면, 메타 자각은 '지금 내가 어떤 상태에 있는지를 알아차리는 것'이며, 메타 인지는 '자신의 사고 과정을 평가하고 조절하는 것'이라고 할 수 있다.

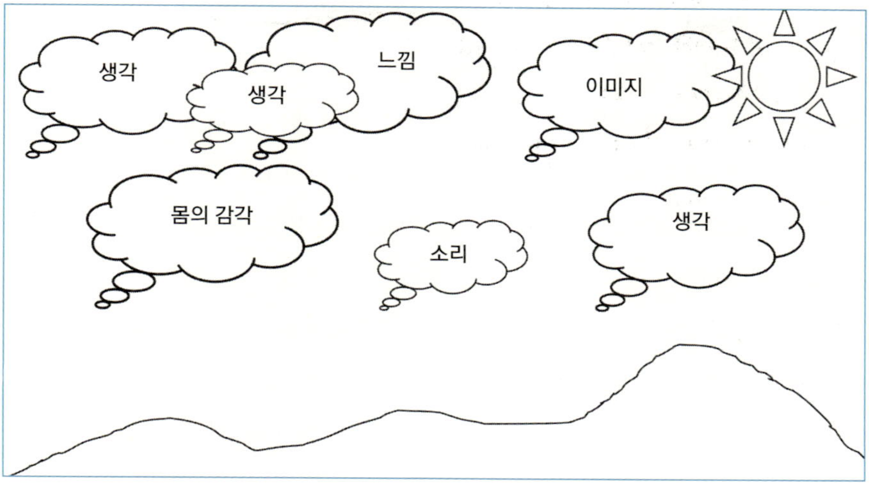

[그림 S5-1] 하늘과 같은 마음 개념을 설명하는 삽화

참가자들이 자신의 생각을 지나치게 동일시하고, 이를 절대적인 진실로 받아들였다면, ADHD를 위한 MAPs 프로그램에서는 생각은 변하는 현상일 뿐이며, 반드시 현실을 반영하는 것은 아니라는 점을 배운다.

MT는 참가자들에게 "당신은 당신의 생각이 아닙니다." "생각을 모두 믿지 마세요." 같은 구절을 활용하여 메타 인지적 태도를 즉각적으로 상기시킨다. 이 지점에서 MT는 ADHD와 관련된 인지 패턴에 대한 논의가 아직 다뤄지지 않았다는 것을 인식해야 한다. 해당 내용은 회기 후반부에서 다룰 것이며, 지금은 모든 정신적 현상에 대한 마음챙김적 관점을 소개하는 데 초점을 맞추고 있다. 이를 위해 다음의 공식 마음챙김 연습을 진행한다.

참고로 참가자들과 논의하지는 않았지만, MT는 인지에 대한 마음챙김 접근법과 전통적인 인지행동치료(CBT) 접근이 어떻게 다른지를 개념적으로 생각해 볼 필요가 있다.

전통적인 CBT에서는 생각의 내용을 변화시키고, 생각을 '부정적' '왜곡된' '비합리적' '잘못된' 인지 오류로 분류하는 데 중점을 둔다. 또한 주어진 상황에 다른 방식으로 사고하는 방법을 연습하도록 한다.

반면, 마음챙김 기반 중재(ADHD를 위한 MAPs 포함)에서는 생각 자체의 내용(content)을 바꾸는 것이 아니라, 사고와의 관계(relationship)를 변화시키는 것을 강조한다. 마음챙김에서는 생각을 개인적이고 일시적인 정신적 현상으로 바라보며, 생각에 휩쓸리지 않고 메타 인지적 관점에서 이를 관찰하는 법을 배운다.

따라서 전통적인 CBT에서는 사고의 내용(content)을 직접 다루고 수정하도록 요청하는 반면, 마음챙김에서는 생각을 있는 그대로 알아차리고(witnessing), 그 내용에 휘둘리지 않는 새로운 태도를 기르는 것을 목표로 한다.[3]

전통적인 CBT 접근법에 대한 대안으로서 이러한 마음챙김 기반 접근법이 성인 ADHD에게 특히 적합할 수 있다고 생각한다. ADHD 성인은 지나치게 부정적인 사고뿐 아니라 지나치게 긍정적인 사고를 보이기도 하기 때문이다. 예를 들어, ADHD 성인들은 우울한 사고 경향을 보이는 것 외에도(예: Mitchell et al., 2013), 과도하게 긍정적이거나 낙관적인 사고를 하기도 한다(Knouse, Mitchell, Kimbrel, & Anastopoulos, 2019; 검토를 위해 Knouse & Mitchell, 2015 참조).

후자의 예로, "나는 마감 직전에 일을 하는 것이 정말 능숙해."와 같은 사고가 있는데, 이는 긍정적이며 스스로 강점으로 여길 수도 있으나, 실제로는 역기능적일 가능성이 크다. 왜냐하면 이러한 사고방식은 결국 ADHD 성인에게 흔히 나타나는 전형적인 미루기 행동을 강화할 수 있기 때문이다.

전통적인 CBT 접근 방식에서는 이러한 사고 패턴을 '인지 왜곡' 또는 '비

---

3 전통적인 CBT 접근법과 달리, 최근 몇 년간 발전된 최신 CBT 모델('제3세대' CBT; 제2장 참조)에서는 인지(cognitions)에 대한 접근 방식이 ADHD를 위한 MAPs 프로그램과 더 유사한 방향으로 변화하고 있다. 성인 ADHD를 위한 제3세대 CBT 접근법의 예시로는 Ramsay(2020)를 참고하라.

합리적 사고'로 평가하며 이를 수정하도록 돕는다. 그러나 이러한 방식은 일부 참가자에게는 치료사로부터 지지를 받지 못한다고 느끼게 만들 수 있다.

반면, 마음챙김 접근법에서는 이러한 방식을 우회하면서도 MT가 이러한 사고를 다룰 수 있도록 한다. 즉, 전통적인 CBT에서 부정적으로 받아들여질 수 있는 방식으로 사고를 규정하지 않고도 참가자들이 자신의 사고를 덜 절대적인 것으로 인식하도록 돕는다.

생각을 알아차리고 그 내용에 휘말리지 않은 채 흘려보낸 뒤, 다시 주의를 재조정하는 과정은 ADHD 성인에게 유용한 인지적 자기 조절 전략이 될 수 있다.

생각에 대한 마음챙김

MT는 새로운 연습인 생각에 대한 마음챙김을 소개한다. 다른 많은 공식 연습과 마찬가지로 이 연습은 일반적으로 의자에 앉아서 연습하지만, 바닥에 누운 채로도 할 수 있다. 움직이고 싶은 참가자의 경우, '[연습 5-3] 생각과 함께 걷기'가 대안이 될 수 있다.

[연습 5-2] 생각에 대한 마음챙김

여기서는 마음속에 떠오르는 생각을 자각하는 연습을 할 것입니다. 이를 '생각에 대한 마음챙김' 연습이라고 합니다. 이 연습을 통해 우리는 생각에 사로잡히지 않고, 이를 지켜보는 법을 배웁니다.

먼저, 눈을 감고 몸을 이완한 채 의자에서 편안한 자세를 취합니다. [종을 울린다.]

이 연습에서는 떠오르는 생각들을 관찰하는 연습을 합니다. 우리는 쉽게 생각에 휩싸이곤 하지만, 이번에는 생각을 하늘에 떠다니는 구름처럼 바라보는 연습을 해 볼 것입니다.[4]

먼저, 현재 순간에 주의를 집중하는 것부터 시작합니다. 자신의 호흡을 알아차리고 지금 이 순간에 존재하는 자신을 느껴 보세요.

호흡에 비교적 안정적으로 주의를 집중할 수 있게 되면, 지금 떠오르는 생각들에 주의를 기울여 봅니다. 이제 호흡은 배경이 되고, 생각들을 자신의 자각 속을 스쳐 지나가는 흐름처럼 지켜볼 수 있는지 살펴봅니다.

이때 자신의 마음챙김 자각을 넓고 푸른 하늘이라고 상상해 보세요. 우리의 자각은 넓고 광활한 푸른 하늘과 같고, 떠오르는 생각과 감정, 감각들은 그 하늘을 지나가는 구름과도 같습니다.

자신의 내면을 점검하며, 떠오르는 경험을 개인적인 것으로 동일화하지 않고 이름을 붙여 봅니다. 예를 들어, "걱정이 떠올랐네." "비판적인 생각이 있구나." "계획들이 지나가네." "이미지가 떠오른다." "느낌이 있네." 등이 있습니다.

스스로에게 물어보세요. "이런 생각들을 있는 그대로, 단순한 정신적인 현상으로 바라볼 수 있을까? 그 이상도 이하도 아닌 단순한 생각으로 말이야."

---

4 만약 같은 의미를 전달하는 데 있어 참가자들이 다른 이미지에 더 익숙하다면, MT들은 다른 은유를 선택하여 사용할 수도 있다. 예를 들어, 생각을 하늘을 떠다니는 구름이 아니라 개울을 따라 흘러가는 나뭇잎에 비유할 수도 있다.

생각이 구름처럼 빠르게 지나가는지, 혹은 느리게 흘러가는지 살펴보세요. 어떤 생각들은 서로 연결되어 이야기를 들려주는 반면, 어떤 것들은 분리되어 있을 수 있습니다. 어떤 생각은 가볍고 푹신한 구름 같고, 어떤 생각은 어둡고 무거운 먹구름처럼 느껴질 수도 있습니다.

이러한 생각의 내용과 그것이 나에게 주는 영향을 알아차리면서도 그 생각 속으로 빠져들지 않도록 하세요. 생각을 붙잡고 파고들기보다는 떠오르는 그대로 흘려보내세요.

이 연습을 하다 보면 어느새 생각 속에 빠져 있는 자신을 발견할 수 있습니다. 그럴 땐 호흡으로 돌아와 현재에 중심을 잡고, 준비가 되면 떠오르는 생각들을 바라보는 연습을 이어 가세요. 생각과 나 사이에 공간을 있는지 느껴 보세요. 그 공간이 바로 메타 자각입니다.

그 공간에서는 생각에 휘둘리지 않고 조용히 바라볼 수 있습니다. 이곳에서 우리는 생각과 감정을 알아차리되, 그것에 휘말리지 않고 머물 수 있습니다.

[잠시 멈춘다.]

모든 생각은 결국 사라진다는 점을 기억하세요. 심지어 영원히 지속될 것처럼 느껴지는 생각조차 결국엔 지나갑니다. 이를 직접 경험해 보세요.

어떤 생각들은 반복적으로 떠오를 수도 있습니다.

특히 '나' '내가', 아니면 '내 것'과 관련된 생각이 그렇습니다.

그럴 때 판단하지 않는 관찰자로서, 그 생각에 집착하지 않고 단지 '하나의 생각'으로 바라볼 수 있을까요?

생각과 함께 떠오르는 감정이나 기분도 함께 관찰해 보세요.

어떤 생각들은 거부감이 들 수도 있고, 어떤 생각들은 즐거워서 놓기 어려울 수도 있습니다.

하지만 그 모든 것을 그저 하나의 경험으로 바라보세요.

생각 속에서 길을 잃었다면 다시 호흡으로 돌아오세요.

이제 잠시 멈춰서 자신의 생각을 새로운 관점에서 바라본 경험에 대해 스스로에게 감사하는 마음을 가져 봅니다.

[약 30초간 침묵을 유지한 후 종을 울린다.]

MT는 참가자들에게 앞선 연습에 대한 경험을 나누도록 초대하고, 참가자들의 의견을 바탕으로 논의를 진행한다. 이 논의에서 MT는 생각에 대한 마음챙김 연습에서 발견한 경험이 일상생활에서 ADHD가 나타나는 방식과 어떤 관련이 있는지 질문한다. MT는 참가자들이 생각에 대한 자각을 강화하는 것이 일상적인 상황에서 ADHD 증상이 표현되는 방식과 그에 대한 반응에 어떤 영향을 미칠 수 있는지 함께 탐색해 보도록 유도한다.

개별 치료에서의 적용

이 연습이 끝난 후, 환자에게 하늘을 그리게 하고, 그 하늘 위 구름에 떠오른 생각을 써 보게 한다. 이 활동은 환자가 자신의 생각을 보다 명확히 인식하고 다루는 데 도움을 줄 수 있다. 시간이 허락한다면, 이 방법은 그룹에서 함께 진행할 수도 있다.

휴식

회기의 대략 중간 지점에서 5~10분간 휴식을 취한다.

생각과 함께 걷기

다음 연습에서는 참가자들이 짧은 걷기 명상을 통해 발과 다리의 감각에 집중하면서 여기에 생각에 대한 마음챙김 자각 요소를 결합해 연습한다. 이 연습은 2회기에서 진행했던 걷기 연습(즉, 걷는 동안 발과 다리의 감각을 주의의 닻으로 삼는 연습)을 바탕으로 자각을 사고로 확장하고 전환한다. 이 연습은 메타 자각의 관점을 더욱 강조하는데, 참가자들은 땅 위에 서 있으면서 하늘에 떠다니는 구름을 바라보듯 자신의 생각에 대해 거리를 두고 관찰하는 경험을 하게 된다. 연습 중에 참가자가 생각에 빠진 자신을 인식하게 되면, 다시 발이나 다리의 감각으로 주의를 되돌려 주의의 닻으로 삼도록 안내한다. 이후 다시 생각을 관찰하는 연습으로 전환한다.

[연습 5-3] 생각과 함께 걷기

이 연습에서는 방 안을 천천히 돌며 큰 원을 그리듯 걷겠습니다. 옆 사람과 충분한 간격을 유지하세요. 걷는 동안 눈은 뜬 채 진행하지만, 시선을 자신의 바로 앞에 두고 집중하며 걷습니다. 이렇게 하면 시각적 방해를 최소화합니다.

[종을 울린다.]

천천히 걸으며, 다리를 들어 올리고 내리는 동작에 주의를 기울입니다. 발이 바닥에 닿는 느낌과 다시 올라가는 감각을 알아차려 보세요.

발의 감각에 주의가 비교적 안정적으로 머물게 되면, 이제 자각을 생각으로 확장합니다. 생각이 하늘의 구름처럼 자각 속으로 들어왔다가 사라지는 것을 관찰해 보세요.

생각을 마음속에서 일어나는 '사건'으로 인식하고, 그것들이 어떻게 순간순간 변화하는지 알아차려 보세요.

생각에 빠지거나, 생각을 다시 생각하거나, 마음속 이야기로 빠져들지 않고, 생각을 단지 알아차릴 수 있는지 살펴봅니다. 대신 현재 순간에 집중하며, 생각의 흐름을 지켜보는 연습을 합니다.

생각을 주의의 전경에 두고, 걷기의 몸의 감각을 배경으로 유지할 수 있는지 살펴보세요.

이러한 방식으로 자신의 생각을 알아차리는 것은 쉽지 않을 수 있습니다. 그러나 최선을 다하고, 자신에게 친절하게 대하세요. 어떤 생각에 사로잡히게 되면, 부드럽게 발의 감각으로 주의를 되돌리세요. 다시 주의를 고정한 후, 다시 생각을 바라보는 자각으로 돌아갑니다.

[약 3분간 침묵을 유지한 후 종을 울린다.]

연습이 끝나면, MT는 참가자들과 함께 경험을 되돌아보며, 걷기 명상이 앉아서 하는 명상과 어떻게 달랐는지 논의한다. 또한 참가자 각자가 일상에서 공식 정좌 명상과 걷기 명상 중 어느 방식을 선택해 실천할 수 있는지 안내한다.

ADHD와 비판적 생각

MT는 참가자들에게 자신의 경험 속에서 판단적이거나 지나치게 가혹하거나 비판적인 생각이 어떻게 나타나는지, 그리고 그러한 생각들이 ADHD와 어떤 관련이 있는지를 묻는다. 또한 연구를 통해 우울, 불안 그리고 완벽주의적 사고처럼 비판이 강하게 스며든 인지 패턴이 ADHD 성인들에게 흔하게 나타난다는 점을 소개할 수 있다(Abramovitch & Schweiger, 2009; Knouse, Zvorsky, & Safren, 2013; Mitchell et al., 2013; Strohmeier, Rosenfield, DiTomasso, & Ramsay, 2016). 이러한 논의 속에서 참가자들에게 이러한 비판적 사고가 자신에게 어떤 영향을 미치는지를 탐색하도록 유도한다. 일반적으로 이 과정은 자존감(self-esteem)과 관련된 논의로 이어지며, 비판적 생각이 얼마나 고통스럽고 동기를 저하시킬 수 있는지를 함께 살펴보게 된다.

ADHD를 위한 MAPs 프로그램은 이러한 비판적 사고를 인식하고, 그것이 ADHD와 관련된 문제를 더욱 악화시킬 수 있음을 이해하는 데 초점을 둔다.

[연습 5-4] 비판적 사고에 대한 경험 나누기

참가자들은 자신이 자주 하는 비판적 사고에 대해 나누는 시간을 갖는다. 짝을 지어 진행할 수도 있고 그룹 전체에서 이야기할 수도 있다. MT는 다음과 같은 질문을 제시하며 대화를 유도할 수 있다.

- "자신이나 타인을 향한 비판적인 생각이 현재 일상에서 어떻게 나타나나요? 과거에는 어땠나요?"
- "비판적인 생각을 하는 자신을 또다시 비판한 적은 없었나요?"

MT는 마음챙김이 그러한 생각을 동일시하지 않고 단순히 자각하게 하며, 그것이 호흡, 몸, 기분 등에 어떤 영향을 미치는지 관찰하면서 중립화하는 방법을 제공한다는 점을 설명한다. 참가자들이 이러한 대화를 보다 쉽게 시작할 수 있도록 MT는 ADHD와 관련된 현실적인 예시를 제시하거나 자신의 임상경험에서 유사한 사례를 공유해도 좋다. 다음은 참고할 수 있는 예시이다.

- "내 집중력은 하루살이 수준이야."
- "나는 믿을 만한 사람이 아니야. 날 잘 아는 사람들은 내가 결국 무책임하게 할 거라는 걸 알고 있어."
- "나는 정말 멍청해."(또는 "넌 왜 이렇게 멍청해, 왜 내가 하는 말을 못 알아듣는 거야?")
- "나한테 뭔가 문제가 있어."
- "사람들이 너무 느려!"
- "저 사람 진짜 싫어!"
- "난 내 삶을 전혀 정리할 수가 없어."
- "남들은 무시하는 사소한 것들에 정신이 팔리는 내가 정말 한심해!"

이 연습을 시작하기 전에 MT는 참가자들에게 다른 그룹 치료와 마찬가지로, 타인의 공유를 비판하지 않고, 수용적이며 친절한 태도로 경청해야 한다는 점을 명확히 안내해야 한다. 일부 참가자들은 자신의 비판적인 생각을 공개적으로 나누는 것을 꺼릴 수 있으므로, ADHD와 관련된 대표적인 부정적인 자기 비판을 다룬 유명한 책『내가 게으르거나 멍청하거나 미치지 않았다고?(You mean I'm not Lazy, Stupid or Crazy?!)』(Kelly & Ramundo, 2006)의 제목을 언급하며, 많은 ADHD 성인이 스스로를 향한 비난적인 사고 패턴을 가지고 있다는 점을 설명할 수도 있다.

또한 MT는 참가자들에게 비판적 사고의 옳고 그름을 판단하기보다는 그것이 자신의 삶에 어떤 영향을 미치는지를 탐색하는 것이 중요하다는 점을 강조해야 한다. 만약 이러한 사고가 부정적인 영향을 미친다면, 그 생각과 동일시하지 않고 단지 존재함을 자각하는 것이 첫 번째 단계가 될 수 있다.

MT는 '코치 A와 B 이야기'(다음 '개별 치료에서의 적용' 참조)를 활용하여 참가자들이 자신에게 보다 친절한 내적 대화를 할 수 있도록 돕는 것도 효과적이다.

개별 치료에서의 적용

적응적인 자기 대화가 환자에게 미치는 긍정적인 효과를 보여 주기 위해 다른 ADHD 치료법(Safren, Perlman, Sprich, & Otto, 2005) 및 이전 버전의 치료법(Zylowska, 2012)에서 소개된 코치 A와 B의 이야기를 도입하는 것을 권장한다. 이 이야기는 개별 치료에서 활용하는 것이 좋지만, 그룹 토론에서도 효과적으로 통합할 수 있다. 이 이야기는 환자가 자신에 대해 비판적인 생각을 경험할 때, 마음챙김의 핵심 요소 중 하나인 '자기 연민'을 실천하는 것이 어떻게 도움이 되는지를 보여 준다. MT는 다음과 같은 방식으로 이야기를 소개할 수 있다.

> "한 소녀가 야구를 배우고 있다고 상상해 보세요. 여기서는 그녀를 제니라고 해 보겠습니다. 제니는 플라이볼을 잡는 법을 배우고 있습니다. 코치가 공을 쳐서 높이 띄웠지만, 제니는 최선을 다했음에도 불구하고 공을 놓칩니다.
>
> 코치 A는 '그 공을 잡았어야지! 넌 분명히 집중을 안 했던 거야! 넌 아무것도 제대로 할 줄 몰라! 또 공을 놓치면 널 벤치에 앉힐 거야!'라고 소리칩니다."
>
> "이때 제니의 기분이 어떨까요? [환자가 대답할 시간을 주고 자신감 저하, 긴장감, 위축된 감정 등을 언급하도록 유도한다.] 그렇다면, 제니가 다음에 날아오는 플라이볼을 잡을 가능성이 높을까요, 낮을까요? [환자의 대답을 기다린다.] 아마 더 낮아지겠죠. 제니는 실망하고 위축되어 있을 것이고, 자신의 실수를 수정할 수 있는 올바른 피드백도 받지 못했어요."

"같은 시나리오를 진행하되, 이번에는 B 코치가 제니에게 소리를 지르지 않고 이렇게 말합니다. B 코치는 '이번 공은 놓쳤지만 괜찮아. 너는 배우는 과정에 있는 거니까 다음에는 이렇게 해 보자. 플라이볼은 다루기가 까다롭기 때문에 처음에 공이 뜨는 걸 보면 먼저 두세 걸음 뒤로 물러났다가 공이 가까워질 때 앞으로 뛰어가면 돼.'라고 말합니다."

"자, 이번에는 제니가 어떻게 느낄까요? A 코치와 비교하면 어떤 점이 다를까요? [환자의 대답을 기다리고, 더 큰 자신감, 지지받는 느낌을 받을 것임을 강조한다] 코치 B를 코치 A와 비교했을 때, 제니가 다음번에 공을 잡을 가능성은 어느 쪽이 더 높을까요?" [환자가 답할 수 있도록 유도하며, 제니가 지나치게 압박감을 느껴 포기하고 싶어지기보다는 더 즐겁게 게임을 할 가능성이 높아진다는 점을 짚어 준다]

기타 불균형적인 사고

ADHD 성인의 인지 방식에 대한 연구에 따르면, 지나치게 부정적이거나 판단적인 사고뿐 아니라 지나치게 긍정적인 사고도 흔하게 나타난다 (Knouse et al., 2019). 예를 들면, '난 마감 직전에 더 잘해.' 또는 '출발 전에 아직 빨래를 널 시간이 있어.' 같은 생각은 겉보기에 긍정적일 수 있으나, 실제로는 중요한 일정을 놓치게 만들 수 있다. MT는 이러한 사고가 같은 사람에게서 동시에 나타날 수 있으며, 궁극적으로 이러한 사고방식이 실제 일상 기능에 미치는 영향을 중심으로 탐색해야 한다고 설명한다. 지나치게 긍정적인 사고는 인지적으로 부담이 큰 작업을 미루는 경향과 연결되며, ADHD가 시간 감각을 왜곡하는 경향이 있다는 점을 언급하여 이것이 어떻게 작업에 걸리는 시간을 과소평가하여 아직 시간이 충분하다는 지나치게 낙관적인 가정으로 이어지는지를 설명할 수 있다.

스스로를 이끄는 자기 대화

수용과 변화의 관점을 바탕으로, MT는 마음챙김 자기 대화(self-talk) 또는 자기 코칭(self-coaching)의 개념을 소개한다. MT는 참가자들이 자신의 행동에 대해 현재 사용하는 자기 대화 또는 자기 서사(self-narrative)에 대해 마음챙김적인 접근 방식을 적용할 수 있도록 돕는다. MT는 참가자들에게 자신의 행동을 관찰할 때 판단을 내려놓고, 개방성과 호기심, 연민을 유지하는 마음챙김적 요소를 담은 자기 대화를 사용할 수 있는지 질문한다. 이렇게 생각과 행동에 대한 마음챙김 관찰(수용)은 새로운 존재 방식을 만들고 가치 지향적인 행동에 참여할 수 있는 동기를 높이는 과정(변화)으로 이어질 수 있다.

예를 들어, MT는 참가자들에게 "여러분의 내면의 목소리가 지금 이 순간에 온전히 집중하고, 현재 자신에게 일어나고 있는 일을 판단 없이 친절하며 호기심 어린 태도로 받아들이는 데 도움을 줄 수 있을까요?"라고 질문할 수 있다.

많은 ADHD 참가자에게 있어 '미루기'는 매우 흔한 어려움이다. 이를 위해 MT는 참가자에게 피하고 싶은 일을 하나 떠올려 보게 하고, 자기 대화를 활용하여 다음의 두 가지를 실천해 보도록 제안할 수 있다. ① 미루는 것을 있는 그대로 인정하고 판단하지 않고, ② 비록 미루고 싶은 강한 충동이 있더라도 그 일에 착수하도록 자신을 부드럽게 안내할 수 있다. 예를 들어, MT는 "설령 지금 당장 하고 싶지 않은 일이더라도 여러분의 내면의 목소리가 다음 행동을 바람직하고 가치 있는 방향으로 이끌 수 있을까요?"라고 말할 수 있다. 이러한 자기 대화는 참가자들이 미루고 싶은 충동을 수용하면서도 그 충동에 어떻게 반응할지를 변화시키는 데 도움이 된다.

마무리

집에서 하는 연습에 대한 논의

MT는 참가자들이 집에서 할 연습 계획을 충분히 검토할 시간을 가져야 한다. 이 시간은 질문을 받고, 헷갈리는 점을 명확히 하며, 회기 중 주의가 산만해져서 내용을 놓친 참가자들이나 이번 주에 무엇을 해야 할지 잘 모르겠다고 느끼는 참가자를 위해 내용을 보완하는 시간이다. 전달해야 할 기본적인 내용은 다음과 같다([유인물 5-1]에도 요약되어 있음).

공식 연습은 매일 10분간 '생각에 대한 마음챙김 연습'(즉, 하늘 같은 마음 또는 생각과 함께 걷기 연습)이다. 참가자들이 이 목표를 성공적으로 실천할 수 있도록 매일 일정한 시간과 장소를 정하고, 연습을 안내하는 대본을 가지고 있는지 확인한다. [유인물 5-1]을 사용하여 연습 기록도 가능하다.

이번 주에는 두 가지 비공식 연습이 있다.

1. 한 주 동안 떠오르는 비판적인 생각을 기록하기: 이는 공식 연습이나 일상생활 중에 다양한 방식으로 수행할 수 있다. 예를 들어, 하루 동안 비판적인 생각이 얼마나 자주 떠올랐는지 세어 보거나 그 내용을 파악할 수 있다. 참가자들에게 기록 방법을 사전에 계획하도록 독려하며, [유인물 5-1]을 활용할 수 있도록 안내한다.
2. 이전 회기와 마찬가지로 일상에서 호기심을 가지고 자신의 ADHD 증상을 관찰하기: 일부 참가자들은 유인물 대신, 다른 방식으로 기록하는 것을 선호할 수 있다. 예를 들어, 일기를 작성하여 자신의 ADHD를 보다 구체적으로 기록하고 싶어 할 수도 있다. 기록 형식보다 중요한 것은 ADHD가 일상에서 어떻게 나타나는지 인식하고 이해하는 과정이며, 이번 회기의 핵심 주제인 '생각에 대한 마음챙김 자각'을 함께 적용하

는 것이다. [유인물 2-3]을 선택적으로 사용할 수 있다.

[연습 5-5] 짧은 감사 명상

이번 회기를 마무리하며, 방금 마친 회기를 돌아보고, 참가자 본인을 포함한 모두에게 감사의 마음을 전하는 약 2분 정도의 짧은 명상을 소개한다. 이후 각 회기의 마지막에도 이와 유사한 짧은 마무리 연습을 사용하게 된다. 참가자들에게 마음챙김과 자기 돌봄을 실천하기 위해 시간을 내어 준 자신에게 감사나 사랑의 마음을 전하고, 수업을 함께한 다른 사람들에게도 감사를 전해 보도록 초대한다. 이 짧은 마무리 명상은 참가자들이 긍정적인 감정과 감사를 경험할 수 있도록 돕는다. 다음은 이 연습을 진행할 때 사용할 수 있는 대본의 예시이다.

> 짧은 감사 연습으로 마무리하겠습니다. 편안하면서도 바른 자세로 앉아 눈을 감거나 한곳에 시선을 고정합니다.
>
> [종을 울린다.]
>
> 오늘 이 자리에 함께해 준 모두의 존재에 감사를 느껴 보는 시간을 가져 봅니다. 이 그룹에 참석한 사람들은 자신을 돌보거나 자신의 상황을 개선하기 위해 이 자리에 모였습니다. 이유는 다를 수 있지만 모두가 자신의 삶을 성장시키고 더 나은 방향으로 나아가기 위해 이 자리에 있습니다. 또한 이곳에 와서 자기 자신과 마음챙김을 배우기 위해 시간을 내어 준 여러분 자신에게도 감사의 마음을 가져 보세요. 감사와 고마움을 느끼며 이를 다른 이들과 자신에게 전하는 동안, 몸에서 느껴지는 감사와 고마움의 느낌과 연결해 봅니다.
>
> [종을 울린다.]

남은 시간 등에 따라 자애 마음챙김 명상의 구성 요소를 통합하여 약간 더 긴 버전으로 앞선 연습에 다음을 포함할 수 있다.

> 마음속으로 다른 사람들에게 다음과 같이 말해 보세요. "당신이 행복하기를, 당신이 안전하기를, 당신이 건강하고 편안하기를." [이 말을

두세 번 더 반복한다.]

감사하는 마음을 억지로 느끼려 하지 마세요. 대신, 이미 그 마음이 존재하는지를 스스로에게 물어보세요. 만약 그렇지 않다면 다른 사람의 존재에 감사를 표현하려는 의도를 갖는 것만으로도 충분합니다.

이제 잠시 시간을 내어 마음챙김을 실천하고 자신을 돌보는 데 시간을 내준 자신에게도 자애의 마음을 전해 보세요. 이것은 이 방을 나가서 다른 사람과 상황을 더 잘 돌볼 수 있게 도움이 될 것입니다.

마음속으로 스스로에게 다음과 같이 말해 보세요. "내가 행복하기를, 내가 안전하기를, 내가 건강하고 편안하기를." [이 말을 두세 번 더 반복한다.]

이 감사의 느낌을 가지고 나아가세요. 그러나 마음속으로 이 방을 떠나기 전에 잠시 시간을 내어 앉아 지금 이 순간 긍정적인 감정과 감사의 느낌을 충분히 경험해 보세요.

그 느낌이 몸 전체에 퍼져 나가도록 하고, 오늘 하루의 다음 일정으로 넘어갈 때 그것이 자연스럽게 바깥으로도 확장되게 해 보세요.

[종을 울린다.]

「주간 연습 기록지」([유인물 5-1])는 회기가 끝날 때 배부된다. 만약 MT가 그룹 회기가 끝난 후 주간 이메일 요약을 보내기로 결정했다면, 그 구조에 대한 예시는 1회기 말미의 이메일 예시를 참고하면 된다. 또한 개별 치료에 대한 적용에 대해서는 1회기를 참조하기 바란다.

6회기

정서에 대한 마음챙김 자각

회기 요약

개요

이번 회기에서는 정서(emotion)[1]의 다양한 기능과 정서 수용 방법 등 정서에 대한 간략한 소개가 제공된다. 또한 ADHD에서의 정서적 기능에 대한 논의가 있다. ADHD 핵심 증상들은 정서적 기능과 관련이 없지만, 정서 조절의 결함이 두드러진 역할을 한다는 인식이 ADHD 분야에서 점점 확산되고 있다. R.A.I.N. 연습은 참가자들이 특히 부정적인 정서 상태를 겪을 때 마음챙김 자각을 확립하는 데 도움이 되는 기술이다. R.A.I.N.의 각 글자는 정서를 처리하는 일련의 단

1 역자주: 본문의 emotion은 맥락에 따라 '감정'과 '정서'로 구분하여 번역하였다. '정서'는 감정의 인식, 조절, 발달 등과 같은 구조적이고 이론적인 측면을 설명할 때 주로 사용되며, 심리학적 · 임상적 개념을 담는 보다 포괄적인 용어이다. 이에 따라 정서 조절의 개념적 논의나 마음챙김 자각과 연결된 설명, 또는 ADHD와 관련된 정서적 특성을 다룰 때는 '정서'라는 용어를 사용하였다. 반면, 특정 감정 상태(예: 분노, 슬픔, 불안 등)를 실시간으로 인식하거나, 그러한 감정을 견디고 흘려보내는 연습과 같이 참가자들에게 직접 안내하거나 실천을 유도하는 문맥에서는 보다 직접적이고 경험 중심적인 표현인 '감정'을 사용하였다. 이와 같이 개념적 설명과 실제적 적용의 맥락에 따라 용어를 구분하여 번역이 되었다는 점을 참조하기 바란다.

계를 의미하며, 이는 인지하기(Recognize, R), 수용하기(Accept, A), 살펴보기(Investigate, I), 개인화하지 않기(Not personalize, N)이다. 이 기술을 연습하기 위해 최근 감정적으로 자극받은 사건을 떠올리며 진행하는 이미지 기반 정좌 명상이 수행된다. 마지막으로, 긍정적인 정서 상태를 키우는 주제가 다뤄지며, 이를 위한 실천 방법으로 자애 명상이 소개된다. 참가자들은 다음 한 주 동안 긍정적인 정서와 부정적인 정서 모두에 주의를 기울이며 관찰하도록 요청받는다.

회기 개요

1) 짧은 시작 명상 연습: 생각에 대한 마음챙김
   - [연습 6-1] 짧은 버전의 생각에 대한 마음챙김
2) 복습
   - 이전 회기의 내용
   - 집에서의 연습 경험
3) 회기 주제: 정서에 대한 마음챙김 자각
4) R.A.I.N. 소개 및 연습
   - [연습 6-2] R.A.I.N.
5) 휴식
6) 걷기 명상: 정서와 함께 걷기
   - [연습 6-3] 정서와 함께 걷기
7) 긍정적 정서를 기르기: 자애(loving-kindness)
   - [연습 6-4] 자애 명상
8) 마무리
   - 집에서 하는 연습에 대한 논의
   - [연습 6-5] 짧은 감사 명상

집에서 하는 연습

1) 공식 마음챙김 연습: 자애(loving-kindness) 명상 또는 R.A.I.N. 연습(하루에 15분), 또는 정서와 함께 걷기 연습을 할 수도 있다.
2) 비공식 마음챙김 연습
   - 일상생활에서 짧은 비공식 R.A.I.N., 자애 명상 또는 정서와 함께 걷기 연습
   - 다양한 상황에서 정서가 어떻게 나타나는지 살펴보기. 이는 즐겁거나, 불쾌하거나, 또는 중립적인 경험기록표를 사용하거나, 자신의 ADHD 패턴을 기록하며 볼 수 있다.

짧은 시작 명상 연습: 생각에 대한 마음챙김

MT는 마음챙김 지각에 대한 이전 회기에서 배운 연습의 한 측면을 통합하는 짧은 명상 연습으로 시작한다. 다른 회기와 마찬가지로, 시작 연습은 참가자들이 마음을 진정시키고 긴장을 풀고, 모임에 더 집중할 수 있도록 돕는다.

[연습 6-1] 짧은 버전의 생각에 대한 마음챙김(5분)

이번 회기의 연습에서는 생각에 대한 마음챙김 연습의 짧은 버전을 추천한다.

[종을 울린다.]

편안하고 안정되게 앉습니다. 등을 곧게 펴고, 긴장은 풀고, 편안하면서도 품위 있는 자세로 앉아 봅니다. 손은 자연스럽게 무릎 위나 몸 옆에 둡니다.

호흡에 주의를 기울이며, 지금 이 순간에 편안하게 머물러 보세요.

주의가 호흡에 비교적 안정적으로 머물게 되면, 지금 떠오르는 생각들을 알아차려 봅니다. 호흡은 자연스럽게 배경으로 두고, 떠오르는 생각들이 들어오고 나가는 것을 알아차리며 지켜볼 수 있는지 살펴보세요.

마음챙김 자각을 구름이 떠다니는 넓고 푸른 하늘로 상상하는 것이 도움이 될 수 있습니다. 당신의 자각은 지나가는 구름보다 더 넓고 광활한 커다란 푸른 하늘과 같습니다. 이 넓은 자각 속에서 생각과 감정, 감각이 마치 구름처럼 나타났다 사라지는 것을 지켜봅니다.

생각의 내용과 그것이 나에게 미치는 영향을 알아차리되, 가능하다면 그 생각에 휘말리지 않도록 하세요. 물론 생각에 빠져들기 쉽습니다. 어느 순간 생각의 구름에 휩싸여 있는 자신을 발견할 수도 있습니다. 그럴 때는 호흡으로 다시 돌아와 현재 순간에 자신을 다시 자리잡게 합니다. 그런 다음, 준비가 되면 다시 생각을 바라보고 그저 흘러가도록 하세요.

스스로에게 "이 생각들을 그 이상도 이하도 아닌, 그저 하나의 마음의 현상으로 볼 수 있을까?"라고 자문해 보세요.
[약 30초간 침묵을 유지한 후 종을 울린다.]

복습

이전 회기의 내용

MT는 '생각에 대한 마음챙김' 및 '생각과 함께 걷기' 공식 연습과 이전 회기에서 제안된 비공식 연습에 대해 간략하게 논의한다. 이전 회기에서는 긍정적이든 부정적이든 생각과 그것이 ADHD 행동과 어떻게 연관되어 있는지에 초점을 맞추었다. 참가자들은 또한 비판적인 생각의 역할과 자기비판이 나타나는 방식에 대해서도 논의하였다. 참가자들은 자신의 행동을 안내하기 위해 자기 대화를 사용하는 방법에 대해서도 배웠다. MT는 모든 참가자가 지난주에 배운 주요 내용과 기술을 기억할 수 있도록 해당 회기의 유인물을 참고한다.

집에서의 연습 경험

복습을 원활하게 진행하기 위해 다음과 같은 질문을 던진다. 참가자들이 비교적 실천하기 쉬웠을 비공식 연습에 대해서 먼저 질문한다.

- "지난 회기 이후 비판적인 생각을 얼마나 자주 기록해 보셨나요? 어떠셨나요? 무엇을 알아차리셨나요?"
- "우리의 공식 명상 연습은 10분입니다. 매일 어떻게 실천하셨나요? 이

연습을 습관화하거나 유지하는 데 도움이 될 만한 '요령'이 있다면 나눠 주실 수 있나요?"

- "하늘 같은 마음이나 생각과 함께 걷기 연습을 하면서 어떤 어려움이 있었나요? 어떤 점이 좋았나요?"
- "큰 그림으로 보았을 때, 마음챙김 명상 연습과 그 이면의 배움이 ADHD에 어떤 영향을 미치기 시작하는 것을 알아차리셨나요? 지난 회기의 내용을 적용하면서 자신의 마음 상태를 비판 없이 관찰할 수 있었나요?"
- "마음챙김 자기 코칭을 할 수 있었나요?"

각 회기와 마찬가지로, MT는 참가자들의 연습 과정에서 겪는 어려움을 공감하고 인정하면서도 지속적인 연습을 독려하는 균형 잡힌 태도로 논의를 이끈다.

개별 치료에서의 적용

개별 치료 환경에서 매일 명상을 꾸준히 하는 게 어려운 환자를 위해, MT는 성인 ADHD 치료에서 흔히 사용하는 CBT 기법을 활용할 수 있다. 이 방법은 일정표를 활용하여 특정 행동(이 경우, 명상 연습)을 수행할 시간을 정하는 것이다. 하루를 일정 단위(예: 30분 또는 60분 단위)로 나누어 표시할 수 있는 일정표라면 어떤 것이든 사용할 수 있다. 먼저, 환자와 함께 일주일 동안 일관되게 명상을 실천할 수 있는 가능성이 높은 시간대를 파악한 뒤, 이를 일정표에 기록하도록 한다. 또한 환자가 평소에 이미 하고 있는 활동과 명상을 연결해서 하는 것도 도움이 될 수 있다. 예를 들어, 커피나 차를 마신 직후에 명상을 하도록 정하거나 명상을 실천한 후에 특정 활동을 할 수 있도록 설정하는 자기 강화 방식으로 활용할 수 있다. 마지막으로, 이 계획을 실천하는 과정에서 예상치 못한 문제들이 발생할 수 있으므로 이를 함께 점검하고 해결할 방안을 마련한다.

이러한 적용은 그룹 환경에서도 할 수 있지만, MT는 ① 매일 명상 일정을 유지하기 어려운 개별 참가자에게 충분한 지원을 제공하는 것과, ② 그룹에서 이러한 지원을 제공하는 데 걸리는 시간과 다른 참가자에게 미치는 영향 사이의 균형을 고려해야 한다.

회기 주제: 정서에 대한 마음챙김 자각

이 회기의 주요 주제는 정서에 대한 마음챙김 자각이다. 여기에서는 매일 자신의 정서를 더 잘 자각하는 방법과 불쾌한 정서 상태에 대처하며 긍정적인 정서를 키우는 방법을 배우게 된다. MT는 먼저 정서 자체에 대한 간단한 심리교육을 진행한다. 참가자들은 요점을 요약한 [유인물 6-1]을 참고한다.

첫째, 정서는 생각(예: "저 사람 정말 짜증 나!" "도저히 못 참겠어!"), 느낌(예: 좌절감 또는 압도감), 몸의 감각(예: 이를 악물거나 목의 긴장감)의 세 가지 요소

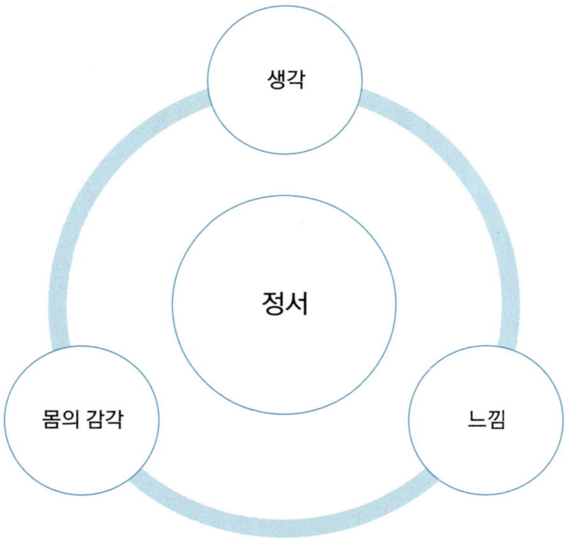

[그림 S6-1] 정서적 경험의 다양한 요소를 보여 주는 그림

로 구성된 경험으로 설명한다. MT는 개념을 시각적으로 설명하기 위해 [그림 S6-1]과 같은 도식을 그릴 수 있다. 또한 MT는 참가자들이 정서적 경험의 이러한 다양한 측면에 대해 토론할 때 직접 제공한 사례를 기록한다.

둘째, 긍정적 정서와 부정적 정서 모두가 보편적이고 중요하며, 유용한 정보를 제공한다는 점을 강조한다. 정서를 경험하는 것은 인간의 자연스러운 일부이며, 정서는 기능적인 목적을 가지고 있다. 따라서 모든 부정적인 정서가 바람직하지 않은 것만은 아니다.

예를 들어, 어느 정도의 불안은 특정 과제를 준비하도록 동기를 부여할 수 있다. 그리고 그 사람이 실제로 그 과제에 몰입하면 불안은 사라진다. 즉, 불안이 당면한 과제를 수행하는 데 도움이 된다면, 이는 적응적인 것이 될 수 있다. 반면, 불안이 지나쳐서 마비된 듯한 상태가 되고, 결국 당면한 과제를 수행하지 못하게 된다면 이는 부적응적인 것이다. MT는 이 예시를 통해 부정적인 정서는 피해야 할 것이 아니라 중요한 역할을 한다는 점을 설명한다. 따라서 정서를 경험하고 있다면 그것을 먼저 인정하고 수용하는 과정이 필요하며, 그 후에 비로소 어떻게 반응할지 결정해야 한다. 마지막으로, 참가자들에게 이러한 관점이 자신이 정서를 경험하고 반응하는 방식과 어떻게 다른지 질문한다.

셋째, 정서 상태는 영구적이지 않으며, 시간이 지나면서 변한다. 그러나 이러한 점이 일부 참가자들에게는 분명하게 느껴지지 않을 수 있다. 특히 정서가 의식의 전면에서 사라진 후에도 은밀하게 남아 있는 여운은 더욱 그러하다. MT는 "정서는 혜성처럼 처음에는 강렬하지만 꼬리를 남기며 잔여 효과를 일으킬 수 있습니다."라고 설명할 수 있다. 이어서 "감정이 가라앉았다고 생각하더라도 여전히 우리의 경험을 물들일 수 있습니다. 어떤 경우에는 여전히 감정의 잔재를 경험하고 있을지도 모릅니다."라고 덧붙여 설명한다. 그런 다음, 참가자들에게 이러한 현상이 자신의 경험에서 어떻게 나타나는지 물어본다. ADHD과 관련된 흔한 예로는, 시간 관리를 제대로 하지 못해 회의에 급히 가게 되는 상황이 있다. 이때 당사자는 서두르는 동안 스트레스, 긴장, 비판에 대한 두려움을 느낄 수 있다. 이러한 느낌은 회의에 가는 동안 가장 강렬하게 나타나지만, 회의 중이나 그날 하루 종일 지속될 수 있다. MT는 참가자들에게 유사한 자신의 경험을 나눌 수 있도록 격려한다.

개별 치료에서의 적용

그리기를 좋아한다면, 개별 치료에서든 그룹 치료에서든 참가자에게 혜성을 그려 보도록 할 수 있다. 혜성을 그려 보고, 혜성의 각 부분에서 자신의 생각, 느낌, 몸의 감각 및 행동과 어떻게 연결되는지 작성해 보게 한다. 예를 들어, 혜성의 앞부분은 강렬한 빛을 내뿜는 부분으로, 정서가 가장 강하게 느껴지는 순간을 나타낼 수 있다. 반면, 혜성의 꼬리는 정서의 여운이 남아 지속되는 부분을 의미할 수 있다. 이를 통해 정서가 시간이 지나면서 어떻게 변화하고 영향을 미치는지를 시각적으로 표현할 수 있다.

이처럼 정서를 그림으로 표현하는 과정은 정서적 경험을 탐색할 시간을 보다 충분히 제공하며, 이를 통해 각자에게서 정서가 어떻게 표현되고 경험하는지를 보다 풍부하고 맥락에 맞는 서사로 구성하는 데 도움을 줄 수 있다.

넷째, MT는 정서에 대한 심리교육을 ADHD와 연결 지어 설명한다. 전통적으로 ADHD는 인지적 측면(즉, 주의력결핍/과잉행동장애에서의 '주의력 결핍')과 행동적 측면(즉, '과잉행동')에서 주로 논의되어 왔으며, 정서적 측면에서는 충분히 다루어지지 않았다. 그러나 ADHD에는 초기 개념화 단계부터 정서적 요소가 포함되어 있었으며(자세한 내용은 Barkley, 2010 참조), 최근 연구에서는 정서 조절의 어려움이 ADHD에서 중요한 역할을 한다는 점에 점점 더 주목하고 있다(예: Shaw, Stringaris, Nigg, & Leibenluft, 2014).

그룹 논의에서는 ADHD에서 주로 나타나는 정서적 어려움과 이에 대한 참가자들의 반응을 탐색하는 것이 중요하다. 바클리(Barkley, 2010)의 연구에서 제시된 ADHD의 정서 조절 곤란의 예시는 다음과 같다.

- 성급함
- 쉽게 좌절함/참지 못함
- 다혈질
- 빨리 화를 냄
- 과민하거나 쉽게 짜증 냄
- 과잉 반응

또한 MT는 참가자들에게 어떤 정서적 어려움이 ADHD 증상과 관련이 있는지 확인한다. 예를 들어, 부주의로 실수를 하거나, 중요한 물건을 잃어버리거나, 약속이나 회의를 잊어버리는 것은 좌절감을 유발할 수 있다. 과잉행동-충동성 증상이 두드러지는 ADHD의 경우, 다른 사람을 방해하지 않으려 할 때 긴장하거나 안절부절못하는 경우도 흔히 나타난다.

다섯째, MT는 ADHD와 관련된 정서를 대처하는 방법이 단기적으로는 기능적인 목적에 부합할 수 있지만, 장기적으로는 해로울 수 있다는 점을 논의한다. 예를 들어, ADHD를 가진 성인은 복잡하거나 장기적인 과제를 생각할 때 압도감을 느낄 수 있다. 이때 압도감을 즉시 완화하는 한 가지 방법은 덜 중요하거나 우선순위가 낮은 일을 하는 것이다. 이는 단기적으로는 감정적 불편함을 피하는 데 도움이 되지만(즉, 회피를 통해 기분이 나아짐), 장기적으로는 일이 계속 미뤄지고 결국 만성적인 미루기로 이어질 수 있다.

여섯째, ADHD를 가진 사람들은 ADHD로 인한 지속적인 기능적 어려움을 겪으며 성장했기 때문에, 스스로와 자신의 능력에 대해 불안하거나 의심하는 감정을 자주 경험할 수 있다. 이러한 과정에서 거절에 대한 두려움이나 수치심을 자주 느낄 수 있으며, 이러한 감정이 겉으로 드러나지 않는 경우, 사람을 지나치게 만족시키려 하거나 방어적이고 과민하게 반응하는 경향이 나타날 수도 있다.

마음챙김을 통해 참가자들에게 이러한 정서를 있는 그대로 바라보는 것이 괜찮다는 점을 전달하고자 한다. 마음챙김은 참가자들이 자신의 경험을 비판이 아닌 자기 연민의 태도로 바라볼 수 있도록 도와주며, 이를 통해 자기 조절 능력을 향상시키는 데 기여한다. 마음챙김을 실천하면 정서를 부정하거나 지나치게 집착하거나 감정적으로 과잉 반응하는 경향이 줄어든다.

"자극과 반응 사이에는 공간이 있다. 그 공간에서 우리는 어떻게 반응할지를 선택할 수 있다. 그리고 우리의 반응 속에 성장과 자유가 있다."

궁극적으로, 마음챙김은 정서에 반응하는 방식에 대해 선택의 여지를 제공한다. 이를 잘 설명하는 말로 흔히 빅터 프랭클(Viktor Frankl)의 인용구가 있다.

일곱째, ADHD와 관련된 긍정적 정서 또한 인정하고 논의할 필요가 있다. ADHD와 관련된 열정, 공감, 이타심 등의 특성은 대중적인 문헌에서 자주 언급되지만, 이러한 정서적 기능이 과학적으로 충분히 연구된 것은 아니다. ADHD를 가진 성인은 충동적인 열정을 보이거나 지나치게 쉽게 흥분하는 경향이 있을 수 있다. 이러한 과도한 흥분은 이미 과도하게 많은 일을 맡고 있는 상황에서도 새로운 일에 충동적으로 참여하게 만드는 원인이 될 수 있다.

정서를 폭넓게 논의하는 과정에서 진행자는 참가자들에게 ADHD를 가지고 있는 것이 자신에게 긍정적인 특성이나 정서와 연결된다고 느낀 적이 있는지 질문해 볼 수 있다.

마지막으로, MT는 여러 연구에서 마음챙김 훈련이 다양한 그룹에서 부정적 정서를 줄이고 긍정적 정서를 증가시키는 효과가 있음이 확인되었다는 점을 알려 줄 수 있다(Gu, Strauss, Bond, & Cavanagh, 2015; Hölzel et al., 2011). 또한 ADHD를 위한 MAPs 프로그램이 ADHD를 가진 성인의 정서 조절 곤란을 개선하는 데 효과적이었다는 연구 결과도 소개할 수 있다(Mitchell et al., 2017).

R.A.I.N. 소개 및 연습

MT는 새로운 정좌 명상인 R.A.I.N.을 소개한다. 이 연습은 참가자들이 자신의 정서 상태를 인식하고 처리하는 방법을 단계별로 안내하는 것으로, 특히 강렬하고 불쾌한 정서를 다루는 데 효과적이다. 'R.A.I.N.'의 각 글자는 각각 다른 단계를 나타낸다. R은 인지하기, A는 수용하기, I는 살펴보기, N은 동일시하지 않기를 의미한다.

첫 번째 단계는 R, 인지하기(recognize)이다. 참가자들은 감정이 일어나는 동안 그것을 인지하고 인정하도록 초대받는다.[2] 일정한 연습이 필요하겠지만, 참가자들은 슬픔, 행복, 흥분, 평화, 긴장, 분노, 지루함, 두려움, 당혹감 등 자신의 내면에서 알아차려지는 모든 정서적 경험을 열린 마음으로 알아차릴 수 있도록 격려받는다. 만약 뚜렷한 느낌이 없다면, 참가자들은 감정이 없는 상태, 중립적인 정서, 혹은 무감각이나 단절감을 알아차릴 수 있다. MT는 참가자들이 현재 경험하는 감정에 이름을 붙이도록 유도한다. 예를 들어, "아 그렇구나. 여기에는 슬픔이 있네요."라고 할 수 있다. 또한 MT는 "이름을 붙이면 길들일 수 있습니다(If you name it, you can tame it)."라는 표현을 소개하며, 감정에 이름을 붙이는 것이 감정을 다루는 데 도움이 된다는 점을 강조할 수 있다.

두 번째 단계는 A, 수용하기(accept)이다. 감정을 인지하고 이름을 붙인 후에는 이 단계에서 감정을 온전히 받아들이도록 장려한다. 참가자들은 감정을 느낀다고 해서 자신을 비판하거나 무언가 잘못되었다고 생각하기보다는, 그 감정을 허용하고 단순히 환영하도록 격려받는다. MT는 참가자들이

---

2 MT는 참가자들에게 이 연습이 어려운 정서를 경험하는 순간 이를 처리하는 데 사용된다고 설명한다. 그러나 이번 회기에서는 참가자들이 최근에 자신이 겪었던, 정서적으로 힘들고 싫었던 사건을 회상하면서 R.A.I.N.을 실천하도록 안내한다. 이를 통해 당시의 어려운 감정을 회상하며 R.A.I.N.을 적용하여 처리하는 연습을 하게 된다.

감정을 경험한 자신을 비판하지 않고 '지금, 여기 있는 그대로' 그 감정을 알아차리고 받아들이도록 한다.

세 번째 단계는 I, 살펴보기(investigate)이다. 참가자들이 감정을 인식하고 받아들인 후에는 호기심, 개방성, 흥미를 가지고 그 감정이 몸에서 어떻게 느껴지는지를 더 자세히 탐색할 수 있다. 실제 연습 중에 MT는 다음과 같이 안내할 수 있다. "지금 몸에서 어떤 느낌이 드나요? 위가 조이는 듯한 통증이 있나요? 머리가 아픈가요? 목이 긴장된 느낌이 드나요? 지금 이러한 느낌에 대해 스스로에게 어떤 이야기를 하고 있나요?" 예를 들어, 다음과 같이 말할 수 있다. "'나는 지금 상황이 좋지 않고, 이런 상태가 계속될 거라고 믿고 있어.'와 같은 생각이 떠오르나요?" "지금 어떤 정서적인 반응을 하고 있는지 관찰해 보세요. 화가 나거나, 수치심이 들거나, 이런 기분을 느끼고 싶지 않다고 생각하고 있나요?"

마지막 단계는 N, 개인화하지 않기(not personalize)이다. N은 특정 감정과 자신을 동일시하지 않기를 의미하기도 한다. 이 단계는 R.A.I.N. 단계를 거친 후 자연스럽게 이루어질 수도 있다. 참가자들은 감정을 인지하고, 그것이 존재함을 받아들인 다음 신체적 · 인지적 · 정서적으로 어떤 느낌인지 살펴본 후, 그 감정을 이전보다 덜 개인적으로 받아들이는 경험을 할 수 있다. 감정을 단지 감각, 생각, 그리고 이름을 붙인 하나의 현상으로 바라보게 되면서, 감정에 휩쓸리기보다는 보다 중립적인 관찰자의 입장에서 그것을 지켜볼 수 있게 된다. 이 단계에서 MT는 참가자들에게 감정은 단지 일시적인 '사건'일 뿐이며, 그것을 바라보고 목격할 수 있지만 그것에 의해 규정될 필요는 없다는 점을 상기시킨다.

MT는 참가자들이 이 단계들을 진행할 때 다음의 몇 가지 사항을 염두에 두도록 안내해야 한다.

- 첫째, 이 과정은 일련의 단계로 순서대로 제시되어 있지만, 참가자들은

종종 단계 사이를 오가거나 여러 단계를 동시에 진행할 수 있다. 이는 자연스러운 현상이며, 각자의 방식에 맞게 유연하게 적용하면 된다.

- 둘째, 특정 감정을 견디기 어려운 경우, 참가자는 호흡이나 소리와 같은 중립적인 대상에 주의를 돌리는 것이 도움이 될 수 있다. 또한 스스로의 상태를 점검해 보도록 한다. 특히 피곤하거나 에너지가 고갈된 상태에서는 감정을 알아차리는 연습이 어려울 수 있으므로 무리하지 않는 것이 중요하다.
- 셋째, 참가자들이 감정을 알아차리고 동일시하지 않을 때 실제로 그 감정이 사라지기도 한다. 만약 그렇다면, 이는 긍정적인 일이다! 그러나 이 연습의 목표는 정서적 경험을 없애는 것이 아니라 그 경험을 보다 명확하게 바라보는 것임을 기억해야 한다. MT는 감정을 인지하고 수용할 때 그것과의 적절한 거리를 유지하면서 더 지혜롭고 유연하게 반응할 수 있는 여유가 생긴다는 점을 강조할 수 있다.
- 마지막으로, 정서는 다루기 어려운 대상일 수 있다. 특히 강렬하거나 고통스러운 정서는 쉽게 우리를 압도할 수 있다. 참가자들은 자신의 속도에 맞춰 부드럽고 천천히 진행하는 것이 중요하며, 정서를 다루는 연습은 평생 지속되는 과정임을 기억하는 것이 필요하다. MT는 참가자들에게 명상 중 죽음, 학대, 트라우마, 이혼과 같은 어려운 경험과 관련된 기억이 떠오를 수 있으며, 때로는 이러한 기억이나 경험이 너무 강렬하거나 고통스러워서 혼자 감당하기 어려울 수 있음을 알려 준다. 이러한 경우, 참가자들은 MT에게 알리고, 추가적인 지원이나 적절한 전문가의 도움을 받을 수 있도록 해야 한다. 참가자에게 자해 충동이나 해로운 생각이 떠오르는 경우에는 즉시 개별적인 환경에서 다루는 것이 중요하다. 이를 위해 그룹 훈련 중에도 필요한 경우 잠시 나가서 개별적인 지원을 받을 수 있도록 안내한다. 이러한 이유로, 그룹을 진행할 때에는 두 명 이상의 MT가 함께하는 것이 바람직하다.

개별 치료에서의 적용

개별 치료는 트라우마, 학대의 경험이 있거나 최근 또는 복합적인 애도 과정을 겪고 있는 성인 ADHD 환자에게 적절한 환경이다. 즉, 매우 강렬하고 압도적인 기억과 정서를 경험하는 환자들에게는 일반적으로 개별 치료가 최적의 치료 환경이 될 수 있다. 개별 치료에서는 치료사의 집중적인 관심이 필요하며, 이를 통해 환자가 재트라우마를 겪지 않고 정서를 처리할 수 있도록 도울 수 있다. 또한 치료사는 명상 중 환자가 특히 강렬하거나 압도적인 정서를 경험하는 것처럼 보일 경우, 즉시 명상에서 빠져나오도록 안내하고, 그라운딩이나 기타 트라우마에 기반한 기법들을 활용할 수 있다.

[연습 6-2] R.A.I.N.

이 연습에서는 참가자들은 최근에 부정적 정서를 느꼈던 사건을 떠올리며 명상을 진행한다. 다만, 그 감정이 너무 강렬하거나 압도적이지 않은 수준의 것을 선택한다.

마음챙김 태도로 하늘에 떠다니는 구름을 보듯이 일상적인 생각과 감정을 관찰합니다. 그러나 때때로 이러한 구름이 커다란 천둥 번개나 폭풍처럼 위협적이고 불길하게 보일 때는 관찰하기가 어렵습니다. R.A.I.N. 연습은 어려운 감정을 균형 잡힌 방식으로 경험하는 데 도움이 될 수 있습니다. 이 연습을 통해, 감정에 젖더라도 그 감정에 빠져들지 않는 법을 배울 수 있습니다. 이 연습에서 인지하기, 수용하기, 살펴보기, 개인화하지 않기를 뜻하는 약어인 R.A.I.N.을 사용합니다. 지금부터 각 단계를 차례대로 안내하겠습니다.

눈을 감고 몸의 긴장을 풀고, 의자에서 편안한 자세를 취해 봅니다. 심호흡을 몇 번 해 봅니다.

[종을 울린다.]

과거에 스트레스를 받았던 사건을 떠올려 보세요. 아니면 최근에 속상하거나 답답했던 순간일 수도 있습니다. 마음의 눈으로 그런 상황이었을 때 어디에 있었는지, 누구와 함께 있었는지 떠올려 봅니다.

당신을 속상하게 했던 일이나 그때의 상황을 기억해 보고, 그 순간과 연결될 수 있는지 살펴봅니다.

이제 인지하기(R) 단계를 시작해 봅니다. 그 순간 어떤 감정이 떠올랐는지 알아차려 보세요. 슬픔, 좌절, 수치심, 상처, 불안, 분노, 당혹감, 무감각 또는 단절감 등 한두 개의 단어로 느꼈던 감정을 표현해 보세요. 어떤 감정이든 괜찮습니다. 그저 감정을 알아차리는 것에 호기심을 가져 보세요.

이제 수용하기(A) 단계로 넘어갑니다. 지금 알아차린 것을 그대로 받아들일 수 있는지 살펴보세요. 그 감정을 좋아하거나 원할 필요는 없습니다. 다만, 지금 이 순간 이것이 현실의 일부라는 것을 받아들이거나 허용할 수 있는지 살펴보세요. 특정한 반응을 보였거나 혹은 보이지 않았다고 자신을 비판하거나 판단하지 않고, 있는 그대로 관찰할 수 있나요? 무엇이든 새롭게 떠오르는 것이 있다면, 그것을 따뜻하게 환영합니다.

다음 단계는 살펴보기(I)입니다. 자신의 경험에 더 가까이 다가가, 몸에서 느껴지는 감정을 조사해 보세요. 지금 몸에서 어떤 감각이 느껴지나요? 예를 들어, 턱이나 가슴에 긴장이 느껴지나요? 위가 꽉 조이는 듯한 감각이 있나요? 이를 꽉 물고 있나요? 지금 이 순간, 몸이 보내는 신호에 귀를 기울이며 그 메시지를 들어 보세요. [10초 정도 기다린다.]

지금까지 알아차리지 못했던 어떤 생각이 떠오르나요? 마음의 배경에서 어떤 이야기가 흐르고 있나요? 그 속에 어떤 비판이 있나요? [10초 정도 기다린다.]

지금 알아차린 것에 대해 어떤 반응을 보이고 있나요? 수치심이나 좌절감이 느껴지나요? [10초 정도 기다린다.]

자신의 경험을 계속 인지하고, 수용하며, 살펴보는 동안 자신에게 친절하고 부드럽게 대하는 것을 잊지 마세요. 이 과정이 너무 어렵게 느껴진다면, 잠시 주의를 호흡으로 돌렸다가 준비가 되면 다시 돌아오면 됩니다.

이제 마지막 단계인 개인화하지 않기(N)로 가 보겠습니다. 이는 어려운 감정적 경험과 자신을 동일시하지 않는 것을 연습하는 것입니

> 다. 결국, 감정은 일련의 반응과 감각의 집합일 뿐이며, 그것이 당신 자신을 규정하지 않습니다. 감정은 영원하지 않습니다. 지금 이 순간, 그저 자신의 경험을 지켜보고 그 감정과 함께 있다는 것을 알아차려 보세요.
> [약 30초간 잠시 멈춘다.]
> 끝으로, 잠시 시간을 내어 어려운 감정을 마주하려는 용기를 낸 자기 자신에게 감사하는 마음을 가져 봅니다. 감정이 강렬하거나 진실처럼 느껴질 수 있지만, 그것들이 당신을 지배할 필요는 없습니다. 당신은 마음챙김을 통해 그것들을 있는 그대로 바라볼 수 있습니다.
> [종을 울린다.]

MT는 참가자들에게 앞선 연습에 대한 경험을 나누도록 초대하고, 참가자들의 의견을 바탕으로 논의를 진행한다. MT는 정서에 대한 자각을 키우는 것이 일상생활 속에서 ADHD에 어떻게 도움이 되는지 함께 성찰해 볼 수 있도록 돕는다.

휴식

회기의 대략 중간 지점에서 5~10분간 휴식을 취한다.

걷기 명상: 정서와 함께 걷기

여기에서는 정서적 경험에 집중하면서 움직임을 동반하는 걷기 명상을 추천한다. 이번에는 첫 번째 R.A.I.N. 연습에서 어려운 기억을 떠올리는 것과 달리, 참가자들은 미묘하거나 상당히 중립적인 감정이라도 그 순간에 자연스럽게 떠오르는 정서를 알아차리도록 한다.

[연습 6-3] 정서와 함께 걷기

이 연습에서는 정서적 경험에 계속 집중하면서 움직임을 통합해 보겠습니다. 모두 일어서서 큰 원을 만들어 봅니다. 왼쪽으로 몸을 돌려 옆 사람의 등을 마주 보도록 합니다.

자, 이제 평소의 걸음걸이로 걷기 시작합니다. [그룹이 한 바퀴 또는 두 바퀴를 돌도록 한다.]

이제 걸음을 멈추고 몸을 고요하게 가만히 놔둡니다. 눈을 감고 서 있는 자신의 몸을 느껴 보세요. 자세를 느끼고, 몸이 땅에 닿아 있는 무게감을 느껴 보세요. 몸의 에너지를 알아차리고, 긴장되거나 이완된 부분이 있는지 살펴보세요. 몸에서 느껴지는 다양한 감각을 알아차려 봅니다.

눈을 뜨세요. 이제 천천히 걷기 명상을 하면서 발을 움직이는 감각에 집중해 봅니다. 원을 그리며 걷기 때문에 앞뒤에 있는 사람에게 서로 밟히지 않도록 주의를 기울여야 합니다. 걷는 동안, 다른 사람보다 빨리 걷고 싶은 마음이나 조급한 마음이 올라올 수 있습니다. 그런 마음이 들면, 인내심을 연습하며 감정적 경험과 함께 머물러 볼 수 있는 기회로 삼아 봅니다.

시작하기 전에 조용히 걷기에 집중해야 한다는 것을 기억하세요. 시야에 들어오는 방해 요소를 최소화하면서도, 내가 향하고 있는 방향을 계속 인식합니다.

자, 이제 천천히 걷기 시작하겠습니다. 천천히 한쪽 다리를 들어 올리고 내려놓습니다. 그런 다음 다른 쪽 다리도 들어 올리고 내려놓습니다. 마음속으로 '들어 올리고 놓기, 들어 올리고 놓기'라고 표현해도 좋습니다. 꼭 이름을 붙일 필요는 없지만, 걷기에 집중하는 데 도움이 된다면 이름을 붙여도 괜찮습니다.

발이나 다리에서 어떤 감각이 느껴지나요? 몸이 움직이는 감각을 알아차릴 수 있나요? 발이 바닥에 닿는 감각을 관찰하세요. 발 앞부분이 바닥에 닿는 순간을 인식하고, 몸의 무게중심이 다른 발로 옮겨가는 감각을 느껴 보세요. 걷는 감각과 계속 연결되어 있어 봅니다.

[1분 정도 조용히 걷는다.]

이제 주의를 넓혀 봅니다. 현재 속도를 유지하면서 "지금 내 안에 어떤 감정이 있지?"라고 자문해 보세요. 그 감정을 한두 단어로 표현해 봅니다. 조급함? 지루함? 편안함? 어떤 감정이든 괜찮습니다.

원치 않는 감정이 떠오른다면, 그것을 그대로 둘 수 있는지 스스로에게 물어보세요. 지금 이 감정이 존재하고 있음을 그대로 받아들일 수 있나요? 걸으면서 이 감정을 함께 가지고 가며, 그것이 나의 여정의 일부가 되도록 해 보세요.

그 감정에 더 가까이 다가가 살펴볼 수 있나요? 몸의 어느 부분에서 이 감정이 느껴지나요? 이것과 함께 떠오르는 생각이 있나요?

이 경험을 자신과 동일시하지 않고 바라볼 수 있는지 살펴보세요. 영구적인 것이 아니라 지나가는 현상일 뿐입니다. 이것을 나라고 정의하지 않고, 그저 하나의 감각들의 집합으로 바라볼 수 있나요?

[1분 정도 조용히 걷는다.]

이제 걸음을 멈추고 눈을 감아 보세요. 지금 어떤 느낌인가요? 이 연습에서 새롭게 알아차린 것이 있나요? 긍정적이든, 부정적이든, 중립적이든, 어떤 경험이든 괜찮습니다. 현재의 경험을 있는 그대로 받아들일 수 있는지 살펴보세요.

마지막으로, 자신의 감정을 알아차리는 연습을 실천한 자신에게 감사의 마음을 가져 봅니다. 크게 심호흡을 하고, 준비가 되었다고 느껴지면 눈을 뜹니다.

이어서 MT는 참가자들에게 이번 경험이 어땠는지 물어본다. 어떤 참가자는 이번 경험이 정좌 R.A.I.N. 연습과 비슷했다고 느낄 수도 있고, 다른 참가자는 차이점을 발견했을 수도 있다. 특히 안절부절못함이 강하게 느껴지는 순간에는 정좌 R.A.I.N. 연습보다 마음챙김 걷기가 더 효과적일 수 있다고 제안할 수 있다. 또한 MT는 참가자들이 정좌 상태에서 R.A.I.N. 연습을 시도해 보도록 장려할 수 있다.

긍정적 정서를 기르기: 자애(loving-kindness)

지금까지는 주로 불쾌한 정서 상태를 다루는 방법에 대해 논의하였다. 그러나 MT는 참가자들에게 단순히 불쾌한 정서를 견디는 데만 초점을 맞추기보다 일상에서 긍정적인 정서 경험을 길러 가는 것 또한 중요하다는 점을 강조할 필요가 있다. 이를 위해 참가자들에게 자기 연민에 대해 가르치고, 긍정적인 정서 경험을 쌓을 수 있는 자애 명상 훈련을 진행한다. 마음챙김 연습, 특히 자애 명상은 스트레스 상황을 재평가하여 그 상황이 덜 압도적으로 느껴지도록 돕는 데 효과적인 것으로 알려져 있다. 이러한 과정이 이루어지면, 참가자들은 스트레스 사건과의 동일시에서 벗어나 거리 두기(decentering)[3]를 할 수 있다. 결과적으로, 이는 비판을 내려놓는 등의 더 큰 마음챙김 태도를 이끌어 내고, 주의 기능이 향상되면서 긍정적인 정서적 경험을 더 많이 쌓아 갈 가능성이 높아진다(정서적 경험의 상승 나선에 대한 자세한 논의는 Garland et al., 2010 참조).

[연습 6-4] 자애 명상[4]

이 연습은 '메타 명상(metta meditation)' 또는 자기 자신과 타인을 향한 선한 소망을 키우는 전통적인 자애 명상이라고도 한다.

3 역자주: 거리 두기(decentering)는 탈중심화라고도 하며, 특정 생각, 감정, 몸의 감각과 자신을 동일시하지 않고, 한 발짝 떨어져 그것을 객관적으로 바라보는 과정이다. 이는 자동적으로 떠오르는 부정적 생각이나 감정에 휘말리지 않고, 그것을 단지 하나의 경험으로 인식할 수 있도록 돕는다.

4 『ADHD를 위한 마음챙김 처방』(Zylowska, 2012)의 허가를 받아 각색 및 재인쇄되었다.

편안한 자세로 앉습니다. 심호흡을 몇 번 하면서 몸을 이완합니다. [종을 울린다.]

이번 연습에서는 자신과 타인을 향한 긍정적인 정서를 키워 봅니다. 우정, 사랑, 친절, 그리고 연민과 같은 것들입니다. 이 연습이 항상 쉬운 것은 아니며 처음에는 다소 어색하게 느껴질 수 있습니다. 이 연습을 하는 동안 자신에게 일어나는 경험에 마음을 열고 순간순간을 알아차리면 됩니다.

먼저, 사랑과 따뜻한 감정을 쉽게 불러일으키는 사람을 떠올려 보세요. 아마 아이나 사랑하는 사람 혹은 반려동물일 수도 있습니다. 그들이 여러분 앞에 서 있다고 상상해 보세요.

그들을 떠올릴 때 어떤 느낌이 드는지 알아차려 보세요. 행복감이 들거나, 몸에 온기가 느껴지거나, 얼굴에 미소가 떠오르거나, 마음이 열리는 느낌이 들 수도 있습니다. 이것이 바로 보살핌과 친근함의 느낌인 자애(loving-kindness)입니다.

사랑하는 사람을 상상하면서 그 사람의 행복과 안녕을 조용히 기원할 수 있는지 살펴보세요. "당신이 행복하기를, 당신이 안전하기를, 당신이 건강하고 편안하기를."과 같은 말을 사용할 수 있습니다. 혹은 사랑과 친절을 담은 자신만의 문구를 사용해도 됩니다.

안녕의 기원을 몇 번이고 부드럽게 반복해 보세요. 그렇게 할 때 자신의 몸이 어떻게 느끼는지 계속 알아차리세요.

만약 어느 시점에서 주의가 산만해진 것을 발견한다면, 부드럽게 주의를 되돌리고 다시 시작하세요.

이제 자애의 기원을 자신에게로 확장해 봅니다. "내가 행복하기를, 내가 안전하기를, 내가 건강하고 편안하기를, 나 자신을 있는 그대로 받아들일 수 있기를." 또는 자신에게 맞는 표현을 사용해도 좋습니다.

자기 자신을 향한 보살핌의 바람이 어떤 느낌을 주는지 알아차려 보세요. 아무런 감정이 느껴지지 않거나 다른 감정이 떠오른다면, 그냥 그것에 호기심을 가져 보세요. 당신의 생각들과 몸에서 무엇이 일어나는지 알아차리세요. 그것이 무엇이든지 간에 이 경험으로부터 배울 수 있습니다.

전통적으로 자애심은 자신으로부터 시작해서 우리가 사랑하는 사람들, 중립적으로 느끼는 사람들, 더 나아가 적대감을 느끼는 사람들까지, 모든 존재로 점진적으로 확장됩니다.

이제 여러분 삶의 다른 사람들에게도 자애의 마음을 보낼 수 있는지 살펴보세요. 마음을 열고 모든 방향, 즉 가까운 사람들, 중립적이거나 잘 알지 못하는 사람들, 고통받는 사람들에게 자애를 확장하는 것을 상상해 보세요. “우리 모두가 행복하기를, 우리 모두가 안전하고 건강하며 편안하게 살기를, 우리 모두가 자신과 타인에게 연민과 친절을 베풀기를, 우리 모두가 기쁨과 안녕을 경험하기를.”과 같은 생각으로 그들을 어루만져 보세요.

여러분이 어렵다고 생각하는 사람들이나 자신에게 상처를 준 사람들에게도 자애를 확장할 수 있는지 살펴보세요. 지금 무엇이 떠오르는지 보고 그러한 기원을 보낼 준비가 되었는지 살펴봅니다.

이 연습을 마무리하기 전에, 잠시 시간을 내어 자애의 마음을 실천한 자신에게 감사하는 시간을 가집니다. 깊게 숨을 쉬고 준비가 되었다고 느껴지면 천천히 눈을 뜨세요.

[종을 울린다.]

MT는 이번 연습에서 했던 것처럼 다양한 긍정적 정서를 기르는 것에 대해 참가자들과 논의한다. 여기에서는 ‘씨앗에 물 주기’라는 비유가 소개된다(Hanh, 2001에서 각색). 참가자들에게 질문할 수 있다. “지금 분노, 비판, 비난 또는 산만함의 씨앗에 물을 주고 있나요? 아니면 자신과 타인에 대한 관용, 사랑, 연민의 씨앗에 물을 주고 있나요?” 자애 명상 연습을 통해 후자의 씨앗을 키울 수 있다.

또한 MT는 자기 연민을 실천하는 간단한 신체 동작을 소개한다. 가슴 위에 손을 얹는 행위는 일상에서 사랑, 친절, 연민의 의도와 자신을 연결하는 한 가지 방법이 될 수 있다. 특히 어려운 순간에 이 동작을 통해 스스로와 연결되고 안정감을 얻을 수 있도록 안내할 수 있다. MT는 감사, 기쁨, 성취감, 만족감과 같은 다양한 긍정적 정서도 함께 논의할 수 있다. 또한 어떤 일을 마쳤을 때 느끼는 성취감을 떠올려 보거나, 무언가를 하고자 하는 의지나 숙달감을 느끼며 '잘하고 있는 자신을 발견하기'를 제안할 수도 있다. 이 외에도 유머나 용서와 같은 주제도 그룹 내 대화 속에서 자연스럽게 다뤄질 수 있다.

마무리

집에서 하는 연습에 대한 논의

MT는 참가자들이 집에서 실천할 연습 계획을 충분히 검토할 시간을 마련해야 한다. 이 시간은 질문을 받고, 헷갈리는 점을 명확히 하며, 회기 중 주의가 산만해져서 내용을 놓친 참가자들이나 이번 주에 무엇을 해야 할지 잘 모르겠다고 느끼는 참가자를 위해 내용을 보완하는 시간이다. 전달해야 할 기본적인 내용은 다음과 같다([유인물 6-2]에도 요약됨).

공식 연습은 자애 명상 또는 하루 15분간의 R.A.I.N. 연습이다. 또는 참가자들은 정서와 함께 걷기 연습을 선택할 수도 있다.

이번 주에는 두 가지 비공식 훈련이 있다.

1. 일상생활 중에 일어날 수 있는 어려운 정서적 경험을 처리하기 위해 R.A.I.N., 자애 명상, 정서와 함께 걷기 연습의 비공식 버전을 간단히 실천해 본다. R.A.I.N. 요약은 [유인물 6-3]을 참조하라.
2. 다양한 상황에서 자신의 감정이 어떻게 떠오르는지 살펴본다. 유쾌하거나 불쾌하거나, 또는 중립적인 경험들을 기록하는 표([유인물 6-4]) 또는 이전의 [유인물 2-3]을 활용하여 자신의 정서 반응을 기록해 본다.

[연습 6-5] 짧은 감사 명상

이번 회기를 마무리하며, 방금 마친 회기를 돌아보고, 참가자 본인을 포함한 모두에게 감사의 마음을 전하는 약 2분 정도의 짧은 명상을 소개한다. 이후 각 회기의 마지막에도 이와 유사한 짧은 마무리 연습을 사용하게 된다. 참가자들에게 마음챙김과 자기 돌봄을 실천하기 위해 시간을 내어 준 자신에게 감사나 사랑의 마음을 전하고, 수업을 함께한 다른 사람들에게도 감사를 전해 보도록 초대한다. 이 짧은 마무리 명상은 참가자들이 긍정적인 감정과 감사를 경험할 수 있도록 돕는다. 다음은 이 연습을 진행할 때 사용할 수 있는 대본의 예시이다.

> 짧은 감사 연습으로 마무리하겠습니다. 편안하면서도 바른 자세로 앉아 눈을 감거나 한곳에 시선을 고정합니다.
>
> [종을 울린다.]
>
> 오늘 이 자리에 함께해 준 모두의 존재에 감사를 느껴 보는 시간을 가져 봅니다. 이 그룹에 참석한 사람들은 자신을 돌보거나 자신의 상황을 개선하기 위해 이 자리에 모였습니다. 이유는 다를 수 있지만 모두가 자신의 삶을 성장시키고 더 나은 방향으로 나아가기 위해 이 자리에 있습니다. 또한 이곳에 와서 자기 자신과 마음챙김을 배우기 위해 시간을 내어 준 여러분 자신에게도 감사의 마음을 가져 보세요. 감사와 고마움을 느끼며 이를 다른 이들과 자신에게 전하는 동안, 몸에서 느껴지는 감사와 고마움의 느낌과 연결해 봅니다.
>
> [종을 울린다.]

남은 시간 등에 따라 자애 마음챙김 명상의 구성 요소를 통합하여 약간 더 긴 버전으로 앞선 연습에 다음을 포함할 수 있다.

> 마음속으로 다른 사람들에게 다음과 같이 말해 보세요. "당신이 행복하기를, 당신이 안전하기를, 당신이 건강하고 편안하기를." [이 말을 두세 번 더 반복한다.]
>
> 감사하는 마음을 억지로 느끼려 하지 마세요. 대신, 이미 그 마음이

존재하는지를 스스로에게 물어보세요. 만약 그렇지 않다면 다른 사람의 존재에 감사를 표현하려는 의도를 갖는 것만으로도 충분합니다.

이제 잠시 시간을 내어 마음챙김을 실천하고 자신을 돌보는 데 시간을 내준 자신에게도 자애의 마음을 전해 보세요. 이것은 이 방을 나가서 다른 사람과 상황을 더 잘 돌볼 수 있게 도움이 될 것입니다.

마음속으로 스스로에게 다음과 같이 말해 보세요. "내가 행복하기를, 내가 안전하기를, 내가 건강하고 편안하기를." [이 말을 두세 번 더 반복한다.]

이 감사의 느낌을 가지고 나아가세요. 그러나 마음속으로 이 방을 떠나기 전에 잠시 시간을 내어 앉아 지금 이 순간 긍정적인 감정과 감사의 느낌을 충분히 경험해 보세요.

그 느낌이 몸 전체에 퍼져 나가도록 하고, 오늘 하루의 다음 일정으로 넘어갈 때 그것이 자연스럽게 바깥으로도 확장되게 해 보세요.

[종을 울린다.]

「주간 연습 기록지」([유인물 6-2])는 회기가 끝날 때 배부된다. 만약 MT가 그룹 회기가 끝난 후 주간 이메일 요약을 보내기로 결정했다면, 그 구조에 대한 예시는 1회기 말미의 이메일 예시를 참고하면 된다. 또한 개별 치료에 대한 적용에 대해서는 1회기를 참조하기 바란다.

7회기

현존과 상호작용에 대한 마음챙김 자각

회기 요약

개요

이번 회기에서는 타인과의 상호작용에 대한 마음챙김 자각을 다룬다. 사회적 자각과 상호작용에서의 어려움은 ADHD에서 흔히 관찰된다. 예를 들어, 다른 사람의 말을 잘 듣지 않거나, 말을 끊거나, 너무 많이 말을 하거나, 갑작스럽게 반응하거나, 대화 중 주의가 산만해지는 등의 어려움이 있을 수 있다. 이번 회기에서는 마음챙김 듣기와 마음챙김 말하기를 배운다.

연습의 도입으로는, 지금까지 배운 내용을 통합하는 방법으로 마음챙김 현존 연습이 진행된다. 이 연습은 '열린 자각' 또는 '선택 없는 자각'이라고도 불리며, 다양한 주의 기능과 연결된다. 예를 들어, 각성(alerting), 정향(orienting), 갈등 주의(conflict attention),[1] 단일 초점 주의(single-focus attention),[2] 수용적

1 역자주: 갈등 주의는 주어진 여러 자극 중에서 우선순위를 조정하여 하나의 정보에 집중하는 능력을 말한다. 예를 들어, 소란스러운 환경에서도 중요한 대화에 집중하는 것이 이에 해당한다.

2 역자주: 단일 초점 주의는 한 가지 대상에 깊이 집중하는 능력을 말한다. 예를 들어, 책을 읽거나 명상할 때처럼 특정한 대상에 지속적으로 주의를 기울이는 것이 포함된다.

주의(receptive attention)[3] 등의 요소가 포함된다.

회기의 두 번째 부분에서는 참가자들이 짝을 이루어 한 사람이 말하는 역할을, 다른 한 사람이 듣는 역할을 맡아 연습을 한다. 말하는 사람은 주어진 주제에 대해 생각해 보고 '마음에서 우러나오는 말'을 하도록 요청받고, 듣는 사람은 단순히 듣기만 하면서 끼어들고 싶거나 의견을 덧붙이고 싶은 충동과 같은 자동적인 반응을 알아차리도록 한다. 회기 밖에서 참가자들이 친구나 배우자와 함께 이와 유사한 마음챙김 말하기 및 듣기 연습을 해 보도록 안내한다.

회기 개요

1) 짧은 시작 명상 연습: R.A.I.N.
   - [연습 7-1] R.A.I.N. 연습(5분)
2) 복습
   - 이전 회기의 내용
   - 집에서의 연습 경험
3) 회기 주제: 현존과 상호작용에 대한 마음챙김 자각
4) 마음챙김 현존 소개 및 연습
   - [연습 7-2] 마음챙김 현존
5) 주의의 다양한 측면과 단일 초점 주의 대 수용적 주의에 대한 논의
6) 휴식
7) 짧은 걷기 명상
   - [연습 7-3] 짧은 버전의 걷기 명상(선택 사항)
8) 상호작용에 대한 마음챙김 자각
9) 마음챙김 듣기 및 말하기
   - [연습 7-4] 마음챙김 듣기 및 말하기
10) 마무리
   - 집에서 하는 연습에 대한 논의
   - [연습 7-5] 짧은 감사 명상

집에서 하는 연습

1) 공식 마음챙김 연습: 매일 15분간 정좌 명상-마음챙김 현존

3 역자주: 수용적 주의는 특정한 대상에 집중하기보다는 주변에서 일어나는 모든 자극을 열린 태도로 받아들이는 능력을 말한다. 예를 들어, 숲속에서 바람 소리, 새 소리, 주변의 감각을 전체적으로 알아차리는 상태가 이에 해당한다.

2) 비공식 마음챙김 연습
- 배우자 또는 친구와 함께 마음챙김 말하기 및 듣기
- 일상적인 대화를 마음챙김으로 경청하기
- 다른 사람과의 상호작용을 호기심 있게 알아차리기

짧은 시작 명상 연습: R.A.I.N.

MT는 짧은 버전의 R.A.I.N. 명상으로 수업을 시작한다.

[연습 7-1] R.A.I.N. 연습(5분)

[종을 울린다.]

자신에게 편안한 자세를 찾아봅니다. 등을 의자에 기대고, 팔을 편안한 위치에 둡니다. 눈을 감거나 시선을 한곳에 부드럽게 고정해 보세요.

깊은 숨을 몇 차례 들이쉬며, 지금 이 순간에 머물러 봅니다.

이제 인지하기, 수용하기, 살펴보기, 개인화하지 않기의 R.A.I.N.을 사용하여 자신을 들여다보고, 지금 이 순간의 경험을 알아차리는 연습을 해 봅니다.

먼저, 몸과 마음에 주의를 기울이며, 어떤 느낌이 있는지 알아차려 봅니다. 기분 좋은 느낌일 수도 있고, 불편한 느낌일 수도 있으며, 혹은 중립적인 상태일 수도 있습니다. 조급함이나 걱정이 있을 수도 있고, 혹은 이완되고 편안한 느낌일 수도 있습니다. 때로는 흥분, 자신감, 지루함이나 의심과 같은 마음이 떠오를 수도 있고, 반대로 뚜렷한 감정 없이 중립적인 상태일 수도 있습니다.

어떤 경험이든, 그것을 온전히 받아들이고 허용할 수 있는지 살펴봅니다. 알아차린 것이 마음에 들지 않더라도, 지금 이 순간에 존재하는 경험을 받아들이는 연습을 할 수 있는지 살펴보세요.

이제 그것과 연관된 몸의 감각이나 떠오르는 생각이 있는지 살펴보면서 자신의 감정을 좀 더 자세히 살펴보는 시간을 가져 보세요. 감정이 미묘하거나 중립적인 경우에도, 이 상태에서 몸이 어떤 느낌인지 알아차립니다.

[1~2분 정도 잠시 멈춘다.]

마지막으로, 감정은 그저 감정일 뿐이라는 사실을 기억하세요. 감정은 우리가 지켜볼 수 있는 반응이자 내면에서 일어나는 경험일 뿐입니다. 우리는 감정에 휘둘릴 필요 없이 그것을 관찰하고, 알아차리며, 흘려보낼 수 있습니다.

[약 30초간 침묵을 유지한 후 종을 울린다.]

복습

이전 회기의 내용

MT는 R.A.I.N. 연습을 통해 감정을 관찰하고 수용하고, 자기 연민과 긍정적인 정서적 경험을 키우는 데 중점을 둔 이전 회기의 내용을 복습한다. 부정적인 정서적 경험을 완충하는 방법으로 자애 명상과 자기 연민의 의도에 대해서도 간략하게 살펴본다.

집에서의 연습 경험

연습의 점검을 돕기 위해 다음과 같은 질문을 한다.

- “연습에서나 일상에서 감정을 마음챙김으로 알아차릴 수 있었나요?”
- “한 주 동안 자애 명상을 실천할 수 있었나요?”
- “이번 주 연습 중 어려웠던 점이 있었나요?”
- “연습을 통해 얻은 깨달음이나 인상 깊었던 경험이 있었나요?”

MT는 참가자들이 집에서 작성한 연습 기록지를 검토하고 함께 나누도록 격려한다.

회기 주제: 현존과 상호작용에 대한 마음챙김 자각

효과적인 의사소통의 핵심 요소로, 자신의 내면 경험과 타인과 함께할 때의 마음챙김 현존이 논의된다. 이 주제는 ADHD에서 자주 나타나는 사회적 상호작용과 사회적 자각의 어려움과 연결된다. 먼저, 지금까지 배운 마음챙김 연습의 요소들을 한데 모아 살펴본 다음, 이를 마음챙김 현존[열린 자각(Open Awareness) 또는 선택 없는 자각(Choiceless Awareness)이라고도 함]이라는 연습에 적용한다. 지금까지의 공식 마음챙김 명상 연습들이 더 지시적이고 초점이 맞춰진 연습이었다면, 이번 연습은 열린 모니터링 연습이다. 집중 모니터링에서 열린 모니터링으로의 전환은 마음챙김 기반 중재에서 흔히 사용되는 방식이다(Davidson & Kaszniak, 2015). 집중 명상을 통해 모니터링 기술이 길러지면, 쉽게 생각에 휘말리거나 반추하는 것을 줄이고 보다 유연하게 열린 자각 연습에 참여할 수 있게 된다.

열린 자각 연습에서는 호흡, 소리, 몸의 감각, 생각, 감정 등 현재 순간에 떠오르는 모든 것을 판단 없이 알아차리고 받아들이는 연습을 한다. 처음에는 조용한 정좌 명상으로 시작한 후, 이를 대인관계 속에서의 마음챙김, 즉 타인과의 상호작용에 대한 자각으로 확장한다. 이번 공식 연습은 이전보다 긴 15분간 진행되므로, 회기 주제에 대한 소개는 간략하게 이루어진다. 또한 이 시점에서 참가자들이 이미 공식 명상의 기본 요소에 익숙해졌기 때문에, 이번 회기에서는 체험적 학습을 통해 이러한 요소들을 적용하는 데 중점을 둔다.

마음챙김 현존 소개 및 연습

마음챙김 현존 연습에 대한 짧은 소개는 다음과 같이 말할 수 있다. "지금 이 순간에 일어나는 모든 것을 알아차리고, 마음을 열도록 초대하는 연습을 해 보겠습니다. 연습이 끝난 후에 이에 대해 더 자세히 논의할 테니 지금은 바로 시작해 보겠습니다."

[연습 7-2] 마음챙김 현존[4]

자신과 다른 사람에게 온전히 집중하려면 유연하고 수용적인 주의가 필요합니다. '열린 자각' 또는 '선택 없는 자각'이라고도 불리는 이 연습에서는 순간순간 일어나는 모든 것을 알아차리고, 내면과 외부에서 일어나는 변화의 흐름을 알아차립니다.

편안하게 앉아 등을 곧게 세우되, 자연스럽고 긴장 없는 자세를 유지하세요. 몸을 가볍게 스캔하며 긴장된 부위를 이완시킵니다. 눈을 감습니다.

[종을 울린다.]

부드럽게 호흡에 주의를 기울입니다. 자연스럽게 이어지는 호흡의 흐름을 알아차려 보세요. 호흡은 언제나 지금 이 순간에 존재합니다. 감정이나 생각에 휩쓸린다면, 언제든 다시 호흡으로 부드럽게 돌아옵니다.

[잠시 침묵]

이제 매 순간 일어나는 모든 것을 알아차리고, 환영하고, 수용하겠다는 의도를 세웁니다. 지금 이 순간에 머물면서 떠오르는 모든 경험이 각자의 속도대로 오가도록 허용하세요.

소리가 뚜렷하게 들려온다면, 주의를 열어 그 소리를 호흡과 함께 알아차려 보세요. 소리가 호흡에서 주의를 빼앗는다면, 소리에 온전

4 『ADHD를 위한 마음챙김 처방』(Zylowska, 2012)에서 일부 수정 및 재인용한 내용이다.

히 주의를 기울이고 호흡은 배경으로 둡니다. 소리가 들리는 동안 마음속으로 "들린다, 들린다, 들린다, 들린다"라고 이름 붙여 볼 수 있습니다. 더 이상 소리가 들리지 않으면, 다시 호흡으로 돌아옵니다.

몸에서 감각이 느껴진다면, 그 감각에도 주의를 기울여 봅니다. 호흡과 함께 감각을 알아차려 보세요. 특정 감각이 호흡보다 더 강하게 주의를 끌면, 그 감각에 온전히 주의를 기울이고 호흡은 배경으로 둡니다.

이 감각을 살펴보세요. 가렵나요? 뜨거운가요? 진동이 느껴지나요? 압박감인가요? 수축하나요, 확장하나요? 변하고 있나요, 아니면 그대로인가요? 감각이 더 이상 주의를 끌지 않을 때는, 다시 호흡으로 돌아오거나 다음으로 떠오르는 것을 알아차려 보세요.

어떤 감정이 뚜렷하게 나타난다면, 호흡과 함께 그 감정에 주의를 열어 바라봅니다. 감정이 강하게 주의를 끌면, 그 감정에 온전히 주의를 기울이고 호흡은 배경으로 둡니다. 필요하다면 R.A.I.N. 연습을 활용하여 감정을 관찰할 수도 있습니다. 인지하고, 수용하며, 살펴보고, 그것과 동일시하지 않는 연습을 해 보세요. 감정에 이름을 붙이고, 몸의 상태를 확인해 보세요. 예를 들어, 복부에 울렁거리거나 불편함이 있나요? 조급함이 느껴질 수도 있습니다. 호기심을 가지고 감정을 알아차려 보세요. 감정이 더 이상 강렬하지 않다면, 다시 호흡으로 돌아오거나 지금 이 순간에 떠오르는 다른 경험을 알아차려 보세요.

어떤 생각이나 이미지가 당신의 자각 속으로 떠오르면, 그 존재를 인정하며 호흡을 계속 이어 갑니다. 대부분의 생각은 배경에 머무르며, 하늘을 떠다니는 구름처럼 왔다가 사라지는 것을 관찰할 수 있습니다. 만약 생각에 빠졌다면, 그 사실을 자각하는 순간 부드럽게 호흡으로 돌아갑니다. 하지만 특정한 생각이 반복적으로 떠오른다면, 그 생각에 온전히 주의를 두고, 호흡을 배경으로 둡니다. 걱정, 계획, 비판 등의 생각에 이름을 붙여 보세요. 또한 그 생각과 함께 떠오르는 감정이나 몸의 감각이 있는지도 함께 살펴봅니다. 준비가 되면, 다시 호흡으로 돌아옵니다.

자신의 에너지 상태, 각성 수준, 태도나 기분 등을 알아차릴 수도 있습니다.

각 경험을 있는 그대로 두고, 자연스럽게 다음 경험으로 넘어가도록 허용하세요. 어떤 것도 붙잡거나 변화시키려 하지 말고, 지금 펼쳐지는 경험과 연결되며 자연스럽게 흘러가게 하세요.

자각을 열고, 수용하는 마음으로 조용히 이 연습을 계속합니다.

[1분 정도 침묵을 유지한다.]

끝으로, 이 연습을 마무리하며 함께해 준 자신에게 감사하는 시간을 가져 봅니다. 자신에게 따뜻한 마음으로 자애를 보내며, 스스로에게 안녕을 기원합니다. "내가 행복하기를, 내가 안전하기를, 내가 건강하고 편안하게 살기를. 내가 지금 이 순간 현존하며, 나 자신과 타인에게 연민을 가질 수 있기를."

[1분간 침묵을 유지한다.]

이제 이러한 기원을 모든 사람에게 전합니다. "우리 모두가 행복하기를, 우리 모두가 안전하고 건강하며 편안하게 살기를. 우리 모두가 서로를 진정으로 듣고, 연민을 나눌 수 있기를."

[종을 울린다.]

MT는 참가자들이 열린 자각 연습에 대한 경험을 나누도록 한다.

주의의 다양한 측면과 단일 초점 주의 대 수용적 주의에 대한 논의

논의의 일환으로 MT는 지난 회기에서 논의한 주의의 다양한 측면(예: 각성, 정향, 갈등)과 단일 초점 주의 연습과 수용적 주의 연습의 차이점을 검토한다. 다음의 사항들이 통합되어 있다.

- 각성(alerting)은 경험에 반응하기 위해 주의를 기울이고 준비하는 것과 관련이 있다. 또한 시간이 지나도 각성을 잘 유지하도록 돕는다. 경계 상태나 주의력의 밝기는 이 측면과 연관된다. 피곤할 때와 충분히 휴식

을 취했을 때의 상태를 비교해 보면 각성의 차이를 체감할 수 있다.

- 정향(orienting)은 감각 자극으로 향하는 주의의 이동이나 한 대상에서 다른 대상으로 주의를 전환하는 것과 관련된다. 예를 들어, 페이지의 한 부분에서 다른 부분으로 주의를 읽고 이동하는 것은 정향의 측면이 작용한다.
- 갈등(conflict)은 반응을 선택하고 제어하는 것과 관련이 있으며, 산만함 속에서도 주의를 유지하고 조절하는 능력과도 관련이 있다.
- 연구 결과에 따르면, ADHD에서는 일반적으로 각성과 갈등이 정향보다 더 손상되어 있는 경우가 많다.
- 이러한 주의의 다양한 측면은 마음챙김 호흡과 같은 단일 초점 주의 연습에서 가장 쉽게 체험할 수 있다.
- 열린 자각 또는 수용적 주의는 현재 순간의 흘러가는 경험에 열린 태도를 가지는 것과 관련이 있다. 앞서 소개한 단일 초점 주의 연습에서는 호흡이나 소리와 같은 특정 대상에 집중하고, 주의가 흐트러지면 그 주의의 닻으로 다시 돌아오는 방식으로 연습을 진행하였다. 반면, 열린 자각이나 수용적 주의에서는 떠오르는 모든 경험을 동등하게 알아차리고 수용하는 것이 특징이다. 따라서 이를 '선택 없는 자각(choiceless awareness)'이라고도 부른다.
- 연구에 따르면, 집중적 주의 연습과 열린 자각 연습 모두가 다양한 주의 기능을 강화하고, 전반적인 심리적 웰빙을 향상시키는 데 도움이 된다(Wolkin, 2015).

열린 자각 연습은 ADHD 프로그램 전체에서 가장 긴 명상이며, 참가자에게 더 깊은 논의를 유도할 수 있으므로, MT는 이 시점에서 잠시 휴식을 제안하고, 이후에 걷기 명상을 이어 갈 수 있다. 대규모 그룹의 경우, 마음챙김 듣기 및 말하기 연습이 시간이 오래 걸릴 수 있으므로, 이 역시 휴식 이후에 진행하는 것이 효과적이다.

휴식

회기의 대략 중간 지점에서 5~10분간 휴식을 취한다.

짧은 걷기 명상

[연습 7-3] 짧은 버전의 걷기 명상(선택 사항)

큰 원을 만들어 서 주세요.

눈을 감고, 몸을 고요하게 유지해 봅니다. 발을 모으고, 몸이 땅에 닿아 서 있는 느낌을 느껴 보세요.

자세를 느끼고, 몸의 무게중심이 어디에 있는지 알아차려 봅니다. 긴장감이나 통증이 있는지, 혹은 편안함이 느껴지는지를 살펴봅니다.

이제 눈을 뜨고, 가까운 곳에 시선을 편안하게 둡니다. 주변을 둘러보면 주의가 산만해질 수 있지만, 내가 어디로 향하고 있는지를 계속 알아차릴 수 있습니다.

이제 천천히 원을 따라 걸어 보겠습니다. 발을 움직이는 감각에 집중해 보세요. 바닥에 발을 내려놓을 때 발바닥 가장 아랫부분에서 느껴지는 감각을 살펴볼 수도 있습니다.

준비됐나요? 자, 시작하겠습니다. 천천히 한쪽 다리를 들어 올리고 내려놓습니다. 마음속으로 '들어 올리고 놓기, 들어 올리고 놓기'라고 표현해도 좋습니다. 꼭 이름을 붙일 필요는 없으며, 그저 움직임을 관찰하는 것도 괜찮습니다.

걷는 동안 발이 바닥에 닿는 감각을 주의 깊게 느껴 보세요. 발 앞

부분이 땅에 닿고, 무게중심이 옮겨지는 과정도 알아차려 봅니다.

원한다면 호흡과 걸음을 맞추어 보세요. 한 발을 내딛을 때 숨을 들이쉬고, 다른 발을 내디딜 때 숨을 내쉬어 봅니다.

마음이 산만해지면, 부드럽게 주의를 발바닥의 감각으로 다시 가져옵니다.

[잠시 침묵]

지금 당신의 주의는 어디에 머물러 있나요? 필요하다면, '들어 올리고 놓기'라는 동작이나 발바닥 감각으로 다시 돌아오세요.

이제 걸음을 멈추고 눈을 감습니다. 몸 전체를 인식하면서 지금 내 안에서 어떤 감각이 있는지 알아차려 봅니다. 조바심이 나거나 서두르고 싶은 마음이 있나요? 아니면 이완되고 여유로움이 느껴지나요? 지금 이 순간, 나의 내면이나 외부에서 일어나고 있는 모든 것을 자각하며 알아차려 봅니다. 지금 경험하고 있는 것이 무엇이든, 열린 마음으로 친절하고 호기심 어린 태도로 알아차리면 됩니다.

[잠시 침묵 후, 종을 울린다.]

상호작용에 대한 마음챙김 자각

MT는 ADHD와 관련된 인지적 또는 행동적 증상을 점검하며, 효과적이고 만족스러운 의사소통을 방해할 수 있는 행동들을 비판 없는 태도로 다뤄 본다([유인물 7-1] 참조). 예를 들어, 대화 중 끼어들기, 경청하지 않기, 말을 지나치게 많이 하기, 갑작스럽게 말을 내뱉기 등이 포함될 수 있다.

MT는 ADHD의 영향을 받은 의사소통 방식이 타인에게 좌절감을 줄 수 있으며, 동시에 ADHD를 가진 당사자가 오해받거나 비난받는 느낌, 소외감을 경험할 수 있다는 점을 함께 논의한다. 특히 ADHD가 있는 가족이나 연인 관계에서 의사소통의 어려움이 어떻게 나타나는지도 살펴본다. 이러한 어려움을 해결하기 위해서는 ADHD와 관련된 행동이 신경학적 기반을 가지고 있음을 인정하고, 이를 다루는 과정에서 마음챙김 자각, 연민, 그리고 자신의 행동에 대한 책임감이 필수적인 요소임을 강조한다.

MT는 참가자들에게 대화할 때 요점만 간결하게 말하는 편인지, 아니면 말을 많이 하는 편인지 질문할 수 있다. 또한 ADHD와 관련된 일반적인 의사소통 어려움을 도식화해서 설명할 수 있다([그림 S7-1] 참조). 이 예시에서는 직장 동료가 회의 참석 여부에 대해 이야기하는 상황을 제시한다. 대화 A는 효율적이고 직선적인 반면, 대화 B는 산만하고 주제가 자꾸 옆으로 새는 방식을 보여 준다. 이처럼 대화의 전개 방식을 시각적으로 표현해 보면, 참가자들이 이를 더 쉽게 이해하고 자신의 경험과 연결할 수 있다. 그룹 구성원의 의견을 반영하여 그림이나 흐름도를 함께 만드는 것도 권장된다. 요점은 ADHD가 있는 사람들이 집행 기능의 어려움과 언어적 충동성 때문에 대화가 주제에서 벗어나는 과정을 효과적으로 파악하는 것이다.

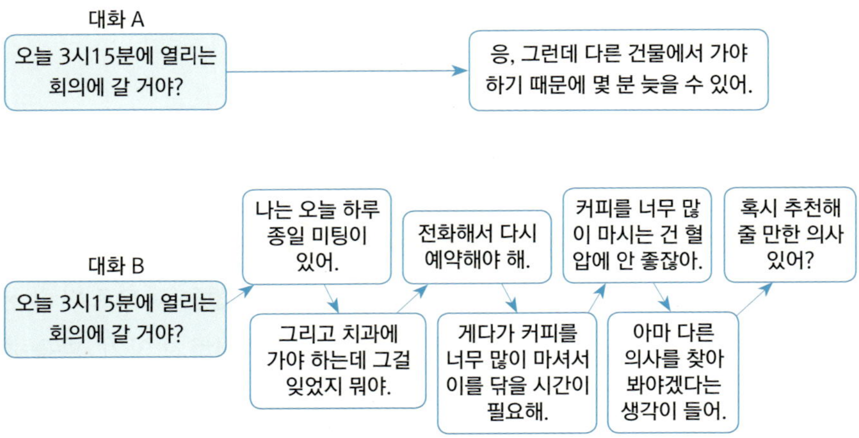

[그림 S7-1] 대화의 흐름: 간결한 대화(대화 A)와 두서없는 대화(대화 B)

마음챙김 듣기 및 말하기

다음으로, 상호작용에서의 자각을 훈련하는 방법으로 마음챙김 듣기 및 말하기 연습을 제안한다.

[연습 7-4] 마음챙김 듣기 및 말하기

이 연습에서는 각 참가자가 서로 마주보고 앉아, 상대방의 이야기를 5분 동안 경청하는 시간을 갖는다. MT는 ① ADHD를 가지고 있다는 것에 대해 어떻게 느끼는지, ② 다른 사람과 의사소통할 때 느끼는 어려움이나 답답함 등의 주제를 제시하는 것이 좋다. 그 후 MT는 상호작용을 위한 이 연습의 기본 원칙을 소개한다.

- 듣는 사람은 열린 태도로 깊이 경청하는 연습을 한다. 이는 비판적이지 않은 자세로 말하는 사람에게 온전히 주의를 기울이고, 말을 끊지 않으며, 산만해지거나 지루함을 느끼거나, 비판적인 생각이 떠오르거나 말하고 싶은 충동을 자각하는 것을 포함한다.
- 말하는 사람은 '마음에서 우러나오는 말하기'를 하겠다는 의도로 마음챙김 말하기를 연습한다. 이는 자신의 몸과 감정을 자각하며 말하고, 주제에서 벗어나지 않도록 주의를 기울이는 것을 의미한다.
- 5분이 지나면, MT가 종을 울려 역할을 바꾸도록 안내한다. 각 참가자가 두 가지 역할을 모두 경험한 후, 서로의 경험을 나누고 전체 그룹에서도 공유하는 시간을 갖는다.
- 참가자들은 연습을 시작할 때 호흡을 가다듬고 몸의 긴장을 풀며, 마음챙김 소통의 의도를 떠올리는 시간을 가진다.

짝을 지어 연습한 뒤, MT는 참가자들에게 듣기 및 말하기에서 관찰한 내용을 전체 그룹과 나누도록 초대한다. MT는 호기심과 비판 없는 태도를 유지하며, 다음과 같은 질문을 통해 성찰을 촉진할 수 있다.

〈듣기 연습에 대한 성찰을 돕는 질문〉

- "오직 듣는 역할만 하는 것은 어땠나요?"
- "중간에 끼어들고 싶은 충동은 없었나요?"
- "듣는 동안 5분 내내 집중할 수 있었나요?"
- "대화 중 놓친 부분이 있었나요?"
- "집중을 유지하고 온전히 참여하기 위해 도움이 된 요령이 있었나요?"
- "이 연습을 하는 동안 어떤 느낌이 들었나요? 이완되었나요, 아니면 긴장되었나요? 몰입되었나요, 아니면 산만해졌나요?"

〈말하기 연습에 대한 성찰을 돕는 질문〉

- "오직 말하는 역할을 하는 것은 어땠나요?"
- "자신을 표현하는 것이 쉬웠나요, 아니면 어려웠나요?"
- "이 연습을 하는 동안 어떤 느낌이 들었나요?"
- "자신의 의사소통 방식에 대해 새롭게 알아차린 점이 있었나요?"

참가자들에게 [유인물 7-2]를 참조하여 집에서도 이 기술을 연습할 수 있도록 안내한다.

개별 치료에서의 적용

ADHD에서 마음챙김적 의사소통을 다루는 주제는 그룹 환경보다 개별 치료에서 더 깊이 확장될 수 있다. 개별 치료에서는 마샬 로젠버그의 비폭력 대화 모델(Rosenberg, 1999)[5]을 활용하여 환자와 함께 연습할 수 있다. 이

5 역자주: 비폭력 대화(Nonviolent Communication, NVC)는 임상심리학자이자 평화운동가인 마샬 로젠버그(Marshall B. Rosenberg)가 개발한 의사소통 모델로, 자기 자신과 타인에 대한 공감과 연결을 회복하는 것을 목표로 한다. 이 모델은 관찰, 느낌, 욕구, 요청의 네 가지 요소로 구성되며, 판단이나 비난 없이 자신의 경험을 표현하고 상대의 내면을 공감적으로 이해하는 방식에 초점을 둔다.

모델은 사실에 대해 비판 없는 진술, 감정 · 욕구 · 구체적인 요청에 초점을 맞춘 표현, 그리고 '나'를 주어로 하는 언어 표현의 사용을 강조한다. 현재 관계에서 겪고 있는 갈등을 다루는 방법을 치료사가 회기 내에서 모델링하고 함께 연습하는 것도 도움이 될 수 있다. 특히 상대를 비난하는 방식처럼 부적응적인 의사소통 방식을 가지고 있거나, 자신의 감정과 욕구를 표현하는 데 어려움을 겪는 ADHD 환자에게 매우 유익할 수 있다.

또 다른 중요한 주제는 거절과 비판에 대한 민감성, 또는 이와 관련하여 거절이나 비판을 피하기 위해 '사람들에게 맞추려는(people pleasing)' 경향이다. 이러한 민감성은 ADHD 환자들에게 빈번히 나타나는 특성으로, 의사소통의 어려움을 심화시키는 요인이 된다. MT는 ADHD가 있는 사람의 연인 관계나 부모-자녀 관계에서 자주 나타나는 의사소통 주제, 예를 들면 '경청하지 않는 문제' 등을 탐색할 수도 있다. [유인물 8-5]를 참고하면, 멜리사 올로프(Melissa Orlov), 지나 페라(Gina Pera), 가보 마테(Gabor Mate)의 관련 저서를 확인할 수 있다.

마무리

집에서 하는 연습에 대한 논의

MT는 참가자들이 집에서 실천할 연습 계획을 충분히 검토할 수 있도록 시간을 마련해야 한다. 이 시간은 질문을 받고, 헷갈리는 점을 명확히 하며, 회기 중 주의가 산만해져 내용을 놓친 참가자들이나 이번 주에 무엇을 해야 할지 확신이 없는 참가자를 위해 내용을 보완하는 시간이다. 전달해야 할 기본적인 내용은 다음과 같으며, [유인물 7-3]에도 요약되어 있다.

공식 연습은 매일 15분간 마음챙김 현존 연습을 한다.

비공식 연습은 다음의 세 가지 실천 항목이 있다.

1. 친구, 가족, 배우자에게 함께 마음챙김 연습을 해 보자고 요청한다. ① [유인물 7-1]을 함께 살펴보고 피드백을 나누거나, ② 한 번이라도 함께 마음챙김 듣기 및 말하기 연습을 실천해 본다.
2. 일상적인 대화 속에서 마음챙김으로 경청하는 연습을 시도해 본다.
3. 마지막으로, 이번 주 다른 사람과의 상호작용을 주의 깊게 살펴보고, 필요하다면 [유인물 2-3]을 활용하여 이전 회기에서 배운 '종합하여 적용하기(putting things together)' 연습을 해 본다.

[연습 7-5] 짧은 감사 명상

이번 회기를 마무리하며, 방금 마친 회기를 돌아보고, 참가자 본인을 포함한 모두에게 감사의 마음을 전하는 약 2분 정도의 짧은 명상을 소개한다. 이후 각 회기의 마지막에도 이와 유사한 짧은 마무리 연습을 사용하게 된다. 참가자들에게 마음챙김과 자기 돌봄을 실천하기 위해 시간을 내어 준 자신에게 감사나 사랑의 마음을 전하고, 수업을 함께한 다른 사람들에게도 감사를 전해 보도록 초대한다. 이 짧은 마무리 명상은 참가자들이 긍정적인 감정과 감사를 경험할 수 있도록 돕는다. 다음은 이 연습을 진행할 때 사용할 수 있는 대본의 예시이다.

> 짧은 감사 연습으로 마무리하겠습니다. 편안하면서도 바른 자세로 앉아 눈을 감거나 한곳에 시선을 고정합니다.
> [종을 울린다.]
> 오늘 이 자리에 함께해 준 모두의 존재에 감사를 느껴 보는 시간을 가져 봅니다. 이 그룹에 참석한 사람들은 자신을 돌보거나 자신의 상황을 개선하기 위해 이 자리에 모였습니다. 이유는 다를 수 있지만 모두가 자신의 삶을 성장시키고 더 나은 방향으로 나아가기 위해 이 자리에 있습니다. 또한 이곳에 와서 자기 자신과 마음챙김을 배우기 위해 시간을 내어 준 여러분 자신에게도 감사의 마음을 가져 보세요. 감사와 고마움을 느끼며 이를 다른 이들과 자신에게 전하는 동안, 몸에서 느껴지는 감사와 고마움의 느낌과 연결해 봅니다.

[종을 울린다.]

남은 시간 등에 따라 자애 마음챙김 명상의 구성 요소를 통합하여 약간 더 긴 버전으로 앞선 연습에 다음을 포함할 수 있다.

마음속으로 다른 사람들에게 다음과 같이 말해 보세요. "당신이 행복하기를, 당신이 안전하기를, 당신이 건강하고 편안하기를." [이 말을 두세 번 더 반복한다.]

감사하는 마음을 억지로 느끼려 하지 마세요. 대신, 이미 그 마음이 존재하는지를 스스로에게 물어보세요. 만약 그렇지 않다면 다른 사람의 존재에 감사를 표현하려는 의도를 갖는 것만으로도 충분합니다.

이제 잠시 시간을 내어 마음챙김을 실천하고 자신을 돌보는 데 시간을 내준 자신에게도 자애의 마음을 전해 보세요. 이것은 이 방을 나가서 다른 사람과 상황을 더 잘 돌볼 수 있게 하는 데 도움이 될 것입니다.

마음속으로 스스로에게 다음과 같이 말해 보세요. "내가 행복하기를, 내가 안전하기를, 내가 건강하고 편안하기를." [이 말을 두세 번 더 반복한다.]

이 감사의 느낌을 가지고 나아가세요. 그러나 마음속으로 이 방을 떠나기 전에 잠시 시간을 내어 앉아 지금 이 순간 긍정적인 감정과 감사의 느낌을 충분히 경험해 보세요.

그 느낌이 몸 전체에 퍼져 나가도록 하고, 오늘 하루의 다음 일정으로 넘어갈 때 그것이 자연스럽게 바깥으로도 확장되게 해 보세요.

[종을 울린다.]

「주간 연습 기록지」([유인물 7-3])는 회기가 끝날 때 배부된다. 만약 MT가 그룹 회기가 끝난 후 주간 이메일 요약을 보내기로 결정했다면, 그 구조에 대한 예시는 1회기 말미의 이메일 예시를 참고하면 된다. 또한 개별 치료에 대한 적용에 대해서는 1회기를 참조하기 바란다.

8회기

삶의 여정으로서의 마음챙김 자각

회기 요약

개요

이번 회기의 주제는 ADHD를 위한 MAPs 훈련을 되돌아보고, 마음챙김 자각을 ADHD와 함께하는 일상 속에서 통합할 수 있을지에 초점을 맞춘다. 이 회기에서는 MAPs 훈련에서 배운 마음챙김 자각의 개념과 실천을 복습하고, 앞으로도 지속적으로 실천할 수 있도록 관련 자료들을 제공한다. 회기의 첫 번째 부분에서는 참가자들이 20분간 마음챙김 현존 명상을 한 뒤, 10분간 마음챙김 걷기 연습을 수행한다. 이는 참가자들이 보다 더 긴 마음챙김 실천을 경험해 보도록 하기 위한 것이다.

회기의 두 번째 부분에서는 참가자들이 수업을 통해 배운 것에 대해 성찰하고 나누는 시간을 가진다. 이 성찰 과정은 '말하기 원탁(speacking council)'[1] 방식으로 진행될 수 있으며, 이를 통해 모든 참가자가 자신의 경험을 표현할 기회를 갖는다.

마음챙김을 배우는 것은 일생 동안 지속되는 과정임을 강조하며, 주의를 점

1 역자주: '말하기 원탁'은 참가자들이 차례로 자신의 경험을 공유하고, 다른 사람들은 방해 없이 경청하는 대화 방식이다. 비판 없이 열린 태도로 듣는 것을 강조하며, 자기 표현과 경청의 균형을 경험할 수 있도록 돕는다.

검하고 현재 순간으로 돌아오려는 의도를 새롭게 하며, 수용-변화 변증법(acceptance-change dialectic)을 적용하는 것이 매일의 연습임을 강조한다. 또한 ADHD 코칭과 인지행동치료 접근에서 제시된 환경 수정 전략들을 함께 검토하여, 참가자들이 마음챙김을 기억하고 자애 명상을 실천할 수 있는 환경을 마련하도록 돕는다. 마지막으로, ADHD 또는 마음챙김에 관한 추가 자료들, 예를 들어 책, 웹사이트, 기타 마음챙김 기반 수업 등을 소개하며, 참가자들이 배움을 계속해서 이어 갈 수 있도록 지원한다.

회기 개요

1) 짧은 시작 명상 연습: S.T.O.P.
   - [연습 8-1] 짧은 버전의 S.T.O.P. 연습(5분)
2) 복습
   - 이전 회기의 내용
   - 집에서의 연습 경험
3) 회기 주제: 삶의 여정으로서의 마음챙김 자각
4) 마음챙김 현존과 걷기 명상
   - 더 긴 마음챙김 실천 체험하기
   - [연습 8-2] 마음챙김 현존
   - [연습 8-3] 걷기 명상
5) 휴식
6) 다루었던 마음챙김 원칙 복습
7) MAPs 너머: ADHD와 마음챙김 관련 자료 소개
8) 마무리 의식
   - [연습 8-4] 자애 명상

짧은 시작 명상 연습: S.T.O.P.

MT는 참가자들을 환영하고, 이전 회기에서 배운 마음챙김 현존 개념을 짧은 호흡 명상으로 복습하며 회기를 시작한다. MT는 3회기에서 처음 소개된 S.T.O.P. 명상의 간단한 버전을 안내하며, 호흡을 닻으로 삼아 생각,

감정, 소리, 몸의 감각 등 다양한 경험을 관찰할 수 있도록 자각을 확장한다. 대안으로, MBCT에서 자주 활용되는 '호흡 공간 연습(breathing space exercise)'[2]을 고려할 수도 있다(해당 연습의 대본 예시는 Segal et al., 2002, p. 174 참조).

[연습 8-1] 짧은 버전의 S.T.O.P. 연습(5분)

편안하게 앉아 눈을 감습니다.

[종을 울린다.]

오늘 우리는 S.T.O.P. 연습을 통해, 삶의 순간 속에서 마음챙김 현존을 가져오는 연습을 해 보겠습니다.

이 연습에서 S는 Stop, 멈추기를 의미합니다. 잠시 멈추고, 바쁘게 오가는 생각이나 무언가를 하려는 마음을 내려놓아 봅니다.

T는 Take a breath, 호흡하기를 의미합니다. 깊은 숨을 몇 차례 들이쉬고 내쉬며, 들숨과 날숨의 감각에 주의를 기울여 보세요. 호흡을 닻으로 삼습니다.

다음으로, O는 Observe, 현재 순간을 관찰하기입니다. 지금 이 순간 어떤 경험이 일어나고 있는지 자각을 열어 관찰해 봅니다. 소리,

---

2 역자주: '호흡 공간 연습'은 Segal 등(2002)의 마음챙김 인지치료(MBCT) 프로그램에서 소개된 기법으로, 일상 속에서 부정적인 사고 패턴이나 정서적 반응을 알아차리고, 현재 순간으로 돌아오는 것을 돕기 위한 짧은 명상 연습이다.

이 연습은 일반적인 마음챙김 호흡 명상과 비슷하지만, 구조적으로 세 단계로 진행된다는 점이 특징이다(Segal et al., 2002, p. 174).

- 현재 순간을 알아차리기: 지금 떠오르는 생각, 감정, 몸의 감각을 판단 없이 관찰하며 "나는 지금 무엇을 경험하고 있는가?"라고 자문한다.
- 호흡에 집중하기: 주의를 호흡으로 돌려, 몸과 연결되면서 중심을 잡는 과정을 가진다.
- 주의를 확장하기: 호흡에서 나아가 몸 전체와 주변 환경까지 열린 태도로 수용하며, 현재 순간과 조화를 이루도록 한다.

몸의 감각, 생각, 감정, 욕구 등 다양한 경험이 떠오를 수 있습니다. 이러한 경험의 흐름을 지켜보면서 주의가 산만해지거나 생각에 빠진다면 다시 호흡으로 돌아옵니다.
[잠시 침묵]
이제 곧 명상을 마무리하며, P는 Proceed로, 앞으로 나아가기를 의미합니다. 이제 더 깊은 자각과 함께 다음 순간으로 부드럽게 나아갑니다.
[약 30초간 침묵을 유지한 후 종을 울린다.]

복습

이전 회기의 내용

MT는 마음챙김 듣기 및 말하기 연습을 포함하여, 상호작용에 대한 자각을 높이는 데 중점을 둔 이전 회기의 내용을 복습한다. 또한 마음챙김 현존 연습도 함께 복습한다.

집에서의 연습 경험

MT는 참가자들이 기록지를 보며 지난 한 주간의 연습을 되돌아볼 수 있도록 안내한다. 복습을 용이하게 하기 위해 다음과 같은 질문을 사용할 수 있다.

- "한 주간의 연습은 어땠나요?"
- "마음챙김 현존 연습을 해 보았나요?"
- "마음챙김 말하기와 듣기는 어떤 경험이었나요?"

회기 주제: 삶의 여정으로서의 마음챙김 자각

MT는 마음챙김을 삶의 여정이자 평생 지속하는 실천으로 소개하며, 다음과 같은 핵심 요소를 제시한다.

1. 주의를 점검하고, 하루에도 여러 번 현재 순간으로 돌아오기
2. 수용–변화 변증법을 실천하며 살아가기
3. 한동안 마음챙김 연습을 쉬었더라도, 다시 의도를 새롭게 하고 실천을 지속하기

MT는 또한 몇 가지 추가적인 핵심 사항을 강조한다. 첫째, MT는 마음챙김 연습을 지금 이 순간, 내부와 외부에서 일어나는 것을 멈추고 관찰하는 기술을 훈련하는 과정으로 설명한다. 이 기술은 신체 훈련이나 다른 기술을 연마하는 것처럼 반복적인 연습이 필요하다. 예를 들어, 하모니카를 배우는 데는 50시간, 바이올린 연주를 배우는 데는 1,200시간이 걸린다고 한다(Strayhorn, 2002).

둘째, MT는 참가자들에게 부정적인 경험을 회피하지 않고, 호기심과 친절함을 가지고 다가가 그것을 변용(transform)해 볼 것을 권장한다. 예를 들어, 다음과 같이 안내할 수 있다.

> "미루고 싶거나, 지루함을 느끼거나, 화가 나거나, 어떤 것을 기억하지 못할 때 그 순간의 자신을 점검해 보세요. 그 순간에 현존하며 더 가까이 다가가 어떻게 느끼는지를 살펴보세요. 지금 어떤 감정, 몸의 감각, 생각이 떠오르는지 자신에게 물어보세요. '지금 나에게 어떤 장애물이 있지?' '내가 원하는 의도는 무엇일까?'라고 스스로에게 물어보는 것도 좋습니다."

셋째, MT는 참가자들에게 자기 수용과 자기 연민을 실천하고, 마음챙김 자기 코칭을 이어 가도록 강조한다. 이러한 실천은 ADHD와 관련된 어려움을 극복하고, 종종 동반되는 수치심과 자기 의심을 완화하는 데 도움이 된다. 또한 의도적으로 자기 자신과 타인에게 감사, 유머, 기쁨 등 긍정적인 감정을 연결하고 수용하는 연습도 함께 권장된다.

넷째, MT는 일상에서 마음챙김 자각과 자애를 꾸준히 실천하는 것이 쉽지 않음을 인정한다. 연습 자체는 그다지 어렵진 않지만, 그것을 꾸준히 기억하고 동기를 유지하는 일이 더 어려울 수 있다. 따라서 이 실천을 지속하기 위해서는 스스로에게 상기시키는 도구와 동기를 유지할 다양한 전략이 매우 중요하다.

마지막으로, MT는 마음챙김을 삶의 일부로 만들기 위한 전략이 담긴 [유인물 8-1]과 [유인물 8-2]를 참가자들과 함께 검토한다. 참가자들은 이 자료를 활용하여 수업 이후 일상에서 계속 실천하고 접목하고 싶은 항목을 선택하고 표시해 보도록 한다.

마음챙김 현존과 걷기 명상

더 긴 마음챙김 실천 체험하기

회기의 첫 번째 파트에서는 MT가 정좌 마음챙김 현존 명상(20분)을 진행한다. 그다음에는 마음챙김 걷기 명상(10분)이 이어진다. 이 연습은 이전 회기에서 배운 모든 핵심 요소를 통합하며, 참가자들은 ADHD를 위한 MAPs 과정에서 가장 긴 명상 연습을 경험하게 된다. 전체적으로 조용히 명상하는 시간은 약 30분이다.

[연습 8-2] 마음챙김 현존[3]

편안하게 앉아 등을 곧게 세우되, 자연스럽게 합니다. 몸을 가볍게 스캔하며 긴장된 부위를 부드럽게 이완시켜 줍니다. 눈을 감습니다.

[종을 울린다.]

부드럽게 호흡에 주의를 기울입니다. 자연스럽게 이어지는 호흡의 흐름을 알아차려 보세요. 호흡은 언제나 지금 이 순간에 존재합니다. 감정이나 생각에 휩쓸린다면, 언제든 다시 호흡으로 부드럽게 돌아옵니다.

[잠시 침묵]

이제 매 순간 떠오르는 모든 것을 환영하며, 알아차리고, 수용하겠다는 의도를 세워 봅니다.

소리가 뚜렷하게 들려온다면, 주의를 열어 그 소리를 호흡과 함께 알아차려 보세요. 만약 그 소리에 완전히 주의가 끌린다면, 호흡은 배경으로 두고 소리에 온전히 주의를 기울여 봅니다. 주의가 깊어질수록 마음챙김은 더 밝아집니다. 경험이 머무는 동안 마음속으로 이름을 붙이며 관찰해도 좋습니다. 예를 들어, 소리를 듣는 동안 "들린다, 들린다, 들린다, 들린다"라고 이름 붙일 수 있습니다. 모든 것은 그 나름의 속도로 지나갑니다. 경험은 왔다가 사라지고, 우리는 그저 지금 이 순간에 머무릅니다. 소리가 더 이상 주의를 끌지 않으면, 다시 호흡으로 돌아옵니다.

몸에서 감각이 느껴진다면, 그 감각에도 주의를 기울여 봅니다. 호흡과 함께 감각을 알아차려 보세요. 특정 감각이 강하게 주의를 끌면, 그 감각에 온전히 주의를 기울이고 호흡은 배경으로 둡니다. 이 감각을 살펴보세요. 가렵나요? 뜨거운가요? 진동이 느껴지나요? 압박감인가요? 수축하나요, 확장하나요? 변하고 있나요, 아니면 그대로인가요? 감각이 더 이상 주의를 끌지 않을 때는, 다시 호흡, 즉 자각의 닻으로 돌아옵니다.

3 『ADHD를 위한 마음챙김 처방』(Zylowska, 2012)에서 일부 수정 및 재인쇄되었다.

어떤 감정이 뚜렷하게 나타난다면, 호흡과 함께 그 감정에 주의를 열어 바라보세요. 감정이 강하게 주의를 끌면, 그 감정에 온전히 주의를 기울이고 호흡은 배경으로 둡니다. 필요하다면 R.A.I.N. 연습을 활용하여 감정을 관찰할 수도 있습니다. 인지하고, 수용하며, 살펴보고, 그것과 동일시하지 않는 연습을 해 보세요. 감정에 이름을 붙이고, 몸의 상태를 확인해 보세요. 예를 들어, 복부에 울렁거리거나 불편함이 있나요? 조급함이 느껴질 수도 있습니다. 호기심을 가지고 감정을 관찰해 보세요. 감정이 더 이상 강렬하지 않다면, 다시 호흡이나 다른 떠오르는 경험을 알아차려 보세요.

어떤 생각이나 이미지가 떠오른다면, 그 존재를 인정하며 호흡을 이어 갑니다. 대부분의 생각은 배경에 머무르며, 하늘을 떠다니는 구름처럼 왔다가 사라지는 것을 볼 수 있습니다. 만약 생각에 빠졌다면, 그 사실을 자각하는 순간 부드럽게 호흡으로 돌아갑니다.

반복해서 떠오르는 특정한 생각이 있다면, 그 생각에 온전히 주의를 두고, 호흡을 배경으로 둡니다. 걱정, 계획, 비판 등 생각에 이름을 붙여 보세요. 또한 그 생각과 함께 떠오르는 감정이나 몸의 감각이 있는지도 함께 살펴봅니다. 준비가 되면, 다시 호흡으로 돌아옵니다.

자신의 에너지 상태, 각성 수준, 태도나 기분도 알아차릴 수 있습니다. 다음 경험이 떠오를 때까지 각 경험을 있는 그대로 살펴보세요. 자각을 열고, 수용하는 마음으로 조용히 이 연습을 계속합니다.

[잠시 침묵]

선택 없는 자각 연습을 계속합니다. 어떤 것도 붙잡으려 하거나 억지로 만들지 마세요. 어떤 것도 밀어내려고 하지 마세요. 그저 긴장을 풀고 마음을 열어 지금 이 순간 펼쳐지는 것을 받아들입니다. 경험의 흐름에 정확하고 친절한 마음으로 자각을 가져와 최대한 깊게 보고, 듣고, 느껴 보세요. 경험과 연결하고 그 경험을 저절로 자연스럽게 흘러가도록 두세요.

[잠시 침묵]

이제 이 명상을 함께해 준 자신에게 감사의 마음을 표현합니다. 자기 자신에게 자애의 마음을 보내며, 스스로에게 안녕을 기원합니다. "내가 행복하기를, 내가 안전하기를, 내가 건강하고 편안하기를……

나 자신과 타인에게 연민을 가질 수 있기를……."

[잠시 침묵]

이러한 기원을 모든 사람에게 전합니다. "우리 모두가 행복하기를…… 우리 모두가 안전하기를…… 우리 모두가 건강하고 편안하기를…… 우리 모두가 서로에게 진정한 경청과 연민을 나눌 수 있기를……."

[종을 울린다.]

[연습 8-3] 걷기 명상

이제 조용히 앉아 있는 자세에서 걷기 명상으로 옮겨 보겠습니다. 모두 큰 원을 만들어 서 주세요.

이제 왼쪽으로 1/4 바퀴 회전하여, 옆 사람의 등을 바라보도록 합니다.

눈을 감고 몸을 고요히 유지하며, 서 있는 자신의 몸을 느껴 보세요. 발을 가지런히 모아서 서 봅니다.

자세를 느끼고, 몸의 무게중심을 알아차리며 긴장감이나 통증이 있는지, 혹은 편안함이 느껴지는지도 살펴봅니다.

좋습니다. 이제 눈을 뜨되, 두리번거리거나 주위를 흐트리지 않도록 시선을 자연스럽게 살짝 아래로 두고, 어디로 향하고 있는지를 인식합니다.

준비되었나요? 이제 시작합니다.

모두 천천히 걷기 시작합니다. 천천히 한쪽 다리를 들어 올리고 내려놓습니다. 마음속으로 '들어 올리고 놓기, 들어 올리고 놓기'라고 표현해도 좋습니다. 꼭 이름을 붙일 필요는 없으며, 그저 움직임을 관찰하는 것도 괜찮습니다.

앞 사람을 따라 천천히 걷습니다. 발과 다리에서 느껴지는 감각을 알아차려 보세요. 발이 땅에 닿을 때의 감각을 알아차릴 수도 있고, 다리나 팔의 움직임이나 몸의 무게중심이 옮겨 가는 감각을 느껴 볼 수도 있습니다. 어떤 방식이든, 걷는 감각과 연결되어 있는 상태를 유

> 지해 보세요.
> 원한다면, 호흡과 걸음을 맞추어 보세요. 한 발을 내딛을 때 숨을 들이쉬고, 다른 발을 내딛을 때 숨을 내쉬어 봅니다.
> 마음이 산만해진다면, 부드럽게 주의를 걷는 감각으로 다시 가져옵니다.
> [잠시 침묵]
> 지금 당신의 주의는 어디에 머물러 있나요? 필요하다면, 다시 발의 감각이나 다리가 움직이는 감각으로 돌아옵니다.
> 좋습니다, 이제 모두 걸음을 멈추고, 눈을 감아 보세요. 몸 전체를 느껴 보세요. 열린 마음, 친절함, 호기심을 가지고 지금 이 순간 떠오르는 어떤 경험이든 부드럽게 알아차려 봅니다.
> 이제 연습을 마무리하며, 이 시간을 내어 마음챙김을 실천한 자신에게 감사하는 마음을 가져 봅니다.
> [잠시 침묵 후, 종을 울린다.]

MT는 참가자들에게 30분간의 연습이 어땠는지 물어본다. "이 연습을 하는 동안 무엇을 알아차렸나요?" "평소보다 더 긴 시간 동안 마음챙김 연습을 하면서, 어떤 변화가 느껴졌나요?"

휴식

회기의 대략 중간 지점에서 휴식하며, 5~10분간 휴식을 취한다.

다루었던 마음챙김 원칙 복습

MT는 교육에서 다뤘던 주요 마음챙김 개념들을 복습하고, 그것들이

ADHD에 어떻게 적용될 수 있는지를 함께 논의한다([유인물 8-3] 참조). 또한 참가자들에게 MAPs에서 배운 원칙을 일상생활에 어떻게 적용해 보았는지 자유롭게 나누도록 초대한다.

이 과정은 참가자들의 경험과 의견이 중심이어야 하며, MT는 그 속에서 자연스럽게 교육에서 다룬 핵심 개념과 연결되는 중요한 부분들을 짚어 준다. 현재 순간에 온전히 존재하기, 부적응적인 비판 내려놓기, 열린 태도와 호기심 가지기, 연민을 실천하기, 수용-변화 변증법을 이해하고 삶에 적용하기, 마음챙김을 바탕으로 적절한 행동을 선택하고 신중하게 행동하기 등과 같은 개념들이 자연스럽게 다뤄질 수 있도록 유도한다.

MAPs 그 너머: ADHD와 마음챙김 관련 자료 소개

MT는 참가자들이 MAPs 이후에도 마음챙김 실천을 지속할 수 있도록 돕는 자기 관리 자료들을 소개한다. 이는 [유인물 8-4]를 참고하여 안내할 수 있다. 또한 마음챙김 연습과 별개로 ADHD 관리에 도움이 되는 추가 자료는 [유인물 8-5]에 요약되어 있다. MT는 참가자들에게 [유인물 8-6]을 작성하여 이를 통해 향후 2주 동안 공식 및 비공식적으로 마음챙김 연습을 지속할 계획을 스스로 세울 수 있도록 한다.

또한 참가자들은 MAPs 프로그램 이후 어떤 방향으로 나아갈 수 있을지 궁금해할 수 있으므로, MT는 이 매뉴얼의 제5장을 미리 읽고, 그룹이나 개별 마음챙김이나 ADHD 치료의 다음 단계에 대해 안내할 준비를 갖춘다.

마지막으로, MT는 다음과 같은 메시지를 전할 수 있다. "삶은 현재 순간들의 연속입니다. 언제든 그 순간으로 돌아갈 수도 있고, 다음 순간을 새롭게 맞이할 수도 있습니다. 여러분은 언제 어디서나 마음챙김 자각으로 전환할 수 있습니다."

이 말을 기반으로 MT는 참가자들이 이 개념을 어떻게 받아들이는지 성찰해 보고, MAPs 프로그램 이후에도 삶 속에서 마음챙김을 어떻게 지속할 수 있을지 자신의 통찰을 그룹과 나누도록 초대한다.

마무리 의식

이 마지막 성찰의 시간에는, 참가자들이 원형으로 앉아 프로그램 전체에서의 경험과 배운 점을 돌아가며 나누도록 초대한다. 이 활동은 '말하기 원탁(speaking council)' 형식으로 진행할 수 있으며, '말하는 막대기(talking stick)'를 사용하여 모든 참가자가 자신에게 주어진 시간을 통해 자신의 경험을 말할 기회를 가진다.

또한 마음챙김 기반 훈련에서 자주 활용되는 창의적 방식 중 하나는 한 참가자에서 다른 참가자에게 실타래를 던지는 것이다. 한 참가자가 자신의 성찰을 나눈 후 실타래의 한 부분을 잡고, 나머지 실타래를 다른 사람에게 던진다. 이 과정을 반복하면서 모든 참가자가 실로 연결된 하나의 '그물망'을 형성하게 된다. 이렇게 만들어진 실타래는 참가자 모두가 서로 연결되어 있음을 상징하는 은유가 되며, 참가자들(그리고 일반적으로 모든 인간)은 모두 공통의 어려움과 소망 속에서 연결되어 있다는 통찰을 이끌어 낼 수 있다.

모두의 이야기가 끝나면 가위를 돌려 각자가 실을 잘라 가져갈 수 있게 하여 수업의 의미를 되새기게 한다. 이 실은 마음챙김 연습을 상기시키는 손목 끈으로도 사용할 수 있다. 이 외에도 MT는 창의적인 방식으로 마무리 의식을 진행할 수 있다.

마지막으로, 참가자 모두에게 감사의 마음을 전한다. 그리고 자신과 그룹 전체, 더 나아가 모든 존재를 향한 자애 명상을 진행하며 회기를 마무리할 수 있다.

[연습 8-4] 자애 명상

눈을 감습니다.

[종을 울린다.]

잠시 시간을 내어 마음챙김을 연습하며 스스로를 돌보는 시간을 가진 자신에게 자애의 마음을 보내 봅니다. 마음속으로 스스로에게 이렇게 말해 봅니다. "내가 행복하기를, 내가 안전하기를, 내가 건강하고 편안하기를."

[잠시 침묵]

이제 이 과정 동안 함께해 준 모든 사람의 존재와 나눔에 감사하는 시간을 가져 봅니다.

마음속으로 조용히 모든 이의 안녕을 기원하세요. "당신이 행복하기를, 당신이 안전하기를, 당신이 건강하고 편안하기를."

[잠시 침묵]

마지막으로, 당신의 삶 속에 있는 사람들, 사랑하는 이들, 지인들, 그리고 앞으로 마주할 모든 사람을 떠올려 보세요. 그들에게도 자애의 마음을 확장해 봅니다. "모든 존재가 행복하기를, 모든 존재가 안전하기를, 모든 존재가 건강하고 편안하기를."

이제 연습을 마무리하며, 친절과 감사의 느낌을 온전히 느껴 보세요. 그리고 이 과정이 끝난 이후에도 삶 속에서 긍정적인 감정과 연결될 수 있도록 마음을 다져 보세요.

[종을 울린다.]

제3부

ADHD를 위한 MAPs 너머: 끝이 아닌 새로운 시작

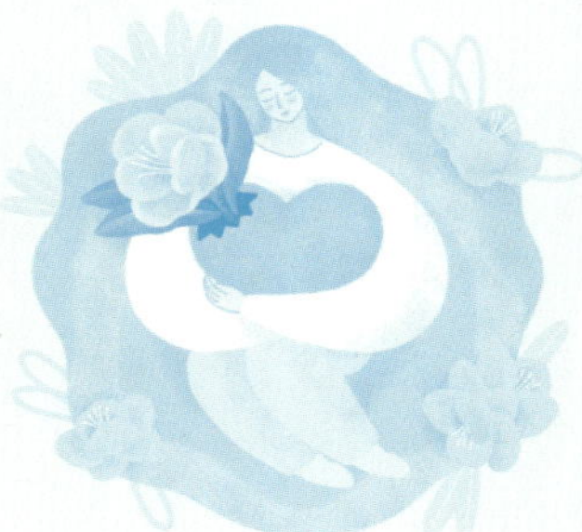

이 책의 제3부에서는 성인 ADHD 치료에서 마음챙김 기반 치료가 차지하고 있는 위치를, 일반적으로 사용되는 다른 치료법들과 비교하여 살펴본다. 또한 ADHD를 위한 MAPs 훈련을 처음 마친 후 다음 단계에 대한 개요를 제시하고, 다양한 임상 환경에서의 치료 적용 시 고려할 점들을 제공한다.

제5장

다음 단계에 대한 고려 사항

이 장에서는 ADHD를 위한 MAPs 프로그램의 첫 훈련이 완료된 이후, 치료적으로 고려해야 할 사항들과 MAPs 훈련의 지속 방안에 대해 제안한다. 여기에는 일부 참가자에게 추가적인 치료가 필요할 수 있는 이유(예: 치료 목표의 불충분한 개선, 치료 과정에서 새롭게 나타난 목표 등)와 같은 평가 요소를 포함하여, 개별 치료로의 전환 고려 사항, 그리고 환자의 개별 목표에 따라 추가적으로 연계할 수 있는 치료 옵션에 대해 논의한다. 또한 다양한 형태로 마음챙김 기반 중재(MBI) 훈련을 지속하는 방안에 대해 살펴본다. 추가 MAPs 회기의 빈도 조정, 그룹 구성원의 재조합, 마음챙김 콘텐츠와 다른 주제를 통합하는 방식, 특정 그룹을 위한 맞춤형 MAPs 그룹 구성 또는 참가자 주도 그룹으로의 전환, 그리고 다른 MBI 접근법을 포함하는 방법 등이다. [그림 5-1]은 다음 논의되는 선택지들을 한눈에 요약한 도표로 제시하고 있다. 이 장을 통해 전달하고자 하는 두 가지 핵심 메시지는 다음과 같다. 첫째, 마음챙김 배움은 일회성 훈련이 아니라 지속적인 과정이며, 둘째, 마음챙김은 다른 치료법과 결합될 수 있으며, 그 효과를 오히려 강화시킬 수도 있다는 점이다.

마음챙김 배움은 MAPs로 끝나지 않는다. 이 배움은 다양한 방식으로 지속될 수 있으며, 다른 치료법과도 결합될 수 있다.

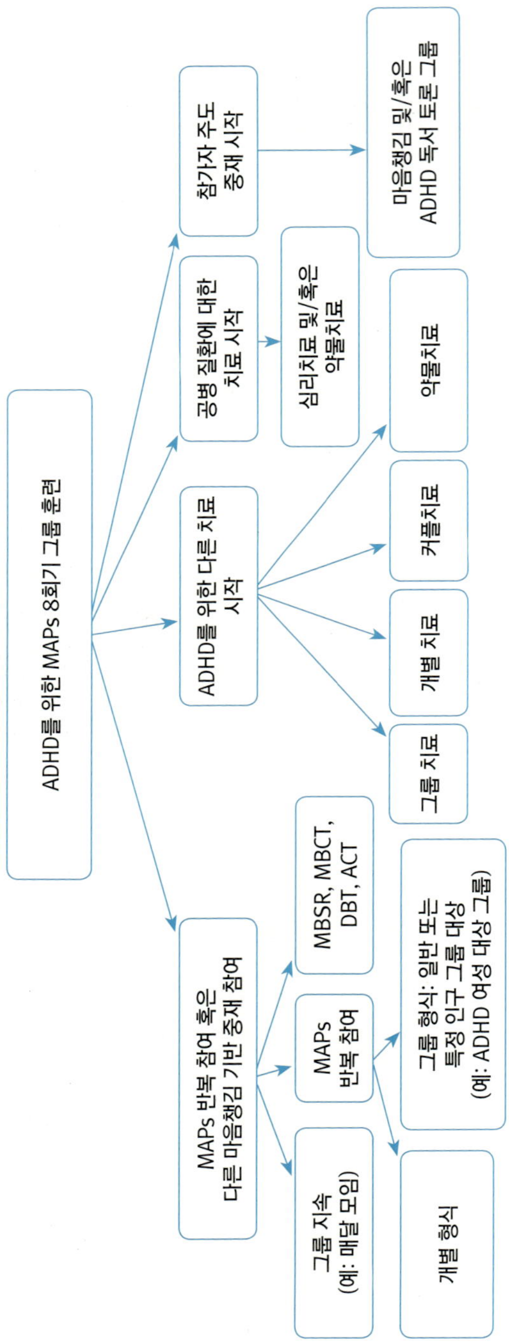

[그림 5-1] 성인 ADHD 환자를 위한 MAPs 프로그램 이후 치료 옵션 플로우차트

MAPs 이후, 무엇을 할 수 있을까

MAPs 프로그램을 마친 후, MT와 참가자들이 공통적으로 묻는 질문 중 하나는 "이제 무엇을 해야 하나요?" 또는 "이 실천을 어떻게 이어 갈 수 있을까요?"이다. 그룹을 완료한 이후에는 여러 가지 시나리오가 전개될 수 있으며, 다음 단계는 MT의 전문적 배경이나 교육 기관의 운영 조건에 따라 달라질 수 있다.

일부 MT는 자신의 환자들만을 대상으로 그룹을 운영하지만, 다른 경우에는 지역사회 내 누구에게나 개방된 그룹을 제공할 수도 있다. 이러한 개방형 그룹에서는 참가자는 이미 다른 임상가나 치료사와 ADHD 치료를 병행하고 있는 경우도 있고, 그렇지 않은 경우도 있다. 후자의 경우, 즉 참가자가 별도의 ADHD 치료를 받고 있지 않은 상황이라면, MT는 ADHD 및 마음챙김 기반 치료를 지속할 수 있도록 일반적인 아이디어와 자료를 제공할 수 있다. 이 자료는 참가자가 현재 또는 향후 담당 치료사와 함께 논의하며 살펴볼 수 있다. 한편, 상태가 호전된 참가자는 치료를 종료하고, 마음챙김 앱 등 자가관리용 도구를 활용할 준비가 되어 있을 수도 있다.

참가자가 MT와의 치료를 계속 희망하는 경우에는 추가적인 고려 사항이 필요하다. 예를 들어, 기존의 치료 목표는 달성했지만, 지속적인 지지 및 유지관리를 원하는 참가자가 있을 수 있다. 혹은 기존의 치료 목표를 달성한 후, 새로운 치료 목표로 전환하고자 할 수 있다. 또 다른 가능성으로, 아직 치료 목표를 달성하지 못한 참가자들이 있을 수 있다. 이는 공식 연습을 충분히 실천하지 못했거나, 외부적인 생활 환경의 어려움으로 인해 회기에 참석하기 어려웠던 경우일 수 있다. 이런 경우, 지속적인 도움이 필요할 수 있다.

이처럼 다양한 시나리오가 존재하지만, MAPs 프로그램과 같은 MBI를 처음으로 마친 성인 ADHD 환자를 어떻게 지원하는 것이 최선인지에 대한 연구는 아직 충분하지 않다. 그러나 임상적으로 명확한 치료 목표를 설정하고, 치료가 효과적으로 진행되고 있는지(혹은 그렇지 않은지)를 측정할 수 있는 체계를 마련하는 것이 좋은 임상 실천의 토대가 된다.

MT와의 치료 지속 여부 결정

인터뷰, 증상 평가 척도, 설문지를 활용한 개별 평가는 향후 치료 방향을 설정하는 데 핵심적인 역할을 한다. 안타깝게도, MAPs를 마친 후 MT가 어떤 조치를 취해야 하는지 알려 주는 명확한 로드맵이나 공식은 존재하지 않는다. "MAPs 이후에 누구에게 무엇을 해야 하는가?"라는 질문에 대한 연구가 축적되기 전까지는, 각 참가자의 개인 목표를 재평가하는 방식이 기본 접근법이 된다. 이 내용에서는 이러한 평가를 위한 실질적인 고려 사항을 안내하고자 한다. 다음에서 제시하는 다양한 시나리오는 상호 배타적인 것이 아니다. 예를 들어, 개별 치료와 그룹 치료 중 하나를 선택하는 대신, 두 가지를 병행하는 방식도 가능하다.

MT가 참가자와 치료 지속 여부를 논의할 때, 다음 치료 단계에서의 주요 목표를 무엇으로 설정할지를 먼저 고려하는 것이 바람직하다. 이러한 논의는 각각의 참가자와 개별적으로 진행되어야 하며, MAPs 회기 중에 그룹 안에서 이루어지는 것은 적절하지 않다. 논의 시점은 해당 참가자가 기존의 MT의 환자였는지 여부에 따라 달라질 수 있다. 만약 지속적으로 보는 환자라면, 이 논의는 8회기 종료 시점의 개별 진료에서 다루는 것이 적절하다. 반면, 기존 환자가 아닌 경우, MT는 개별 후속 상담을 통해 치료 연계 또는 지속 방안에 대해 논의할 수 있다.

개별 회기에서는 다음 단계에서 지속 치료의 초점을 ADHD 증상 및 관련 기능장애에 맞출 것인지, 정서 조절이나 자기 존중감 같은 ADHD의 비핵심적인 특징을 중점적으로 다룰 것인지, 아니면 ADHD 외의 공병 정신 질환을 주요 치료 대상으로 둘 것인지 결정해야 한다.

후자의 경우 성인 ADHD에서는 공병이 흔한 현상이므로, 임상가는 이를 예방하고 대비할 수 있어야 한다. 특정 정신 질환이 확인될 경우, 미국심리학회(APA) Division 12에서 제공하는 성인 정신병리에 대한 경험적으로 입증된 심리사회적 치료 목록(www.div12.org/psychologicaltreatments)과 같은 자원이 도움이 될 수 있다. 또한 정신과 진료를 통한 추가 평가 또는 약물치료가 필요한 경우도 있다.

MT와의 치료 지속 여부가 논의될 때에는, 의뢰가 필요한 경우 기타 실무적 문제(시간, 비용, 접근성 등)나 참가자의 선호도 명확히 할 필요가 있다.

치료의 초점이 ADHD를 포함하는 경우, MT는 다음 단계에서의 구체적인 목표를 설정해야 한다. 예를 들어, 일부 참가자는 기존에 얻은 효과를 유지하고, '재발'을 방지하는 데 중점을 둘 수 있다. 다른 경우에는 아직 이루지 못한 성과를 새롭게 달성하는 것이 목표가 될 수 있다. 이때 기존의 설문자료 및 평가 도구를 활용하면 진척도를 확인하는 데 도움이 될 수 있다(추천 평가 도구는 제3장에 정리되어 있음). 예를 들어, MAPs 이후 ADHD 증상이나 집행 기능 문제가 개선되었는지 평가할 수 있다. 특정 심각도 점수 이하로 감소했거나 증상 수가 줄어들었다면, 향후 치료의 성공은 이러한 점수를 안정적으로 유지하는 것이 될 수 있다. 반면, 개선이 미미한 경우, 추가적인 증상 완화를 위한 전략으로 마음챙김 기반 접근, 다른 심리치료, 생활습관 개선, 약물치료 등을 고려할 수 있다. 단, 측정 지표와 목표 수치는 사례마다 다를 수 있다.

치료에서 목표로 하는 것이 무엇인지, 그리고 성공이 어떤 모습일지를 보다 명확히 정의한 후에는 그에 적합한 치료 환경이 무엇인지 고려해야 한다. 그룹 치료 형식은 참가자들이 가장 최근에 경험한 방식이므로 상대적으로 더 익숙하게 느껴질 수 있다. 또한 그룹 치료는 개별 치료에서는 얻기 어려운 고유한 장점을 제공한다. 예를 들어, 다른 참가자들과의 상호작용을 통해 서로에게 배우고 지지받은 경험을 할 수 있다. 반면, 개별 치료는 보다 개별화된 집중 중재가 가능하며, 특히 트라우마 이력, 낮은 자존감, 중독 행동, 대인관계 어려움 등 '심층적인' 문제를 탐색하는 데 더 적합하다. 물론, 앞서 언급했듯이 개별 치료와 그룹 치료는 반드시 둘 중 하나를 선택해야 하는 상호 배타적인 관계가 아니다. 그러나 임상가는 치료 탈진(therapy fatigue)의 가능성을 신중하게 고려해야 할 필요가 있다. 치료 탈진이란 개인이 장기간 치료에 참여하면서 마치 반복되는 업무에 지친 직장인처럼 정서적으로 소진되는 현상을 말한다.

만약 참자가가 개별 치료와 그룹 치료를 모두 원할 경우, 한 가지 대안으로 변증법적 행동치료(DBT)를 고려할 수 있다. DBT는 그룹 치료와 개별 치료 요소를 모두 포함하고 있으며, 특히 경계성 성격장애(BPD)에서 흔히 나타나는 심각한 정서 조절 곤란을 겪는 환자들에게 효과적인 접근법으로 알려져 있다.

어떤 치료 접근법을 선택할지 결정할 때 가장 중요하게 고려해야 할 사항은, 마음챙김 중심의 접근법을 지속할 것인지(예: MAPs를 추가로 진행하거나, MBCT, MBSR, DBT, ACT와 관련된 마음챙김 기반 중재 또는 지역사회 마음챙김 그룹 참여), 또는 인지행동치료(CBT)나 약물치료를 선택할 것인지이다.

무작위 대조군 연구(RCT)들에 따르면, CBT는 다른 적극적인 치료 조건과 비교했을 때 더 우수한 치료 효과를 보이는 것으로 나타났으며(Safren, Sprich, Mimiaga, et al., 2010; Solanto et al., 2010), 따라서 CBT는 ADHD에 대해 경험적으로 입증된 주요 치료 옵션으로 간주될 수 있다. 또한 약물치료, 특히 자극제(stimulant medication)는 성인 ADHD의 확립된 치료법으로 알려져 있으며(Cortese et al., 2018; De Crescenzo et al., 2017), 따라서 이에 대한 논의도 이루어져야 한다. 일부 MT는 약물치료 처방 권한이 없을 수도 있으므로, 이 경우 참가자가 지역 내 적절한 전문의를 찾아 약물 상담을 받을 수 있도록 안내하는 것이 중요하다.

ADHD 치료 옵션 중 하나로 커플치료(couple therapy)도 고려할 수 있다. 비록 ADHD에 특화된 커플치료 매뉴얼은 아직 공식적으로 출판되지 않았으며, 관련 연구도 많지는 않지만(Wymbs & Molina, 2015), 잠재적으로 유망한 접근법으로 평가된다. 이에 대한 임상가용 서적(예: Pera & Robin, 2016)과 커플 대상 일반 서적(예: Orlov & Kohlenberger, 2014)도 참고 자료로 활용할 수 있다.

전반적으로, 임상가는 현재 사용 가능한 다양한 치료 옵션에 대해 심리교육을 제공하고, 참가자와 협력하여 그들에게 가장 적합한 방향으로 치료 계획을 수립할 수 있도록 지원해야 한다.

〈표 5-1〉은 이러한 의사결정 과정을 구성하는 핵심 요소들을 요약하여 제시하고 있다.

〈표 5-1〉 MAPs 이후 MT가 고려해야 할 치료 지속 요인

- 다음 치료 단계에서 설정할 구체적인 목표는 무엇인가?
- 치료의 '성공' 또는 '개선'을 어떻게 정의하고 측정할 것인가?
- 어떤 치료 환경(예: 개별 치료 또는 그룹 치료)이 해당 참가자에게 가장 적절한가?
- 어떤 특정 치료 접근법을 선택할 것인가?
- 마음챙김 그룹 훈련을 지속하는 경우, MT가 주도하는 하향식(top-down) 지도와 참가자가 주도하는 상향식(bottom-up) 참여 간의 균형을 어떻게 조절할 것인가?

마음챙김 기반 접근법의 지속

성인 ADHD 환자가 마음챙김 기반 접근법을 계속 이어 가기로 선택한 경우, 다음과 같은 추가 고려 사항들이 필요하다. 현재까지는 연구를 기반으로 한 구체적인 권장 사항이 부족하기 때문에, 이 장에서는 임상 경험을 토대로 한 여러 실용적 옵션을 제시한다.

추가 회기 빈도

ADHD를 위한 MAPs 프로그램이 종료될 무렵, 참가자들은 종종 그룹을 연장할 수 있는지 질문한다. 임상 경험에 따르면, 이는 보통 8회기 종료 후 3~4주 뒤에 한 번의 '부스터(booster)' 회기를 진행하는 방식으로 충족될 수 있다.

이 정도의 시간 간격은 참가자들이 실제 생활에서 성공과 도전 과제를 경험하기에 충분한 시간이면서도 그 경험을 생생하게 기억하고 공유할 수 있는 적절한 시점이다. 또한 이 시점의 참가자들은 일반적으로 높은 참여 의지를 보이는 경향이 있다. 이는 아마도 이 회기를 MAPs 그룹에 참여할 수 있는 '마지막 기회'로 인식하기 때문일 수 있다.

그러나 특별한 그룹 결속력이 형성되지 않는 한, 이후 추가 '부스터' 회기의 참석률은 점차 감소하는 경향이 있다. 이러한 그룹 결속력은 참가자 구성 요소를 신중히 고려함으로써 강화할 수 있으며, 이에 대해서는 다음에서 다루겠다.

추가 회기를 위한 그룹 구성

향후 그룹 회기를 계획 시, 참가자 구성을 어떻게 할 것인지 신중히 고려해야 한다.

MAPs 첫 8회기에 참석했던 동일한 구성원들만 '부스터' 회기에 초대되는 경우가 많지만, 매월 또는 격주 단위로 지속되는 보다 정기적인 회기의 경우, 이전에 MAPs 또는 기타 마음챙김 기반 중재(MBI)를 완료한 ADHD 성인들에게도 개방할 수 있다.

이러한 개방형 구성은 그룹의 상호작용 방식에 영향을 줄 수 있다. MAPs 초기에 형성된 그룹 결속력이 새로운 구성원에게 자동으로 전이되는 것은 아니기 때문이다. 그러나 이러한 다양성 참가자가 유연성을 기르고, ADHD를 가진 다른 성인들과 지지 네트워크를 확장하는 기회가 될 수도 있다.

한편, 모든 마음챙김 수료자에게 후속 회기를 개방하는 대신, 특정 기준에 따라 참가자를 제한하는 것도 고려할 수 있다. 예를 들어, 여성 전용 그룹이나 대학생 전용 그룹과 같은 특정 그룹을 위한 구성은 유사한 도전 과제를 공유하고, 보다 깊이 있는 논의를 이끌어 내는 데 도움이 될 수 있다. 실제 사례로, 저자 중 한 명은 남성만으로 구성된 MAPs 그룹을 우연히 운영한 경험이 있는데, 이 그룹은 유달리 높은 결속력과 지지적 분위기를 보였다.

추가 회기 내용

추가 회기의 내용은 회기의 개수와 목적에 따라 달라질 수 있다. 만약 기존의 8주 그룹이 1~2회 연장되는 경우, 보통 기존에 소개된 기법을 복습하고, 공식 및 비공식 마음챙김 연습을 유지하는 전략을 강화하는 데 초점을 맞추는 것이 일반적이다. 이 경우, MAPs 8회기의 내용을 변형하여 활용하여 진행할 수 있다.

또한 ADHD에 대한 온라인 자료(예: Facebook ADHD 마음챙김 그룹), 잡지(예: 『ADDitude』 매거진), ADHD 옹호 단체[예: 주의력결핍/과잉행동장애 아동 및 성인 협회(CHADD)] 가입, ADHD 관련 자기 계발서 읽기 등을 활용하여, ADHD 관련 주제들을 새로운 방식으로 복습하거나 확장할 수 있다.

정기적으로 마음챙김 실천을 유지하는 방법에 대해서도 논의할 수 있다. 예를 들어, 명상 모임(예: Meetup)에 참여하기, 스마트폰 앱(예: CALM, Headspace, Inflow) 활용 등의 방법이 있다. 스마트폰 앱을 다룰 때는 각 앱의 기능과 연습 방식의 차이점을 논의해 보는 시간을 가질 수도 있다.

MT는 참가자들의 적극적인 참여를 유도하기 위해 각자 다른 스마트폰 앱을 일주일간 사용해 보고, 다음 회기에서 소감을 나누는 활동을 진행할 수도 있다.

8주 그룹이 몇 회기를 넘어 연장될 경우, 회기의 내용은 MAPs를 반복할지, MAPs에 포함되지 않았던 새로운 마음챙김 수업을 도입할지, CBT 등 다른 치료 접근으로 전환할지, 혹은 MAPs에 보다 많은 인지치료 기법을 통합할지 결정해야 한다. 현재까지 이를 안내할 구체적인 연구 근거는 없으므로, MT는 자신의 임상적 전문성과 참가자들의 선호를 바탕으로 적절히 조정해야 한다.

이 과정에서, 다음 치료 단계에서 MT가 제공하는 하향식(top-down) 지도와 참가자 주도의 상향식(bottom-up) 참여 간의 균형을 어떻게 조정할 것인지 고려할 필요가 있다. 예를 들어, MAPs 프로그램이 처음 시작될 때는 참가자들이 그룹에 익숙하지 않았기 때문에, 유연성을 모델링하면서도 그룹 규칙은 MT가 설정하였다. 그러나 이제 추가 회기에 참여하는 참가자들이 MAPs '졸업생'인 만큼, MT는 그룹 규칙이나 주제를 참가자들이 직접 결정하도록 할 수 있다.

MT는 참가자들에게 그룹의 구조, 지속 기간, 빈도 등을 어떻게 조정할지 의견을 묻고, 논의할 주제를 제안해 보도록 요청할 수 있다. 또한 성인 ADHD를 위한 CBT에서 다루는 주제를 제시한 후 참가자들에게 '투표하게' 하는 방식도 가능하다. 이러한 방식은 ADHD를 가진 성인들이 지속 그룹에 대한 주인의식을 갖고, 자신의 필요에 맞게 그룹을 조정할 수 있도록 독려하고 권한을 부여하는 효과가 있다.

참가자 주도 옵션

충분한 진전을 이루었으며 일반적인 치료 환경보다 더 높은 자율성을 원하는 참가자들에게는 참가자 주도 그룹(peer-led group)이 또 하나의 유용한 옵션이 될 수 있다.

임상 경험에 따르면, 일부 성인 ADHD 참가자들은 온라인 자원(예: Meetup)을 활용하여 스스로 그룹을 조직하기도 한다. MAPs 8회기 종료 시 제공되는 자료들은 이러한 자율 그룹이 마음챙김 및/또는 ADHD에 초점을 맞춘 방향을 정립하는 데 도움이 될 수 있다.

다른 마음챙김 기반 중재들(MBIs)

MAPs를 수료한 참가자들은 ADHD에 직접 초점을 맞추지 않더라도, 마음챙김을 배울 수 있는 다양한 방법을 탐색하고, 마음챙김 기술을 더욱 깊이 익히고자 하는 경우가 많다. 이러한 관심을 지원하기 위해, MT는 MBCT(Mindfulness-Based Cognitive Therapy), MBSR(Mindfulness-Based Stress Reduction), 지역 및 전국 단위의 마음챙김 명상 센터, 기타 온라인 자원 및 커뮤니티를 안내할 수 있다.

특히 ADHD에 특화된 수정된 MBCT는 ADHD 성인에게 높은 수용도와 효과성을 보이고 있으며(제2장 참조), 실제 적용 가능성이 높다. 한편, MBSR은 스트레스 및 통증 관리에 초점을 맞추고 있어 해당 문제를 겪고 있는 사람들에게 적합할 수 있다. MBSR의 전통적인 회기에서는 하루 45분간의 침묵 명상이 집에서의 연습으로 요구되지만, ADHD 참가자를 위해 이를 15~30분으로 조정하는 경우가 많다. 이는 ADHD가 있는 사람들이 보다 실현 가능하도록 실천할 수 있는 방식이다.

또한 개인의 영적 신념과 마음챙김 실천을 결합하고자 하는 참가자의 경우, 불교, 기독교 또는 기타 종교 센터에서 제공하는 마음챙김 그룹이 의미 있는 대안이 될 수 있다. 요가, 태극권, 마음챙김을 기반으로 한 활동(예: 마음챙김 컬러링, 마음챙김 식사, 마음챙김 사진 촬영 등)을 통해 마음챙김을 연습하고자 하는 이들도 있을 수 있다.

MT는 참가자들이 자신만의 방식으로 마음챙김을 삶 속에 유지할 수 있도록 돕고, 어떤 방식이 자신에게 효과적인지 스스로 탐색할 수 있도록 호기심을 지닌 태도를 유지하도록 격려해야 한다.

마음챙김 실천을 지속하는 것이 쉽지 않다는 점을 솔직히 인정하는 것도 중요하다. 정기적으로 연습하지 못했다고 해서 죄책감을 느끼기보다는, 자기 연민(self-compassion)의 태도를 유지하고 다시 시작하는 것을 기를 수 있도록 돕는 것이 필요하다. 예를 들어, "다시 시작하세요." "매일이 새로운 날입니다."와 같은 문구는 참가자들이 연습을 중단했더라도 다시 돌아오는 데 도움을 줄 수 있다. MT는 참가자들에게 매일의 공식 연습을 억지로 시도하지 않아도 된다고 안내하고, 대신 짧은 비공식 연습을 하거나 때때로 구조화된 피정(retreat) 또는 수업에 참여하는 것을 안내할 수 있다.

마무리

이 장에서는 MAPs 프로그램 종료 이후, MT가 참가자들을 어떻게 안내할 수 있을지를 중심으로 다양한 고려 사항을 살펴보았다. 또한 8회기 구조 이후에도 ADHD로 도움이 필요한 사람들에 맞게 치료가 성장하고 조정될 수 있도록 MT가 접근할 것을 권장한다. MT가 MAPs의 구조와 원칙에 점차 익숙해짐에 따라, 특정 실천을 조정하거나 창의적으로 변형하는 것이 가능해질 것이다. 예를 들어, 우리의 동료인 리 프리드먼(Lee Freedman) 박사는 MAPs 회기 구조와 주제를 활용하여, 카메라와 사진을 결합한 마음챙김 훈련을 개발한 바 있다.

우리는 MT들이 각자의 강점을 살려 프로그램을 발전시키고, 열린 마음으로 호기심과 창의성을 발휘할 것을 권장한다. 무엇보다 중요한 점은, 이 모든 과정이 ADHD를 가진 사람들이 자기 자신을 더 잘 이해하고 받아들이며, 자신의 가치를 인식하고, ADHD를 관리할 수 있는 기술을 익혀 더 건강한 삶을 살아가도록 돕기 위한 것임을 잊지 않는 것이다.

부록

회기 요약 및 회기 유인물

1회기 요약

ADHD에 대한 인식 전환과 마음챙김 소개

회기 개요

1) 환영 및 소개
   - 그룹 환경에 대한 일반적인 오리엔테이션 및 비밀 유지 규칙 안내
   - '서로 알아 가기' 활동
   - 수업 참여 동기에 대한 짧은 성찰
   - 그룹 구조 및 형식 개요
2) ADHD 소개
   - ADHD와 함께하는 삶
   - ADHD 심리교육 및 인식 전환
3) 휴식
4) 마음챙김 소개
   - 마음챙김의 정의와 ADHD 관리에 마음챙김이 어떻게 도움이 되는가
   - ADHD와 마음챙김에 대한 연구 결과
   - 주의와 오감 알아보기: [연습 1-1] 시각적 주의와 자각 실습 및 [연습 1-2] 마음챙김 먹기
   - 정좌 명상 소개 및 마음챙김 호흡: [연습 1-3] 마음챙김 호흡(5분)
5) 마무리
   - 집에서 하는 연습에 대한 논의

집에서 하는 연습

1) 공식 마음챙김 연습: 마음챙김 호흡(하루 5분)
2) 비공식 마음챙김 연습
   - 식사, 샤워, 양치질과 같은 일상 활동에서 마음챙김하기
   - 간단한 마음챙김 점검: '전화 호흡' 또는 '빨간불 호흡'

2회기 요약

ADHD 패턴에 대한 마음챙김 자각: "나의 ADHD는 어떠한가?"

회기 개요

1) 짧은 시작 명상 연습: 숫자 세기 명상
   - [연습 2-1] 숫자 세기 명상(5분)
2) 복습
   - 이전 회기의 내용
   - 집에서의 연습 경험
3) 회기 주제: 마음챙김 자각을 연습할 때 흔히 나타나는 어려움
   - 수용-변화 변증법 소개
4) 짧은 명상 연습: 마음챙김 호흡
   - [연습 2-2] 마음챙김 호흡(5분)
5) 휴식
6) 움직임에 대한 마음챙김
   - [연습 2-3] 마음챙김 서기와 균형 잡기
   - [연습 2-4] 마음챙김 걷기(10분)
7) 마무리
   - 집에서 하는 연습에 대한 논의
   - [연습 2-5] 짧은 감사 명상

집에서 하는 연습

1) 공식 마음챙김 연습: 마음챙김 호흡(하루 5분). [유인물 2-1](선택 사항)을 사용해 어려운 점을 기록하고 가능한 해결책을 생각하기
2) 비공식 마음챙김 연습
   - 호기심을 가지고 자신의 ADHD 증상 알아차리기

3회기 요약

소리, 호흡, 그리고 몸에 대한 마음챙김 자각

회기 개요

1) 짧은 시작 명상 연습: 마음챙김 호흡
   - [연습 3-1] 마음챙김 호흡
2) 복습
   - 이전 회기의 내용
   - 집에서의 연습 경험
3) 회기 주제: 주의와 몸에 대한 자각의 전환 알아차리기
4) 음악에 대한 마음챙김 자각
   - [연습 3-2] 음악에 대한 마음챙김 자각
5) 소리에 대한 마음챙김
   - [연습 3-3] 소리에 대한 마음챙김
6) 마음챙김 서기 및 스트레칭
   - [연습 3-4] 마음챙김 서기 및 스프레칭
7) 휴식
8) 소리, 호흡, 그리고 몸에 대한 마음챙김 자각
   - [연습 3-5] 소리, 호흡, 그리고 몸
9) S.T.O.P. 소개 및 연습
   - [연습 3-6] S.T.O.P. 연습
10) 마무리
   - 집에서 하는 연습에 대한 논의
   - [연습 3-7] 짧은 감사 명상

집에서 하는 연습

1) 공식 마음챙김 연습: 소리, 호흡, 몸에 대한 마음챙김(하루 10분)
2) 비공식 마음챙김 연습
   - 소리와 걷기 또는 S.T.O.P. 연습
   - 주의에 대한 점검: "지금 내 주의는 어디에 있는가?", "지금 나는 무엇을 하고 있는가?", 시각적 알림 사용

4회기 요약

몸의 감각에 대한 마음챙김 자각

회기 개요

1) 짧은 시작 명상 연습: 소리, 호흡, 그리고 몸
   - [연습 4-1] 소리, 호흡, 몸에 대한 마음챙김
2) 복습
   - 이전 회기의 내용
   - 집에서의 연습 경험
3) 회기 주제: 몸에 머물기
4) 바디 스캔
   - [연습 4-2] 바디 스캔
5) 휴식
6) 통증과 불편함을 가지고 작업하기
   - [연습 4-3] 통증과 불편함을 가지고 작업하기
7) 일상에서의 마음챙김: 신발 끈 묶기
   - [연습 4-4] 신발 끈 묶기
8) 마무리
   - 집에서 하는 연습에 대한 논의
   - [연습 4-5] 짧은 감사 명상

집에서 하는 연습

1) 공식 마음챙김 연습: 소리, 호흡, 몸(하루 10분)
2) 비공식 마음챙김 연습
   - 문제가 되는 ADHD 관련 활동 선택하기(예: 열쇠 두기)
   - 호기심을 가지고 자신의 ADHD 증상 알아차리기

5회기 요약

생각에 대한 마음챙김 자각

회기 개요

1) 짧은 시작 명상 연습: 바디 스캔
   - [연습 5-1] 바디 스캔(5분)
2) 복습
   - 이전 회기의 내용
   - 집에서의 연습 경험
3) 회기 주제: 생각에 대한 마음챙김 자각
4) 생각에 대한 마음챙김
   - [연습 5-2] 생각에 대한 마음챙김
5) 휴식
6) 생각과 함께 걷기
   - [연습 5-3] 생각과 함께 걷기
7) ADHD와 비판적 생각
   - [연습 5-4] 비판적 사고에 대한 경험 나누기
8) 기타 불균형적인 사고
9) 스스로를 이끄는 자기 대화
10) 마무리
   - 집에서 하는 연습에 대한 논의
   - [연습 5-5] 짧은 감사 명상

집에서 하는 연습

1) 공식 마음챙김 연습: 생각에 대한 마음챙김(하루 10분)
2) 비공식 마음챙김 연습
   - 매일 비판적인 생각을 기록해 보기
   - 호기심을 가지고 자신의 ADHD 증상을 알아차리기

6회기 요약

정서에 대한 마음챙김 자각

회기 개요

1) 짧은 시작 명상 연습: 생각에 대한 마음챙김
   - [연습 6-1] 짧은 버전의 생각에 대한 마음챙김
2) 복습
   - 이전 회기의 내용
   - 집에서의 연습 경험
3) 회기 주제: 정서에 대한 마음챙김 자각
4) R.A.I.N. 소개 및 연습
   - [연습 6-2] R.A.I.N.
5) 휴식
6) 걷기 명상: 정서와 함께 걷기
   - [연습 6-3] 정서와 함께 걷기
7) 긍정적 정서를 기르기: 자애(loving-kindness)
   - [연습 6-4] 자애 명상
8) 마무리
   - 집에서 하는 연습에 대한 논의
   - [연습 6-5] 짧은 감사 명상

집에서 하는 연습

1) 공식 마음챙김 연습: 자애(loving-kindness) 명상 또는 R.A.I.N. 연습(하루에 15분), 또는 정서와 함께 걷기 연습을 할 수도 있다.
2) 비공식 마음챙김 연습
   - 일상생활에서 짧은 비공식 R.A.I.N., 자애 명상 또는 정서와 함께 걷기 연습
   - 다양한 상황에서 정서가 어떻게 나타나는지 살펴보기. 즐겁거나, 불쾌하거나, 또는 중립적인 경험기록표를 사용하거나 자신의 ADHD 패턴을 기록하며 볼 수 있다.

7회기 요약

현존과 상호작용에 대한 마음챙김 자각

회기 개요

1) 짧은 시작 명상 연습: R.A.I.N.
   - [연습 7-1] R.A.I.N. 연습(5분)
2) 복습
   - 이전 회기의 내용
   - 집에서의 연습 경험
3) 회기 주제: 현존과 상호작용에 대한 마음챙김 자각
4) 마음챙김 현존 소개 및 연습
   - [연습 7-2] 마음챙김 현존
5) 주의의 다양한 측면과 단일 초점 주의 대 수용적 주의에 대한 논의
6) 휴식
7) 짧은 걷기 명상
   - [연습 7-3] 짧은 버전의 걷기 명상(선택 사항)
8) 상호작용에 대한 마음챙김 자각
9) 마음챙김 듣기 및 말하기
   - [연습 7-4] 마음챙김 듣기 및 말하기
10) 마무리
   - 집에서 하는 연습에 대한 논의
   - [연습 7-5] 짧은 감사 명상

집에서 하는 연습

1) 공식 마음챙김 연습: 매일 15분간 정좌 명상-마음챙김 현존
2) 비공식 마음챙김 연습
   - 배우자 또는 친구와 함께 마음챙김 말하기 및 듣기
   - 일상적인 대화를 마음챙김으로 경청하기
   - 다른 사람과의 상호작용을 호기심 있게 알아차리기

8회기 요약

삶의 여정으로서의 마음챙김 자각

회기 개요

1) 짧은 시작 명상 연습: S.T.O.P.
   - [연습 8-1] 짧은 버전의 S.T.O.P. 연습(5분)
2) 복습
   - 이전 회기의 내용
   - 집에서의 연습 경험
3) 회기 주제: 삶의 여정으로서의 마음챙김 자각
4) 마음챙김 현존과 걷기 명상
   - 더 긴 마음챙김 실천 체험하기
   - [연습 8-2] 마음챙김 현존
   - [연습 8-3] 걷기 명상
5) 휴식
6) 다루었던 마음챙김 원칙 복습
7) MAPs 너머: ADHD와 마음챙김 관련 자료 소개
8) 마무리 의식
   - [연습 8-4] 자애 명상

유인물 1-1 그룹 규칙

작성 안내 **오늘 논의된 그룹 규칙에 대한 메모를 기록할 수 있습니다. 몇 가지 제안된 사항이 있으며, 해당 그룹만의 고유한 규칙을 작성할 수 있도록 나머지 항목은 비워 두었습니다.**

1. 운영 사항(그룹 일정, 시간, 장소): ______________________

____

2. 비밀 유지: ______________________

____

3. 그룹 외부에서의 상호작용에 대한 규칙: ______________________

____

4. 회기에서 방해가 될 수 있는 행동(예: 지나치게 말하기, 지각 등): ______________________

____

5. 그룹 내에서 경험을 나누는 방식에 대한 약속: ______________________

____

6. ______________________

____

7. ______________________________

____

8. ______________________________

____

9. ______________________________

____

10. ______________________________

____

유인물 1-2 마음챙김이란 무엇인가

마음챙김이란 의도적으로, 현재 순간에,
판단하지 않고 주의를 기울이는 것을 의미한다.
- 존 카밧진(Jon Kabat-Zinn)

마음챙김 연습의 두 단계

1) 주의(Attention)

2) 태도(Attitude)

작성 안내 **다음 공간에 메모를 남기거나 그림을 그려 보세요. "마음챙김이란 무엇인가?"라는 질문을 스스로에게 던졌을 때 떠오르는 생각을 구체화해 보세요.**

유인물 1-3 자동 조종 모드

우리가 '자동 조종(automatic pilot)' 모드에 있을 때는 주변이나 내면에서 일어나는 일에 멈춰 서서 주의를 기울이지 않습니다. 대신, 지금 하고 있는 일과 그 결과에 대한 자각 없이 습관적으로 행동하게 됩니다. 이는 마음챙김 상태와는 반대되는 경험입니다. '자동 조종' 모드는 종종 자동화된 습관적인 행동과 함께 나타납니다.

작성 안내 **최근에 '자동 조종' 모드로 행동했던 경험을 떠올려 보세요. 다음 예시를 참고하여 자신의 경험을 작성해 보세요.**

예시가 바로 떠오르지 않는다면, 자신의 ADHD와 관련된 행동을 떠올려 보는 것도 좋습니다(예: 부주의한 실수를 했던 순간, 대화에 집중하지 못했던 경험, 물건을 잃어버렸던 경험, 일을 미루고 있었던 상황, 기다림이 답답했던 순간, 다른 사람의 말을 끊었던 경험, 충동적으로 행동했던 순간 등).
이 양식을 앞으로 몇 번 정도 작성할지 미리 정해 두고, 필요한 만큼 충분한 유인물을 준비해 두세요.

◆ **예시: ADHD를 가진 사람이 '자동 조종' 모드로 행동한 과정**

상황		'자동 조종' 반응
직장에서 계속 미뤄 오던 이메일을 작성하려고 결심함. 그 순간 휴대폰이 진동하며 문자 메시지가 왔음을 알림	→	문자 메시지를 확인한 후 친구와 대화를 시작함. 10분이 지나 컴퓨터가 '절전 모드'로 전환되었고, 시간이 어떻게 지나갔는지도 인식하지 못함

◆ **이제 본인의 경험을 적어 보세요.**

상황		'자동 조종' 반응
	→	

상황		'자동 조종' 반응
	→	

상황		'자동 조종' 반응
	→	

유인물 1-4 | 1회기 주간 연습 기록지

시작 날짜 ____________________

작성 안내 **이번 주 동안 공식 및 비공식 마음챙김 연습을 기록하는 데 이 양식을 사용하세요.**

공식 연습 **마음챙김 호흡 연습 5분**

비공식 연습

1. 일상생활 속에서 오감을 활용한 알아차림 실천하기
   다음은 몇 가지 예시이며, 자유롭게 자신만의 방법을 추가해도 좋습니다.
   - 식사할 때: 매일 몇 분 동안 오감을 활용해 식사해 보세요. 이는 '건포도 연습'과 유사한 방식입니다.
   - 샤워할 때: 물의 따뜻함이나 차가움, 혹은 비누 냄새를 알아차려 보세요. 샴푸를 먼저 사용하나요? 머리부터 씻나요? 아래에서부터 위로? 샤워하는 그 순간에 온전히 머물며, 평소 습관적으로 하던 자동 조종 모드에서 하는 행동을 관찰자의 입장에서 살펴보는 연습을 해 보세요.
2. 짧은 마음챙김 점검: '전화 호흡(telephone breath)'이나 '빨간불 호흡(red-light breath)'

날짜/요일	공식 연습: 몇 분 동안 연습했나요?	비공식 연습: 어떤 연습을 했나요?	소감/느낀 점

유인물 2-1 공식 명상 연습에서의 어려움과 해결책

작성 안내 **이 양식을 사용하여 공식 명상 연습 중 겪는 어려움을 기록하고, 그에 대한 해결 방안을 탐색해 보세요.**

◆ 1단계: 어려움 파악하기

명상 연습 중에는 종종 방해가 되는 어려움을 경험하게 됩니다. 다음은 일반적으로 자주 겪는 어려움의 예시입니다. 명상 연습 중 해당하는 항목에 체크해 보세요.

- 졸음 또는 기운 없음
- 안절부절못함 또는 걱정
- 무언가가 바뀌길 바라는 마음 또는 집착
- 특정 경험을 피하거나 밀어내려는 마음
- 의심 또는 끝없는 질문
- 산만함
- 깜박함(잊어버림)
- 기타: ______________

어떤 어려움이 있었는지 확인했다면, 이제 다음 단계로 넘어가 보겠습니다.

◆ 2단계: 어려움에 접근하기

이제 당신이 겪는 어려움을 새로운 관점으로 볼 수 있는지 살펴봅시다. 결국 어려움도 하나의 경험일 뿐이며, 그 자체를 관찰하고 호기심을 가져 볼 수 있습니다. 명상 연습 중 다음과 같은 접근을 시도해 보세요.

- 어려움을 알아차렸을 때 마치 관찰자의 입장에서 그 경험을 묘사할 수 있나요? 이를 '관찰자 태도(witness stance)'라고 하며, 스스로에게 "아, 졸음이 있구나." 또는 "의심이 올라오고 있네."라고 말해 볼 수 있습니다.
- 이 어려움을 더 깊이 탐색할 수 있을까요? 몸에서 어떤 반응이 나타나는지 주의 깊게 살펴보세요. 예를 들어, 안절부절못함을 느낄 때, 몸에서는 어떻게 느껴지나요? 안절부절못하는 이 경험과 관련된 어떤 생각이나 판단이 떠오르나요? 안절부절못함과 함께 동반되는 어떤 감정이나 충동이 알아차려지나요?
- 이 어려움을 있는 그대로 받아들일 수 있나요? 명상은 익숙하지 않은 새로운 경험이기 때문에, 어려움도 과정의 일부일 수 있습니다. 이 경험을 없애려 애쓰기보다는 있는 그대로 그저 지켜볼 수 있을까요? 어려움은 때때로 자연스럽게 변화하거나 사라질 수 있습니다. 즉, 스스로에게 "그냥 그런 거야(It is what it is)."라고 말하며, 불편한 경험을 억지로 바꾸기보다는 수용 중심적인 접근으로 나아가는 것도 방법이 될 수 있습니다.
- 어려움을 알아차렸을 때, 이를 완화할 수 있는 마음챙김 기반 행동 전략을 선택할 수도 있습니다. 예를 들어, 안절부절못함이 강하게 느껴진다면, 호흡을 더 깊고 천천히 하거나, 천천히 자세를 조정하거나, 근육을 이완시키는 방식 등으로 유도할 수 있습니다. 또는 앉아서 하는 정좌 명상 대신, 마음챙김 움직임으로 전환하는 것도 하나의 선택지입니다(이러한 방식은 변화 중심적인 접근법에 해당합니다).

이제 3단계로 넘어가, 보다 체계적으로 해결 방법을 정리해 봅시다.

◆ 3단계: 해결책 찾기

작성 안내 앞서 논의한 내용을 바탕으로, 이번 주 공식 마음챙김 명상 연습 중 겪은 어려움을 다음 표에 작성해 보세요. 오른쪽 칸에는 앞으로 일주일 동안 해당 어려움에 어떻게 접근할 수 있을지에 대한 전략이나 아이디어를 적어 봅니다. 이 접근법은 변화 중심적일 수도 있고, 수용 중심적일 수도 있습니다.

어려움	해결책

유인물 2-2 | 2회기 주간 연습 기록지

시작 날짜 ______________________

작성 안내 이번 주 동안 공식 및 비공식 마음챙김 연습을 기록하는 데 다음 양식을 사용하세요.

공식 연습 마음챙김 호흡 명상 5분. 명상 중 겪은 어려움 또는 느낀 점을 해당 칸에 자유롭게 작성하거나 [유인물 2-1]을 참고하여 정리해 보세요.

비공식 연습 일상생활 속에서 자신의 ADHD 증상이나 반응 패턴을 호기심을 가지고 관찰해 봅니다(선택 사항으로 [유인물 2-3]을 사용할 수 있습니다).

날짜/요일	공식 연습: 몇 분 동안 연습했나요?	비공식 연습: 어떤 연습을 했나요?	소감/느낀 점

유인물 2-3 (선택 사항) 자동 조종 모드

우리가 '자동 조종(automatic pilot)' 모드에 있을 때는 주변이나 내면에서 일어나는 일에 멈춰 서서 주의를 기울이지 않습니다. 대신, 지금 하고 있는 일과 그 결과에 대한 자각 없이 습관적으로 행동하게 됩니다. 이는 마음챙김 상태와는 반대되는 경험입니다. '자동 조종' 모드는 종종 자동화된 습관적인 행동과 함께 나타납니다.

작성 안내 **최근에 자신이 '자동 조종' 모드로 행동했던 경험을 떠올려 보고, 이 경험이 ADHD와 어떻게 연결될 수 있는지 생각해 보세요. 가능하다면, 그때의 몸의 감각, 떠오른 생각, 감정을 구체적으로 떠올려 적어 보세요.**

이 양식은 MAPs 프로그램의 각 주차마다 반복해서 활용할 수 있으며, 필요한 경우 추가 복사본을 만들어 사용하는 것을 권장합니다. 회기가 진행될수록 각 항목을 더 깊이 탐색하게 될 것입니다.

날짜 ____________

상황	→	'자동 조종' 반응	→	이것이 ADHD와 어떻게 관련되나요?
				↓
어떤 감정이 있었나요?	←	어떤 생각이 있었나요?	←	몸에서 어떤 감각이 느껴졌나요?

유인물 3-1 S.T.O.P. 연습

작성 안내 **이 양식을 활용하여 S.T.O.P. 연습을 시각적으로 기억해 보세요. 이 연습은 하루 중 언제든 짧게 마음챙김 점검을 할 수 있는 간단한 방법입니다. STOP이라는 단어를 냉장고, 책상 옆 등 자주 볼 수 있는 곳에 붙여 두고 이 연습을 떠올려 보세요.**

S.T.O.P. 연습

- S=STOP(멈추기) 지금 하고 있는 것을 잠시 멈춥니다.
- T=TAKE A BREATH(호흡하기) 천천히 숨을 들이쉬고 내쉽니다. 호흡의 흐름에 주의를 가져가며, 지금 이 순간에 닻을 내립니다.
- O=OBSERVE(관찰하기)

현재 순간을 판단 없이 관찰하며, 스스로에게 마음챙김 코칭을 해 봅니다.

–지금 내 주의는 어디에 있는가?
–주의를 지금 이 순간으로 가져와 보자. 소리, 호흡, 몸의 감각부터 차례로 알아차려 보자.
–지금 이 순간 어떤 생각, 감정, 행동의 충동이 떠오르고 있는가?

- P=PROCEED(진행하기)

–지금 이대로 계속할까? 아니면 무언가를 조정하거나 바꿔 볼까?

유인물 3-2 3회기 주간 연습 기록지

시작 날짜 ______________________

작성 안내 이번 주 동안 공식 및 비공식 마음챙김 연습을 기록하는 데 이 양식을 사용하세요.

공식 연습 소리, 호흡, 그리고 몸에 대한 마음챙김 연습 10분. 연습 중 경험한 어려움은 매일 기록하세요.

비공식 연습

1. 소리와 걷기: 하루 중 걷는 시간을 정해, 2~3분 동안 걷기에 대한 마음챙김 자각을 연습해 봅니다.
2. 매일 주의 점검 기술 사용하기: 하루에 몇 차례, 외부의 시각적 단서를 활용하여 스스로에게 다음과 같이 물어봅니다. "지금 나의 주의는 어디에 있는가?" "지금 나는 무엇을 하고 있는가?"

날짜/요일	공식 연습: 몇 분 동안 연습했나요?	비공식 연습: 어떤 연습을 했나요?	소감/느낀 점

유인물 4-1 | 4회기 주간 연습 기록지

시작 날짜 ____________________

작성 안내 이번 주 동안 공식 및 비공식 마음챙김 연습을 기록하는 데 이 양식을 사용하세요.

공식 연습 소리, 호흡, 그리고 몸에 대한 마음챙김 연습 10분

비공식 연습

1. 몸과 관련된 ADHD 문제 행동(예: 열쇠를 두는 위치)을 선택하여 마음챙김으로 연습해 보기
2. 자신의 ADHD 증상을 호기심을 가지고 알아차리기([유인물 2-3]을 활용할 수도 있습니다.)

날짜/요일	공식 연습: 몇 분 동안 연습했나요?	비공식 연습: 어떤 연습을 했나요?	소감/느낀 점

유인물 5-1 5회기 주간 연습 기록지

시작 날짜 ____________________

작성 안내 이번 주 동안 공식 및 비공식 마음챙김 연습을 기록하는 데 이 양식을 사용하세요.

공식 연습 하늘 같은 마음 명상 연습 10분

비공식 연습

1. 하루 동안 떠오르는 비판적인 생각의 개수 세어 보기. 추가적으로, 자주 자신에게 나타나거나 반복되는 생각을 적어 볼 수 있습니다.
2. 자신의 ADHD 증상을 호기심을 가지고 알아차리기([유인물 2-3]을 사용할 수도 있습니다.)

날짜/요일	공식 연습: 몇 분 동안 연습했나요?	비공식 연습: 어떤 연습을 했나요?	소감/느낀 점

유인물 6-1 | 정서적 경험의 요소들

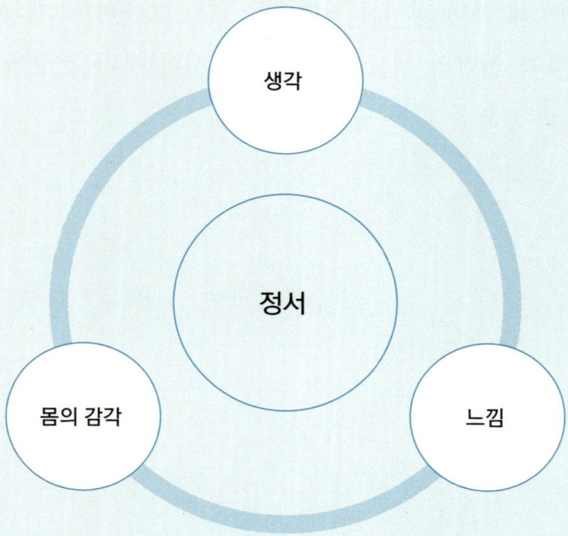

- 정서는 생각(예: "저 사람 정말 짜증 나!" "도저히 못 참겠어!"), 느낌(예: 좌절감 또는 압도감), 몸의 감각(예: 이를 악물거나 목의 긴장감)으로 이루어진 경험이다.
- 긍정적 정서와 부정적 정서는 모두 중요하며, 우리에게 유용한 정보를 제공한다. 심지어 부정적인 정서조차도 도움이 되는 메시지를 담고 있을 수 있다.
- 정서 상태는 영구적이지 않으며, 시간이 지나면서 자연스럽게 변한다.
- ADHD와 정서는 깊은 관련이 있다. ADHD를 가진 성인은 자존감 저하, 걱정, 압도감뿐만 아니라 조급함, 쉽게 예민해지거나 짜증 냄, 답답함을

쉽게 느끼는 것과 같은 정서를 자주 경험한다.

- ADHD 성인이 정서를 다루는 방식은 때때로 단기적으로는 도움이 되는 것처럼 보일 수 있지만, 장기적으로는 부정적인 영향을 미칠 수 있다.
- 마음챙김은 충동적으로 빠르게 나타나는 감정을 조절하는 데 도움이 되며, 평소 회피해 왔던 정서를 직면하는 데도 도움이 된다. 용기를 가지고 호기심과 자기 연민의 태도를 가지면 정서와 보다 건강하게 관계를 맺고, 자기 조절 능력을 기를 수 있다.

유인물 6-2 6회기 주간 연습 기록지

시작 날짜 ____________________

작성 안내 이번 주 동안 공식 및 비공식 마음챙김 연습을 기록하는 데 이 양식을 사용하세요.

공식 연습 자애 명상 연습 15분. 또한 R.A.I.N.이나 정서와 함께 걷기 연습을 실천할 수 있습니다.

비공식 연습

1. 짧은 R.A.I.N., 자애 명상, 또는 정서와 함께 걷기 연습을 하루 중 감정이 크게 동요할 때 실천해 보세요.
2. 다양한 상황에서 감정이 어떻게 나타나는지 관찰해 보세요. 자신의 반응을 [유인물 2-3] 또는 [유인물 6-4]를 활용하여 기록해 보세요.

날짜/요일	공식 연습: 몇 분 동안 연습했나요?	비공식 연습: 어떤 연습을 했나요?	소감/느낀 점

유인물 6-3 마음챙김으로 정서 다루기: R.A.I.N. 연습

작성 안내 **이 기록지는 R.A.I.N. 연습을 기억하고 실천하는 데 도움이 되는 시각적 리마인더입니다. 냉장고, 책상 옆 등에 붙여 놓고 자주 볼 수 있도록 합니다.**

- R＝인지하기(Recognize)
- A＝수용하기(Accept)
- I＝살펴보기(Investigate)
- N＝개인화하지 않기(Not personalize)

예시

- R＝인지하기: 현재 경험하고 있는 감정을 호기심을 가지고 알아차리거나 이름을 붙여 보세요(예: "아, 여기 답답함이 있구나.").
- A＝수용하기: 그 감정을 좋아할 필요는 없습니다. 하지만 그것은 여기에 있습니다. 그 감정이 지금 이 순간 여기에 존재한다는 것을 받아들일 수 있는지 살펴보세요.
- I＝살펴보기: 더 깊게 자각하기 위해 그 감정이 당신의 몸에 어떤 영향을 주고 있는지 살펴보세요. 몸에서 긴장된 부위가 있는지 호흡이 어떻게 변했는지 알아차려 봅니다. 계속해서 관찰하면서 다른 감정이나 생각이 떠오르는지도 살펴보세요. 아마도 두려움, 슬픔, 분노, 당혹감과 같은 또 다른 층의 감정들을 알아차릴 수도 있습니다. 그리고 '이런 건 싫어.' 또는 '나는 왜 이럴까?'와 같은 자기 비판이 있는지 주의 깊게 관찰해 보세요.
- N＝개인화하지 않기/동일시하지 않기: 그 생각이나 감정과 과도하게 동일시하거나 개인화하지 않도록 합니다. 이것은 단지 하나의 반응일 뿐입니다. 그 반응은 파도처럼 일어났다가 사라지는 것입니다. 마치 '그 파도를 서핑하듯' 경험하되, 그 속에 휩쓸리지 않도록 해 보세요.

유인물 6-4 유쾌한 경험, 불쾌한 경험, 그리고 중립적인 경험

작성 안내 이 표에 매일 하나의 상황을 기록하고, 해당 경험이 유쾌했는지, 불쾌했는지, 또는 중립적이었는지 성찰해 봅니다. 또한 그 경험과 관련하여 몸의 감각, 감정, 생각, 행동을 관찰한 내용을 기록합니다.

날짜	상황/경험	이 경험은 유쾌했나요, 불쾌했나요, 아니면 중립적이었나요?	어떤 몸의 감각을 알아차렸나요?	어떤 감정을 느꼈나요?	어떤 생각을 알아차렸나요?	어떤 행동을 알아차렸나요?

유인물 7-1 ADHD와 흔한 의사소통 문제

사용 방법 다음은 ADHD에서 흔히 나타나는 의사소통 문제의 목록입니다. 특히 자동 조종 모드에 있을 때 이러한 문제들이 자주 발생할 수 있습니다. 이 예시들은 주의 산만, 충동성, 집행 기능 문제, 그리고 정서 조절 곤란의 네 가지 범주로 나뉘어 있습니다.
이 목록을 비판 없는 태도로 검토하고, 자신에게 해당하는 항목이 있는지 확인해 보세요. 그런 다음, 배우자나 가족 혹은 친구에게도 의견을 물어보는 것이 도움이 될 수 있습니다.

주의 산만 예시	충동성 예시	집행 기능 또는 정보 처리 문제 예시	정서 조절 곤란 예시
대화 중 집중력이 흐트러짐	상대방의 말을 끊음	주제에서 벗어나거나 말이 체계적이지 않음	강한 감정을 느끼지만 말로 표현하지 못함
상대방의 말을 잘 듣지 않거나 들은 내용을 잊어버림	대화 중 조급함을 느낌	대화에서 불필요하게 자세하게 말함	지나치게 화를 표현함
대화의 내용을 따라가지 못하거나 소외감을 느낌	너무 말을 많이 하거나 주제를 계속 바꿈	같은 말을 반복하지만 다르게 표현함	비판이나 거절에 과민하게 반응하여 쉽게 방어적으로 변함
	빠르고 큰 목소리로 말함	말하는 도중 불필요한 머뭄, 반복적인 표현, 혹은 "음……" 같은 습관적인 단어 사용	'사람을 맞추려는(people pleaser)' 성향이 강하고, 갈등을 피하려 하며, "아니요."라고 말하거나 반대 의견을 표현하는 데 어려움을 느낌

	상대의 말을 가로막거나 대답을 먼저 함	적절한 단어를 찾지 못하거나, 부적절한 표현을 사용하거나, 비효율적으로 의사소통함	저항적이고, "예."라고 말하거나 동의하는 데 어려움을 느낌
	후회할 말을 즉흥적으로 내뱉음(예: '괜한 말을 해서 후회함')		

유인물 7-2 마음챙김 듣기 및 말하기 연습

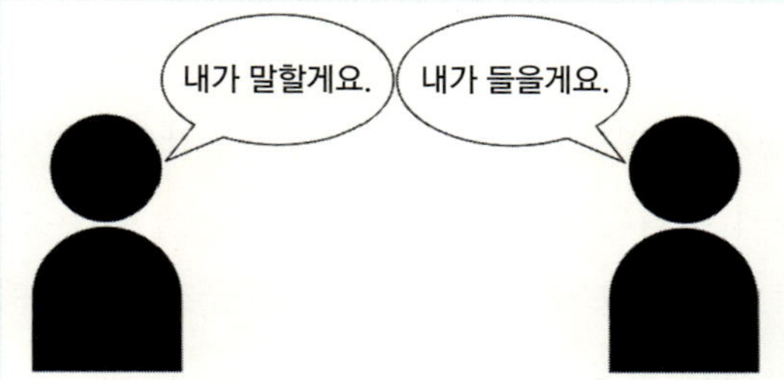

작성 안내 **깊이 있는 경청과 신중한 말하기를 실천하는 시간입니다. 연습은 짝을 이루어 진행하며, 한 사람이 말하는 역할만을, 다른 한 사람이 듣는 역할만을 수행합니다.**

- 조용한 공간에서 파트너와 마주 보고 앉습니다. 자신의 자세를 알아차리고, 편안하고 수용적인 자세를 유지해 보세요. 얼굴과 어깨의 긴장을 풀고, 몸을 약간 앞으로 기울이며, 팔을 꼬지 않고, 손을 편안하게 두며 자연스럽고 자주 눈을 마주치도록 합니다.
- 서로에게 의미 있는 주제를 선택하거나 이전에는 의견이 맞지 않았던 주제를 다뤄 보는 것도 좋습니다. 예를 들면, "집안일을 더 원활하게 하기 위해 우리가 어떻게 하면 좋을까?"가 있습니다.
- 시계를 준비해 각자의 발언 시간을 조절합니다. 한 사람이 30초 동안 말하고, 그 후 역할을 바꿉니다. 이 과정을 최대 10분까지 반복하며 진행합니다. 또는 한 사람이 5분 동안 방해받지 않고 말한 후, 역할을 바꾸는 방식도 가능합니다.
- 대화 중에는 몸과 호흡을 편안하게 유지하는 연습을 함께합니다.

마음챙김 듣기 지침

- 파트너에게 온전히 집중하며, 일관된 경청을 실천합니다. 만약 주의가 산만해지거나 딴생각이 들면, 가능한 한 다시 파트너에게 집중합니다.
- '정보를 있는 그대로 받아들이며' 아무런 판단 없이 그 자체로 받아들이는 연습을 합니다.
- 중간에 끼어들거나, 피드백을 주거나, 대화에 참여하려는 충동을 자제합니다. 이 연습의 핵심은 조용한 경청을 실천하는 것입니다. 심지어 "맞아요, 저도 그래요." "당신 말이 맞아요." 같은 긍정적인 반응조차도 말하는 사람에게는 방해가 될 수 있습니다.
- 열린 마음과 공감하는 태도를 유지합니다.

마음챙김 말하기 지침

- 평소보다 조금 더 천천히 말하며, 신중하게 단어를 선택하는 연습을 합니다.
- '마음에서 우러나오는 말하기'를 실천합니다. 솔직하고, 친절하며, 자신의 감정을 공유하는 방식으로 표현해 보세요. '나는(I)' 진술을 사용하여 말합니다. 상대방이 무엇을 하고 있거나 해야 한다고 말하는 대신, "나는 ~~ 라고 느껴."와 같이 '나(I)'를 주어로 해서 표현하는 연습을 합니다.

유인물 7-3 7회기 주간 연습 기록지

시작 날짜 ______________________

작성 안내 **이번 주 동안 공식 및 비공식 마음챙김 연습을 기록하는 데 이 양식을 사용하세요.**

공식 연습 **마음챙김 현존 연습 15분**

비공식 연습

1. 친구, 가족, 또는 배우자에게 함께 마음챙김 연습을 해 보자고 요청하세요. ① ADHD와 의사소통 문제점 유인물을 함께 검토하고 그 사람의 피드백을 받거나, ② 또는 한 번이라도 그 사람과 함께 마음챙김 듣기 및 말하기 연습을 실천해 보세요. [유인물 7-1]과 [유인물 7-2]를 참고할 수 있습니다.
2. 이번 주 동안 일상적인 대화 속에서 마음챙김으로 경청하는 연습을 실천해 보세요. 상호작용을 주의 깊게 살펴보고, 자신의 의사소통 방식을 성찰하는 데 [유인물 2-3]을 활용할 수 있습니다.
3. 다른 사람과의 상호작용을 주의 깊게 살펴보고, 필요하다면 [유인물 2-3]을 활용하여 이전 회기에서 배운 '종합하여 적용하기(putting things together)' 연습을 해 보세요.

날짜/요일	공식 연습: 몇 분 동안 연습했나요?	비공식 연습: 어떤 연습을 했나요?	소감/느낀 점

유인물 8-1 비공식 연습 아이디어

언제 어디서든 마음챙김 자각을 실천할 수 있습니다!

작성 안내 **매주 이 목록을 확인하고, 일상 활동 속에서 마음챙김을 유지할 수 있는 방법을 선택하여 실천해 보세요.**

- 마음챙김 먹기(예: 간식이나 점심을 먹을 때)
- 마음챙김 움직임(예: 걷기, 스트레칭, 춤추기, 요가)
- 마음챙김하며 세 번 깊이 숨쉬기
- 샤워하기
- 손 씻기
- 시간을 확인할 때(시계, 벽시계, 휴대전화)
- 인터넷 검색
- 이메일
- 전화받기
- 설거지하기
- 채소 썰기
- 커피 준비하기
- 반려동물과 놀기
- 침대 정리하기
- 빨래 개기
- 양치질하기
- 면도하기
- 운전하기
- 직장에서 화장실까지 걸어가기

- 동료와 대화하기
- 가족과 대화하기
- 아이들과 놀기
- 아이 재우기
- 자연 속에 머물기, 자연의 소리 듣기
- 정원 가꾸기
- 음악 듣기
- 그림 그리기 또는 창의적인 작업하기
- 방, 책상, 사무실 정리하기
- 할 일 목록 작성하기 또는 일정표 사용하기
- S.T.O.P. 연습 떠올리기
- R.A.I.N. 연습 떠올리기

유인물 8-2 일상에서 마음챙김을 지속하는 전략

작성 안내 이 양식에는 일상 속에서 마음챙김 실천을 꾸준히 이어 갈 수 있도록 돕는 구체적인 행동 전략과 자료들이 정리되어 있습니다. 다음 항목들을 살펴보고, 자신에게 효과적이라고 생각되는 방법을 선택하여 실천해 보세요.

- 마음챙김을 떠올릴 수 있는 시각적 리마인더를 만들어 보세요(예: '숨쉬기' 또는 '지금'이라는 단어가 적힌 액자).
- 일상의 습관적 행동이나 반복적 활동을 마음챙김의 신호로 활용하세요(예: 빨간 신호등일 때 차를 멈추는 순간을 숨을 고르는 계기로 삼기, 혹은 컴퓨터 전원을 켤 때마다 마음챙김 점검을 하며 소리, 호흡, 몸, 생각, 감정을 알아차리기).
- 이메일이나 일정표 알림을 설정하여 마음챙김 실천을 상기하세요.
- 전자 다이어리나 일정표에 마음챙김 연습 시간을 포함하세요.
- 친구나 배우자를 마음챙김 파트너나 코치로 두고 함께 연습해 보세요.
- 정기적으로 운영되는 명상 모임에 참여해 보세요(혼자 가도 좋고, 가족과 함께 참여해도 좋습니다).
- 마음챙김 워크숍이나 짧은 피정에 주기적으로 참석해 보세요.
- 『ADHD를 위한 마음챙김 처방』을 참고하여 연습을 이어 가고, 원한다면 개인적인 마음챙김 그룹을 만들어 볼 수도 있습니다. www.meetup.com 같은 플랫폼을 활용하면 그룹 형성에 도움이 됩니다.
- 스마트폰 앱, 웹사이트, 또는 도서 등을 활용하여 ADHD 및 마음챙김에 대한 배움을 지속해 보세요(관련 자료는 [유인물 8-4] 및 [유인물 8-5]에 정리되어 있습니다).

유인물 8-3 왜 ADHD에 마음챙김이 도움이 될까

- ADHD 증상 및 자기 조절 능력 개선: ADHD는 주의 조절, 기분 조절, 행동 조절의 어려움을 동반하는 집행 기능(executive functioning) 문제와 밀접한 관련이 있습니다. 연구에 따르면, 마음챙김은 이러한 자기 조절(self-regulation) 능력을 강화하는 데 효과적입니다.
- 스트레스 감소: ADHD를 가지고 살아가는 것은 높은 스트레스 수준과 연결됩니다. 연구에 따르면, 마음챙김은 지각된 스트레스를 줄이는 데 효과적이며, 현재 순간에 집중하는 연습(예: 마음챙김 호흡)을 통해 스트레스 반응 상태에서 보다 이완된 상태로 전환하는 기술을 배울 수 있습니다.
- 불안, 우울, 충동 조절 문제(예: 물질 남용, 섭식장애) 위험 감소: ADHD는 자기 조절의 어려움으로 인해 이러한 문제의 위험을 증가시킬 수 있습니다. 마음챙김 연습은 이러한 감정 및 행동 조절 문제를 완화하는 데 도움이 될 수 있습니다.
- 자기 수용 및 자기 옹호 능력 향상: 마음챙김에서 강조되는 자기 연민(self-compassion) 훈련은 ADHD를 가진 사람들이 자주 경험하는 불안감이나 수치심을 완화하고, 보다 친절하고 수용적인 태도로 자신을 대하는 데 기여할 수 있습니다.
- 의사소통 능력 향상 및 대인관계(배우자, 자녀, 직장 동료 등) 개선: 마음챙김은 상대방에게 더 온전히 집중할 수 있는 기반을 제공합니다. 이를 통해 깊이 있는 경청과 원활한 의사소통이 가능해져 배우자, 자녀, 직장 동료 등과의 관계가 개선될 수 있습니다.

유인물 8-4 마음챙김 및 ADHD 관련 자료들

마음챙김 앱

- 마음챙김 앱: 앱 스토어나 구글 플레이 스토어에서 '마음챙김' 혹은 '명상'을 검색해 보세요(예: Insight Timer, Inflow, Headspace, Calm).

추천 웹사이트

- 이 책의 명상 오디오 자료는 The Guilford Press 웹사이트에서 확인할 수 있습니다(자세한 정보는 차례 끝의 안내 박스 참조).
- www.facebook.com/MindfulnessADHD
- https://mindfullyadd.com
- http://www.Mindful.org–'마음챙김 전반'에 대한 온라인 매거진
- www.marc.ucla.edu–UCLA 마음챙김 연구소에서 제공하는 강의 및 온라인 워크숍
- www.umassmed.edu/cfm/index.aspx–MBSR의 본거지인 매사추세츠 대학교 마음챙김 센터
- www.bemindful.co.uk–영국의 마음챙김, MBSR, MBCT 관련 정보 제공 사이트
- https://goamra.org–최신의 마음챙김 연구

도서

〈ADHD와 마음챙김〉

- 『ADHD를 위한 마음챙김 처방』. 리디아 질로우스카 저, 조현주 · 김선일 · 조향미 · 김찬우 공역, 북스힐.
- 『The Family ADHD Solution: A Scientific Approach to Maximizing Your Child's Attention and Minimizing Parental Stress or Mindful Parenting

for ADHD』. Mark Bertin 저
- 『Connected Kids』. Lorraine Murray 저
- 『Mindfulness for Kids with ADHD and Mindfulness for Teens with ADHD』. Debra Burdick 저
- 『Living Well with ADHD』. Terry Huff 저

〈마음챙김 일반 도서〉
- 『The Mindful Child and Mindful Games』. Susan Kaiser–Greenland 저
- 『Mindfulness Made Easy』. Ed Halliwell 저
- 『Still Quiet Place』. Amy Saltzman 저
- 『Child's Mind』. Christopher Willard 저
- 『Mindful Movements: Ten Exercises for Well–Being』. Thich Nhat Hanh 저

〈마음챙김 및 ADHD 관련 도서 자료들〉
- 『MBSR 워크북(The MBSR Workbook)』. Bob Stahl · Elisha Goldstein 공저, 안희영 · 이재석 공역, 학지사.
- 『(우울증 재발 방지를 위한) 마음챙김 기반 인지치료(원서 2판)[Mindfulness–Based Cognitive Therapy for Depression (2nd ed.)]』. Zindel Segal · Mark Williams · John Teasdale 공저, 이우경 · 이미옥 공역, 학지사.
- 『마음챙김 명상과 자기 치유(상, 하)(Full Catastrophe Living)』. Jon Kabat–Zinn 저, 김교헌 · 김정호 · 장현갑 공역, 학지사.
- 『Fully Present』. Susan Smalley · Diana Winston 공저
- 『The Mindful Brain』. Daniel Siegel 저
- 『나를 사랑하기로 했습니다: 마음챙김–자기 연민 워크북(The Mindful Self–Compassion Workbook)』. 크리스틴 네프 · 크리스토퍼 거머 공저, 서광 · 효림 · 이규미 · 안희영 공역, 이너북스.

유인물 8-5 추가 ADHD 자료들

도서

- Barkley, R. A. (2012). **성인의 주의력결핍 과잉행동장애(ADHD)** [*Taking charge of adult ADHD*]. (곽호완, 배대석, 서완석, 장문선 공역). 서울: 하나의학사. (원저는 2009년에 출판).
- Hallowell, E. M., & Ratey, J. J. (2011). *Driven to distraction (revised): Recognizing and coping with attention deficit disorder from childhood through adulthood*. New York: Anchor Books.
- Hallowell, E. M., & Ratey, J. J. (2013). **주의력결핍장애에 대한 의문과 해답** [*Answers to distraction* (revised)] (박형배, 서완석 공역). 서울: 하나의학사. (원저는 2010년에 출판).
- Kelly, K., & Ramundo, P. (2006). *You mean I'm not lazy, stupid or crazy?! The classic self-help book for adults with attention deficit disorder*. New York: Scribner.
- Mate, G. (2012). **(부모가 알아야 할) 주의산만증 아이 다루기** [*Scattered: How attention deficit disorder originates and what you can do about it*]. (김은혜, 김진학 공역). 서울: 명진출판사. (원저는 1999년에 출판).
- Moulton Sarkis, S. (2015). *Natural relief for adult ADHD: Complementary strategies for increasing focus, attention, and motivation with or without medication*. Oakland, CA: New Harbinger.
- Murphy, K. R., & Levert, S. (1995). *Out of the fog: Treatment options and coping strategies for adult attention deficit disorder*. New York: Skylight Press.
- Nadeau, K. G. (1996). *Adventures in fast forward: Life, love, and work*

for the ADD adult. New York: Routledge.

- Orlov, M. (2010). *The ADHD effect on marriage: Understand and rebuild your relationship in six steps*. Plantation, FL: Specialty Press.
- Pera, G. (2008). *Is it you, me, or adult A.D.D.? Stopping the roller coaster when someone you love has attention deficit disorder*. San Francisco, CA: 1201 Alarm Press.
- Ramsay, J. R., & Rostain, A. L. (2019). **성인 ADHD의 대처기술 안내서: 실생활적응능력 향상을 위한 인지행동치료 기법 활용** [*The adult ADHD tool kit: Using CBT to facilitate coping inside and out*]. (한국성인ADHD 임상연구회 역). 서울: 하나의학사. (원저는 2015년에 출판).
- Sari, S., & Frank, M. (2024). **ADHD 여성을 위한 혁신적인 안내서: 고통을 넘어서 진정한 자신을 발견하기** [*A radical guide for women with ADHD: Embrace neurodiversity, love boldly, and break through barriers*]. (이성직, 김정숙, 김다선, 진성주 공역). 서울: 학지사. (원저는 2019년에 출판).
- Tuckman, A. (2012). *Understand your brain, get more done: The ADHD executive functions workbook*. Plantation, FL: Specialty Press.

성인 ADHD 환자 및 가족들을 위한 웹사이트

ADDitude: www.additudemag.com

Attention Deficit Disorder Association (ADDA): https://add.org

Children and Adult with Attention-Deficit/Hyperactivity Disorder (CHADD): https://chadd.org

TotallyADD: https://totallyadd.com

Attention Talk Radio: www.blogtalkradio.com/attentiontalkradio

유인물 8-6 향후 2주간의 마음챙김 실천 계획 세우기

작성 안내 **이 양식을 활용해 앞으로 2주 동안 마음챙김을 어떻게 일상 속에서 통합할지에 대한 의도를 설정해 보세요. 몇 분간 시간을 내어 자신만의 구체적인 실천 계획을 다음에 적어 보시기 바랍니다.**

나의 삶 속에서 마음챙김을 유지하는 것이 왜 중요한가요?

공식 연습 아이디어: (예: 매일 아침 10분 명상, 바디 스캔 연습 등)

비공식 연습 아이디어: (예: 식사할 때 천천히 맛보기, 산책하며 호흡 알아차리기, 감정 올라올 때 잠시 멈추기 등)

참고문헌

Aadil, M., Cosme, R. M., & Chernaik, J. (2017). Mindfulness-based cognitive behavioral therapy as an adjunct treatment of attention deficit hyperactivity disorder in young adults: A literature review. *Cureus*, *9*(5), e1269.

Abramovitch, A., & Schweiger, A. (2009). Unwanted intrusive and worrisome thoughts in adults with attention deficit/hyperactivity disorder. *Psychiatry Research*, *168*(3), 230-233.

American Psychiatric Association. (2013). *Diagnostic and statistical manual of mental disorders* (5th ed.). Arlington, VA: Author.

Bachmann, K., Lam, A. P., & Philipsen, A. (2016). Mindfulness-based cognitive therapy and the adult ADHD brain: A neuropsychotherapeutic perspective. *Frontiers in Psychiatry*, *7*, 117.

Baer, R. (2016). Assessment of mindfulness and closely related constructs: Introduction to the special issue. *Psychological Assessment*, *28*(7), 787-790.

Baer, R. A., Smith, G. T., Lykins, E., Button, D., Krietemeyer, J., Sauer, S., ... Williams, J. M. (2008). Construct validity of the five facet mindfulness questionnaire in meditating and nonmeditating samples. *Assessment*, *15*(3), 329-342.

Baijal, S., & Gupta, R. (2008). Meditation-based training: A possible intervention for attention deficit hyperactivity disorder. *Psychiatry (Edgmont)*, *5*(4), 48-55.

Barkley, R. A. (1997). Behavioral inhibition, sustained attention, and executive functions: Constructing a unifying theory of ADHD. *Psychological Bulletin*, *121*(1), 65-94.

Barkley, R. A. (2010). Deficient emotional self-regulation is a core component of attention-deficit/hyperactivity disorder. *Journal of ADHD and Related Disorders*, *1*(2), 5-37.

Barkley, R. A. (2011a). *Barkley Adult ADHD Rating Scale-IV (BAARS-IV)*. New York: Guilford Press.

Barkley, R. A. (2011b). *The Deficits in Executive Functioning Scale (DEFS): Assessing problems in executive functioning in daily life activities*. New York: Guilford Press.

Barkley, R. A. (Ed.). (2015). *Attention-deficit/hyperactivity disorder: A handbook for diagnosis and treatment* (4th ed.). New York: Guilford Press.

Barkley, R. A., & Fischer, M. (2010). The unique contribution of emotional impulsiveness to impairment in major life activities in hyperactive children as adults. *Journal of the American Academy of Child and Adolescent Psychiatry*, *49*(5), 503-513.

Barkley, R. A., & Murphy, K. R. (2006). *Attention-deficit/hyperactivity disorder: A clinical workbook* (3rd ed.). New York: Guilford Press.

Barkley, R. A., & Murphy, K. R. (2010). Deficient emotional self-regulation in adults with attention-deficit/hyperactivity disorder (ADHD): The relative contributions of emotional impulsiveness and ADHD symptoms to adaptive impairments in major life activities. *Journal of ADHD and Related Disorders*, *1*(4), 5-28.

Barkley, R. A., Murphy, K. R., & Fischer, M. (2008). *ADHD in adults: What the science says*. New York: Guilford Press.

Barkley, R. A., & Peters, H. (2012). The earliest reference to ADHD in the medical literature?: Melchior Adam Weikard's description in 1775 of "attention deficit"(Mangel der Aufmerksamkeit, Attentio Volubilis). *Journal of Attention Disorders*, *16*(8), 623-630.

Beck, A. T., Epstein, N., Brown, G., & Steer, R. A. (1988). An inventory for measuring clinical anxiety: Psychometric properties. *Journal of Consulting and Clinical Psychology*, *56*(6), 893-897.

Beck, A. T., & Steer, R. A. (1984). Internal consistencies of the original and revised Beck Depression Inventory. *Journal of Clinical Psychology*, *40*(6), 1365–1367.

Beck, A. T., Ward, C. H., Mendelson, M., Mock, J., & Erbaugh, J. (1961). An inventory for measuring depression. *Archives of General Psychiatry*, *4*, 561–571.

Bishop, S. R., Lau, M., Shapiro, S., Carlson, L., Anderson, N. D., Carmody, J., ... Devins, G. (2004). Mindfulness: A proposed operational definition. *Clinical Psychology: Science and Practice*, *11*(3), 230–241.

Black, D. S. (2014). Mindfulness–based interventions: An antidote to suffering in the context of substance use, misuse, and addiction. *Substance Use and Misuse*, *49*(5), 487–491.

Black, D. S., Milam, J., & Sussman, S. (2009). Sitting–meditation interventions among youth: A review of treatment efficacy. *Pediatrics*, *124*(3), e532–e541.

Bodhi, B. (2011). What does mindfulness really mean?: A canonical perspective. *Contemporary Buddhism*, *12*, 19–39.

Bögels, S., Hoogstad, B., van Dun, L., de Schutter, S., & Restifo, K. (2008). Mindfulness training for adolescents with externalizing disorders and their parents. *Behavioral and Cognitive Psychotherapy*, *36*(2), 193–209.

Bögels, S., & Restifo, K. (2014). *Mindful parenting: A guide for mental health practitioners*. New York: Springer.

Boonstra, A. M., Oosterlaan, J., Sergeant, J. A., & Buitelaar, J. K. (2005). Executive functioning in adult ADHD: A meta–analytic review. *Psychological Medicine*, *35*(8), 1097–1108.

Bowen, S., Chawla, N., & Marlatt, G. A. (2011). *Mindfulness–based relapse prevention for addictive behaviors: A clinician's guide*. New York: Guilford Press.

Bowen, S., Witkiewitz, K., Clifasefi, S. L., Grow, J., Chawla, N., Hsu, S. H., ... Larimer, M. E. (2014). Relative efficacy of mindfulness–based relapse prevention, standard relapse prevention, and treatment as usual for substance use disorders: A randomized clinical trial. *JAMA Psychiatry*, *71*(5), 547–556.

Brewer, J. A., & Garrison, K. A. (2014). The posterior cingulate cortex as a plausible mechanistic target of meditation: Findings from neuroimaging. *Annals of the New York Academy of Sciences*, *1307*, 19–27.

Brewer, J. A., Worhunsky, P. D., Gray, J. R., Tang, Y. Y., Weber, J., & Kober, H. (2011). Meditation experience is associated with differences in default mode network activity and connectivity. *Proceedings of the National Academy of Sciences of the USA*, *108*(50), 20254–20259.

Brown, K. W., & Ryan, R. M. (2003). The benefits of being present: Mindfulness and its role in psychological well-being. *Journal of Personality and Social Psychology*, *84*(4), 822–848.

Bueno, V. F., Kozasa, E. H., da Silva, M. A., Alves, T. M., Louza, M. R., & Pompeia, S. (2015). Mindfulness meditation improves mood, quality of life, and attention in adults with attention deficit hyperactivity disorder. *BioMed Research International*, *2015*, 962857.

Burdick, D. (2017). *Mindfulness for teens with ADHD: A skill-building workbook to help you focus and succeed*. Oakland, CA: New Harbinger.

Cairncross, M., & Miller, C. J. (2016). The effectiveness of mindfulness-based therapies for ADHD: A meta-analytic review. *Journal of Attention Disorders*, *24*(5), 627–643.

Cassone, A. R. (2015). Mindfulness training as an adjunct to evidence-based treatment for ADHD within families. *Journal of Attention Disorders*, *19*(2), 147–157.

Castellanos, F. X., Margulies, D. S., Kelly, C., Uddin, L. Q., Ghaffari, M., Kirsch, A., ... Milham, M. P. (2008). Cingulate-precuneus interactions: A new locus of dysfunction in adult attention-deficit/hyperactivity disorder. *Biological Psychiatry*, *63*(3), 332–337.

Chambers, R., Gullone, E., & Allen, N. B. (2009). Mindful emotion regulation: An integrative review. *Clinical Psychology Review*, *29*(6), 560–572.

Chen, K. W., Berger, C. C., Manheimer, E., Forde, D., Magidson, J., Dachman, L., & Lejuez, C. W. (2012). Meditative therapies for reducing anxiety: A systematic review and meta-analysis of randomized controlled trials. *Depression and Anxiety*, *29*(7), 545-562.

Cheung, K. K., Wong, I. C., Ip, P., Chan, P. K., Lin, C. H., Wong, L. Y., & Chan, E. W. (2015). Experiences of adolescents and young adults with ADHD in Hong Kong: Treatment services and clinical management. *BMC Psychiatry*, *15*, 95.

Chiesa, A., Calati, R., & Serretti, A. (2011). Does mindfulness training improve cognitive abilities?: A systematic review of neuropsychological findings. *Clinical Psychology Review*, *31*(3), 449-464.

Chiesa, A., & Malinowski, P. (2011). Mindfulness-based approaches: Are they all the same? *Journal of Clinical Psychology*, *67*(4), 404-424.

Chiesa, A., & Serretti, A. (2011a). Mindfulness-based interventions for chronic pain: A systematic review of the evidence. *Journal of Alternative and Complementary Medicine*, *17*(1), 83-93.

Chiesa, A., & Serretti, A. (2011b). Mindfulness based cognitive therapy for psychiatric disorders: A systematic review and meta-analysis. *Psychiatry Research*, *187*(3), 441-453.

Chiesa, A., & Serretti, A. (2014). Are mindfulness-based interventions effective for substance use disorders?: A systematic review of the evidence. *Substance Use and Misuse*, *49*(5), 492-512.

Christoff, K., Gordon, A. M., Smallwood, J., Smith, R., & Schooler, J. W. (2009). Experience sampling during fMRI reveals default network and executive system contributions to mind wandering. *Proceedings of the National Academy of Sciences of the USA*, *106*(21), 8719-8724.

Cohen, S., Kamarck, T., & Mermelstein, R. (1983). A global measure of perceived stress. *Journal of Health and Social Behavior*, *24*(4), 385-396.

Conners, C. K. (1995). *The Conners Continuous Performance Test*. Toronto: Multi-Health Systems.

Conners, C. K., Erhardt, D., & Sparrow, E. (1999). *Conners' Adult ADHD Rating Scales (CAARS) technical manual*. North Tonawanda, NY: Multi-Health Systems.

Cortese, S., Adamo, N., Del Giovane, C., Mohr-Jensen, C., Hayes, A. J., Carucci, S., ... Cipriani, A. (2018). Comparative efficacy and tolerability of medications for attention-deficit hyperactivity disorder in children, adolescents, and adults: A systematic review and network meta-analysis. *Lancet Psychiatry*, *5*(9), 727-738.

Cortese, S., Faraone, S. V., & Sergeant, J. (2011). What should be said to the lay public regarding ADHD etiology based on unbiased systematic quantitative empirical evidence. *American Journal of Medical Genetics, Part B, Neuropsychiatric Genetics*, *156B*(8), 987-988.

Creswell, J. D., Taren, A. A., Lindsay, E. K., Greco, C. M., Gianaros, P. J., Fairgrieve, A., ... Ferris, J. L. (2016). Alterations in resting state functional connectivity link mindfulness meditation with reduced interleukin-6: A randomized controlled trial. *Biological Psychiatry*, *80*(1), 53-61.

Crowe, M., Jordan, J., Burrell, B., Jones, V., Gillon, D., & Harris, S. (2016). Mindfulness-based stress reduction for long-term physical conditions: A systematic review. *Australian and New Zealand Journal of Psychiatry*, *50*(1), 21-32.

Cubillo, A., Halari, R., Smith, A., Taylor, E., & Rubia, K. (2012). A review of fronto-striatal and fronto-cortical brain abnormalities in children and adults with attention deficit hyperactivity disorder (ADHD) and new evidence for dysfunction in adults with ADHD during motivation and attention. *Cortex*, *48*(2), 194-215.

Davidson, R. J., & Kaszniak, A. W. (2015). Conceptual and methodological issues in research on mindfulness and meditation. *American Psychologist*, *70*(7), 581-592.

Davis, N. O., & Mitchell, J. T. (2020). Mindfulness meditation training for adolescents with ADHD. In S. P. Becker (Ed.), *ADHD in adolescents:*

Development, assessment, and treatment (pp. 369–390). New York: Guilford Press.

De Crescenzo, F., Cortese, S., Adamo, N., & Janiri, L. (2017). Pharmacological and non-pharmacological treatment of adults with ADHD: A meta-review. *Evidence-Based Mental Health*, *20*(1), 4–11.

Del Re, A. C., Fluckiger, C., Goldberg, S. B., & Hoyt, W. T. (2013). Monitoring mindfulness practice quality: An important consideration in mindfulness practice. *Psychotherapy Research*, *23*(1), 54–66.

Demarzo, M. M., Montero-Marin, J., Cuijpers, P., Zabaleta-del-Olmo, E., Mahtani, K. R., Vellinga, A., ... Garcia-Campayo, J. (2015). The efficacy of mindfulness-based interventions in primary care: A meta-analytic review. *Annals of Family Medicine*, *13*(6), 573–582.

DeSole, L. (2011). Special issue: Eating disorders and mindfulness: Introduction. *Eating Disorders*, *19*(1), 1–5.

Dimidjian, S., & Segal, Z. V. (2015). Prospects for a clinical science of mindfulness-based intervention. *American Psychologist*, *70*(7), 593–620.

Dreyfus, G. (2011). Is mindfulness present-centred and non-judgmental?: A discussion of the cognitive dimensions of mindfulness. *Contemporary Buddhism*, *12*, 41–54.

Dunne, J. (2011). Toward an understanding of non-dual mindfulness. *Contemporary Buddhism*, *12*, 71–88.

Edel, M. A., Holter, T., Wassink, K., & Juckel, G. (2017). A comparison of mindfulness-based group training and skills group training in adults with ADHD. *Journal of Attention Disorders*, *21*(6), 533–539.

Ellamil, M., Fox, K. C., Dixon, M. L., Pritchard, S., Todd, R. M., Thompson, E., & Christoff, K. (2016). Dynamics of neural recruitment surrounding the spontaneous arising of thoughts in experienced mindfulness practitioners. *NeuroImage*, *136*, 186–196.

Evans, S., Ling, M., Hill, B., Rinehart, N., Austin, D., & Sciberras, E. (2018). Systematic review of meditation-based interventions for children with

ADHD. *European Child and Adolescent Psychiatry*, *27*(1), 9–27.

Fair, D. A., Posner, J., Nagel, B. J., Bathula, D., Dias, T. G., Mills, K. L., ... Nigg, J. T. (2010). Atypical default network connectivity in youth with attention–deficit/hyperactivity disorder. *Biological Psychiatry*, *68*(12), 1084–1091.

Fan, J., & Posner, M. (2004). Human attentional networks. *Psychiatrische Praxis*, *31*(Suppl. 2), S210–S214.

Fjorback, L. O., Arendt, M., Ornbol, E., Fink, P., & Walach, H. (2011). Mindfulness–based stress reduction and mindfulness–based cognitive therapy: A systematic review of randomized controlled trials. *Acta Psychiatrica Scandinavica*, *124*(2), 102–119.

Frazier, T. W., Youngstrom, E. A., & Naugle, R. I. (2007). The latent structure of attention–deficit/hyperactivity disorder in a clinic–referred sample. *Neuropsychology*, *21*(1), 45–64.

Galante, J., Iribarren, S. J., & Pearce, P. F. (2013). Effects of mindfulness–based cognitive therapy on mental disorders: A systematic review and meta–analysis of randomised controlled trials. *Journal of Research in Nursing*, *18*(2), 133–155.

Galla, B. M., O'Reilly, G. A., Kitil, M. J., Smalley, S. L., & Black, D. S. (2015). Community–based mindfulness program for disease prevention and health promotion: Targeting stress reduction. *American Journal of Health Promotion*, *30*(1), 36–41.

Garland, E. L., Fredrickson, B. L., Kring, A. M., Johnson, D. P., Meyer, P. S., & Penn, D. L. (2010). Upward spirals of positive emotions counter downward spirals of negativity: Insights from the broaden–and–build theory and affective neuroscience on the treatment of emotion dysfunctions and deficits in psychopathology. *Clinical Psychology Review*, *30*(7), 849–864.

Gethin, R. (2011). On some definitions of mindfulness. *Contemporary Buddhism*, *12*, 263–279.

Goldstein, S., & Teeter Ellison, A. (2002). *Clinician's guide to adult ADHD:*

Assessment and intervention. San Diego, CA: Academic Press.

Gotink, R. A., Chu, P., Busschbach, J. J., Benson, H., Fricchione, G. L., & Hunink, M. G. (2015). Standardised mindfulness-based interventions in healthcare: An overview of systematic reviews and meta-analyses of RCTs. *PLOS ONE*, *10*(4), e0124344.

Gratz, K. L., & Roemer, L. (2004). Multidimensional assessment of emotion regulation and dysregulation: Development, factor structure, and initial validation of the Difficulties in Emotion Regulation Scale. *Journal of Psychopathology and Behavioral Assessment*, *26*, 41-54.

Gratz, K. L., & Tull, M. T. (2010). Emotion regulation as a mechanism of change in acceptanceand mindfulness-based treatments. In R. A. Baer (Ed.), *Assessing mindfulness and acceptance processes in clients: Illuminating the theory and practice of change* (pp. 107-133). Oakland, CA: Context Press/New Harbinger.

Grossman, P. (2008). On measuring mindfulness in psychosomatic and psychological research. *Journal of Psychosomatic Research*, *64*(4), 405-408.

Grossman, P. (2011). Defining mindfulness by how poorly I think I pay attention during everyday awareness and other intractable problems for psychology's (re)invention of mindfulness: Comment on Brown et al. (2011). *Psychological Assessment*, *23*(4), 1034-1040; discussion 1041-1046.

Gu, J., Strauss, C., Bond, R., & Cavanagh, K. (2015). How do mindfulness-based cognitive therapy and mindfulness-based stress reduction improve mental health and wellbeing?: A systematic review and meta-analysis of mediation studies. *Clinical Psychology Review*, *37*, 1-12.

Gu, Y., Xu, G., & Zhu, Y. (2018). A randomized controlled trial of mindfulness-based cognitive therapy for college students with ADHD. *Journal of Attention Disorders*, *22*(4), 388-399.

Guendelman, S., Medeiros, S., & Rampes, H. (2017). Mindfulness and emotion regulation: Insights from neurobiological, psychological, and clinical studies. *Frontiers in Psychology*, *8*, 220.

Hall, C. L., Newell, K., Taylor, J., Sayal, K., Swift, K. D., & Hollis, C. (2013). "Mind the gap"–Mapping services for young people with ADHD transitioning from child to adult mental health services. *BMC Psychiatry*, *13*, 186.

Hanh, T. N. (2001). *Thich Nhat Hanh: Essential writings*. Maryknoll, NY: Orbis Books.

Harrington, A., & Dunne, J. D. (2015). When mindfulness is therapy: Ethical qualms, historical perspectives. *American Psychologist*, *70*(7), 621–631.

Hasenkamp, W., Wilson–Mendenhall, C. D., Duncan, E., & Barsalou, L. W. (2012). Mind wandering and attention during focused meditation: A fine–grained temporal analysis of fluctuating cognitive states. *NeuroImage*, *59*(1), 750–760.

Hayes, S. C., Follette, V. M., & Linehan, M. M. (Eds.). (2004). *Mindfulness and acceptance: Expanding the cognitive–behavioral tradition*. New York: Guilford Press.

Hayes, S. C., Luoma, J. B., Bond, F. W., Masuda, A., & Lillis, J. (2006). Acceptance and commitment therapy: Model, processes and outcomes. *Behaviour Research and Therapy*, *44*(1), 1–25.

Hayes, S. C., Strosahl, K. D., & Wilson, K. G. (1999). *Acceptance and Commitment Therapy: An experiential approach to behavior change*. New York: Guilford Press.

Hayes, S. C., Strosahl, K. D., & Wilson, K. G. (2012). *Acceptance and Commitment Therapy: The process and practice of mindful change* (2nd ed.). New York: Guilford Press.

Hechtman, L., Swanson, J. M., Sibley, M. H., Stehli, A., Owens, E. B., Mitchell, J. T., ... M. T. A. Cooperative Group. (2016). Functional adult outcomes 16 years after childhood diagnosis of attention–deficit/hyperactivity disorder: MTA results. *Journal of the American Academy of Child and Adolescent Psychiatry*, *55*(11), 945–952.e2.

Hepark, S., Janssen, L., de Vries, A., Schoenberg, P. L., Donders, R., Kan, C. C.,

& Speckens, A. E. (2019). The efficacy of adapted MBCT on core symptoms and executive functioning in adults with ADHD: A preliminary randomized controlled trial. *Journal of Attention Disorders*, *23*(4), 351–362.

Hepark, S., Kan, C. C., & Speckens, A. (2014). Feasibility and effectiveness of mindfulness training in adults with ADHD: A pilot study. *Tijdschrift voor Psychiatrie*, *56*(7), 471–476.

Hervey, A. S., Epstein, J. N., & Curry, J. F. (2004). Neuropsychology of adults with attention-deficit/hyperactivity disorder: A meta-analytic review. *Neuropsychology*, *18*(3), 485–503.

Hinshaw, S. P., & Ellison, K. (2015). *ADHD: What everyone needs to know*. New York: Oxford University Press.

Hofmann, S. G., Sawyer, A. T., Witt, A. A., & Oh, D. (2010). The effect of mindfulness-based therapy on anxiety and depression: A meta-analytic review. *Journal of Consulting and Clinical Psychology*, *78*(2), 169–183.

Hölzel, B. K., Lazar, S. W., Gard, T., Schuman-Olivier, Z., Vago, D. R., & Ott, U. (2011). How does mindfulness meditation work?: Proposing mechanisms of action from a conceptual and neural perspective. *Perspectives on Psychological Science*, *6*(6), 537–559.

Hoxhaj, E., Sadohara, C., Borel, P., D'Amelio, R., Sobanski, E., Muller, H., ... Philipsen, A. (2018). Mindfulness vs psychoeducation in adult ADHD: A randomized controlled trial. *European Archives of Psychiatry and Clinical Neuroscience*, *268*(4), 321–335.

Janssen, L., de Vries, A. M., Hepark, S., & Speckens, A. E. M. (2020). The feasibility, effectiveness, and process of change of mindfulness-based cognitive therapy for adults with ADHD: A mixed-method pilot study. *Journal of Attention Disorders*, *24*(6), 928–942.

Janssen, L., Kan, C. C., Carpentier, P. J., Sizoo, B., Hepark, S., Schellekens, M. P. J., ... Speckens, A. E. M. (2019). Mindfulness-based cognitive therapy v. treatment as usual in adults with ADHD: A multicentre, single-blind, randomised controlled trial. *Psychological Medicine*, *49*(1), 55–65.

Jensen, P. S., Mrazek, D., Knapp, P. K., Steinberg, L., Pfeffer, C., Schowalter, J., & Shapiro, T. (1997). Evolution and revolution in child psychiatry: ADHD as a disorder of adaptation. *Journal of the American Academy of Child and Adolescent Psychiatry*, *36*(12), 1672–1679; discussion 1679–1681.

Kabat–Zinn, J. (1982). An outpatient program in behavioral medicine for chronic pain patients based on the practice of mindfulness meditation: Theoretical considerations and preliminary results. *General Hospital Psychiatry*, *4*(1), 33–47.

Kabat–Zinn, J. (1990). *Full catastrophe living: Using the wisdom of your body and mind to face stress, pain, and illness*. New York: Delacorte Press.

Kabat–Zinn, J., Lipworth, L., & Burney, R. (1985). The clinical use of mindfulness meditation for the self–regulation of chronic pain. *Journal of Behavioral Medicine*, *8*(2), 163–190.

Kang, C., & Whittingham, K. (2010). Mindfulness: A dialogue between Buddhism and clinical psychology. *Mindfulness*, *1*(3), 161–173.

Keith, J. R., Blackwood, M. E., Mathew, R. T., & Lecci, L. B. (2017). Self–reported mindful attention and awareness, go/no–go response–time variability, and attention–deficit hyperactivity disorder. *Mindfulness (NY)*, *8*(3), 765–774.

Kelly, K., & Ramundo, P. (2006). *You mean I'm not lazy, stupid or crazy?!: The classic self–help book for adults with attention deficit disorder*. New York: Scribner.

Kemper, K. J. (2017). Brief online mindfulness training: Immediate impact. *Journal of Evidence–Based Complementary and Alternative Medicine*, *22*(1), 75–80.

Keng, S. L., Smoski, M. J., & Robins, C. J. (2011). Effects of mindfulness on psychological health: A review of empirical studies. *Clinical Psychology Review*, *31*(6), 1041–1056.

Kessler, R. C., Adler, L., Barkley, R., Biederman, J., Conners, C. K., Demler, O., ... Zaslavsky, A. M. (2006). The prevalence and correlates of adult ADHD in the United States: Results from the National Comorbidity Survey Replication. *American Journal of Psychiatry*, *163*(4), 716–723.

Khoury, B., Lecomte, T., Fortin, G., Masse, M., Therien, P., Bouchard, V., … Hofmann, S. G. (2013). Mindfulness–based therapy: A comprehensive meta–analysis. *Clinical Psychology Review*, *33*(6), 763–771.

Kiani, B., Hadianfard, H., & Mitchell, J. T. (2017). The impact of mindfulness meditation training on executive functions and emotion dysregulation in an Iranian sample of female adolescents with elevated attention–deficit/hyperactivity disorder symptoms. *Australian Journal of Psychology*, *69*(4), 273–282.

Kichuk, S. A., Lebowitz, M. S., & Grover Adams, T. (2015). Can biomedical models of psychopathology interfere with cognitive–behavioral treatment processes? *The Behavior Therapist*, *38*(7), 181–186.

Knouse, L. E., & Mitchell, J. T. (2015). Incautiously optimistic: Positively–valenced cognitive avoidance in Adult ADHD. *Cognitive and Behavioral Practice*, *22*(2), 192–202.

Knouse, L. E., Mitchell, J. T., Kimbrel, N. A., & Anastopoulos, A. D. (2019). Development and evaluation of the ADHD Cognitions Scale for adults. *Journal of Attention Disorders*, *23*(10), 1090–1100.

Knouse, L. E., Teller, J., & Brooks, M. A. (2017). Meta–analysis of cognitive–behavioral treatments for adult ADHD. *Journal of Consulting and Clinical Psychology*, *85*(7), 737–750.

Knouse, L. E., Zvorsky, I., & Safren, S. A. (2013). Depression in adults with attention–deficit/hyperactivity disorder (ADHD): The mediating role of cognitive–behavioral factors. *Cognitive Therapy and Research*, *37*(6), 1220–1232.

Kooj, J. J. S. (2013). *Adult ADHD: Diagnostic assessment and treatment* (3rd ed.). New York: Springer.

Krasner, M. S., Epstein, R. M., Beckman, H., Suchman, A. L., Chapman, B., Mooney, C. J., & Quill, T. E. (2009). Association of an educational program in mindful communication with burnout, empathy, and attitudes among primary care physicians. *Journal of the American Medical Association*, *302*(12), 1284–1293.

Krcmar, K., & Horsman, T. (2016). *Mindfulness for study: From procrastination to action*. Aberdeen, Scotland: Inspired By Learning.

Krisanaprakornkit, T., Ngamjarus, C., Witoonchart, C., & Piyavhatkul, N. (2010). Meditation therapies for attention–deficit/hyperactivity disorder (ADHD). *Cochrane Database of Systematic Reviews*(6), CD006507.

Kurth, F., MacKenzie–Graham, A., Toga, A. W., & Luders, E. (2015). Shifting brain asymmetry: The link between meditation and structural lateralization. *Social Cognitive and Affective Neuroscience*, *10*(1), 55–61.

Kuyken, W., Warren, F. C., Taylor, R. S., Whalley, B., Crane, C., Bondolfi, G., ... Dalgleish, T. (2016). Efficacy of mindfulness–based cognitive therapy in prevention of depressive relapse: An individual patient data meta–analysis from randomized trials. *Journal of the American Medical Association Psychiatry*, *73*(6), 565–574.

Kvaale, E. P., Haslam, N., & Gottdiener, W. H. (2013). The "side effects" of medicalization: A meta–analytic review of how biogenetic explanations affect stigma. *Clinical Psychology Review*, *33*(6), 782–794.

Kwan, B. M., Dimidjian, S., & Rizvi, S. L. (2010). Treatment preference, engagement, and clinical improvement in pharmacotherapy versus psychotherapy for depression. *Behaviour Research and Therapy*, *48*(8), 799–804.

Lebowitz, M. S., Pyun, J. J., & Ahn, W. K. (2014). Biological explanations of generalized anxiety disorder: Effects on beliefs about prognosis and responsibility. *Psychiatric Services*, *65*(4), 498–503.

Lee, C. S. C., Ma, M. T., Ho, H. Y., Tsang, K. K., Zheng, Y. Y., & Wu, Z. Y. (2017). The effectiveness of mindfulness–based intervention in attention on individuals with ADHD: A systematic review. *Hong Kong Journal of Occupational Therapy*, *30*(1), 33–41.

Levy, F., Hay, D. A., McStephen, M., Wood, C., & Waldman, I. (1997). Attention-deficit hyperactivity disorder: A category or a continuum?: Genetic analysis of a large-scale twin study. *Journal of the American Academy of Child and Adolescent Psychiatry*, *36*(6), 737-744.

Liddle, E. B., Hollis, C., Batty, M. J., Groom, M. J., Totman, J. J., Liotti, M., ... Liddle, P. F. (2011). Task-related default mode network modulation and inhibitory control in ADHD: Effects of motivation and methylphenidate. *Journal of Child Psychology and Psychiatry*, *52*(7), 761-771.

Linehan, M. M. (1993). *Cognitive-behavioral treatment of borderline personality disorder*. New York: Guilford Press.

Loucks, E. B., Schuman-Olivier, Z., Britton, W. B., Fresco, D. M., Desbordes, G., Brewer, J. A., & Fulwiler, C. (2015). Mindfulness and cardiovascular disease risk: State of the evidence, plausible mechanisms, and theoretical framework. *Current Cardiology Reports*, *17*(12), 112.

Lutz, A., Slagter, H. A., Dunne, J. D., & Davidson, R. J. (2008). Attention regulation and monitoring in meditation. *Trends in Cognitive Sciences*, *12*(4), 163-169.

Lyzwinski, L. N., Caffery, L., Bambling, M., & Edirippulige, S. (2018). A systematic review of electronic mindfulness-based therapeutic interventions for weight, weight-related behaviors, and psychological stress. *Telemedicine Journal and E-Health*, *24*(3), 173-184.

Martel, M. M. (2009). Research review: A new perspective on attention-deficit/hyperactivity disorder: Emotion dysregulation and trait models. *Journal of Child Psychology and Psychiatry*, *50*(9), 1042-1051.

Mason, M. F., Norton, M. I., Van Horn, J. D., Wegner, D. M., Grafton, S. T., & Macrae, C. N. (2007). Wandering minds: The default network and stimulus-independent thought. *Science*, *315*(5810), 393-395.

Matheson, L., Asherson, P., Wong, I. C., Hodgkins, P., Setyawan, J., Sasane, R., & Clifford, S. (2013). Adult ADHD patient experiences of impairment, service provision and clinical management in England: A qualitative study.

BMC Health Services Research, *13*, 184.

Menezes, C. B., & Bizarro, L. (2015). Effects of focused meditation on difficulties in emotion regulation and trait anxiety. *Psychology and Neuroscience*, *8*(3), 350–365.

Menezes, C. B., de Paula Couto, M. C., Buratto, L. G., Erthal, F., Pereira, M. G., & Bizarro, L. (2013). The improvement of emotion and attention regulation after a 6-week training of focused meditation: A randomized controlled trial. *Evidence-Based Complementary and Alternative Medicine*, *2013*, 984678.

Mennin, D. S., Heimberg, R. G., Turk, C. L., & Fresco, D. M. (2005). Preliminary evidence for an emotion dysregulation model of generalized anxiety disorder. *Behaviour Research and Therapy*, *43*(10), 1281–1310.

Merzenich, M. M., Nahum, M., & Van Vleet, T. M. (2013). Neuroplasticity: Introduction. *Progress in Brain Research*, *207*, xxi–xxvi.

Merzenich, M. M., Van Vleet, T. M., & Nahum, M. (2014). Brain plasticity-based therapeutics. *Frontiers in Human Neuroscience*, *8*, 385.

Mikolasek, M., Berg, J., Witt, C. M., & Barth, J. (2018). Effectiveness of mindfulness- and relaxation-based ehealth interventions for patients with medical conditions: A systematic review and synthesis. *International Journal of Behavioral Medicine*, *25*(1), 1–16.

Mitchell, J. T., Bates, A., & Zylowska, L. (2018). Adverse events in mindfulness-based interventions for ADHD. *The ADHD Report*, *26*(2), 15–18.

Mitchell, J. T., Benson, J. W., Knouse, L. K., Kimbrel, N. A., & Anastopolous, A. D. (2013). Are negative automatic thoughts associated with ADHD in adulthood? *Cognitive Therapy and Research*, *37*(4), 851–859.

Mitchell, J. T., McIntyre, E. M., English, J. S., Dennis, M. F., Beckham, J. C., & Kollins, S. H. (2017). A pilot trial of mindfulness meditation training for ADHD in adulthood: Impact on core symptoms, executive functioning, and emotion dysregulation. *Journal of Attention Disorders*, *21*(13), 1105–1120.

Mitchell, J. T., Robertson, C. D., Anastopolous, A. D., Nelson-Gray, R. O., & Kollins, S. H. (2012). Emotion dysregulation and emotional impulsivity among adults diagnosed with attention–deficit/hyperactivity disorder: Results of a preliminary study. *Journal of Psychopathology and Behavioral Assessment*, *34*(4), 510–519.

Mitchell, J. T., Zylowska, L., & Kollins, S. H. (2015). Mindfulness meditation training for attention–deficit/hyperactivity disorder in adulthood: Current empirical support, treatment overview, and future directions. *Cognitive and Behavioral Practice*, *22*(2), 172–191.

Modesto–Lowe, V., Farahmand, P., Chaplin, M., & Sarro, L. (2015). Does mindfulness meditation improve attention in attention deficit hyperactivity disorder? *World Journal of Psychiatry*, *5*(4), 397–403.

Mowlem, F. D., Skirrow, C., Reid, P., Maltezos, S., Nijjar, S. K., Merwood, A., ... Asherson, P. (2019). Validation of the mind excessively wandering scale and the relationship of mind wandering to impairment in adult ADHD. *Journal of Attention Disorders*, *23*(6), 624–634. [Epub ahead of print]

Moyer, C. A., Donnelly, M. P., Anderson, J. C., Valek, K. C., Huckaby, S. J., Wiederholt, D. A., ... Rice, B. L. (2011). Frontal electroencephalographic asymmetry associated with positive emotion is produced by very brief meditation training. *Psychological Science*, *22*(10), 1277–1279.

Mrazek, M. D., Franklin, M. S., Phillips, D. T., Baird, B., & Schooler, J. W. (2013). Mindfulness training improves working memory capacity and GRE performance while reducing mind wandering. *Psychological Science*, *24*(5), 776–781.

Mrazek, M. D., Smallwood, J., & Schooler, J. W. (2012). Mindfulness and mind–wandering: Finding convergence through opposing constructs. *Emotion*, *12*(3), 442–448.

Mukerji Househam, A., & Solanto, M. V. (2016). Mindfulness as an intervention for ADHD. *The ADHD Report*, *24*(2), 1–13.

Nigg, J. T. (2006). *What causes ADHD?: Understanding what goes wrong and why*. New York: Guilford Press.

Noordali, F., Cumming, J., & Thompson, J. L. (2017). Effectiveness of mindfulness-based interventions on physiological and psychological complications in adults with diabetes: A systematic review. *Journal of Health Psychology*, *22*(8), 965-983.

Ogrodniczuk, J. S., Joyce, A. S., & Piper, W. E. (2005). Strategies for reducing patient-initiated premature termination of psychotherapy. *Harvard Review of Psychiatry*, *13*(2), 57-70.

Oikonomou, M. T., Arvanitis, M., & Sokolove, R. L. (2017). Mindfulness training for smoking cessation: A meta-analysis of randomized-controlled trials. *Journal of Health Psychology*, *22*(14), 1841-1850.

Orlov, M., & Kohlenberger, N. (2014). *The couple's guide to thriving with ADHD*. Plantation, FL: Specialty Press.

Passarotti, A. M., Sweeney, J. A., & Pavuluri, M. N. (2010). Emotion processing influences working memory circuits in pediatric bipolar disorder and attention-deficit/hyperactivity disorder. *Journal of the American Academy of Child and Adolescent Psychiatry*, *49*(10), 1064-1080.

Pera, G., & Robin, A. L. (Eds.). (2016). *Adult ADHD-focused couple therapy: Clinical interventions*. New York: Routledge.

Peterson, B. S., Potenza, M. N., Wang, Z., Zhu, H., Martin, A., Marsh, R., ... Yu, S. (2009). An FMRI study of the effects of psychostimulants on default-mode processing during Stroop task performance in youths with ADHD. *American Journal of Psychiatry*, *166*(11), 1286-1294.

Philipsen, A., Richter, H., Peters, J., Alm, B., Sobanski, E., Colla, M., ... Hesslinger, B. (2007). Structured group psychotherapy in adults with attention deficit hyperactivity disorder: Results of an open multicentre study. *Journal of Nervous and Mental Disease*, *195*(12), 1013-1019.

Piet, J., Wurtzen, H., & Zachariae, R. (2012). The effect of mindfulness-based therapy on symptoms of anxiety and depression in adult cancer patients and survivors: A systematic review and meta-analysis. *Journal of Consulting and Clinical Psychology*, *80*(6), 1007-1020.

Poissant, H., Mendrek, A., Talbot, N., Khoury, B., & Nolan, J. (2019).

Behavioral and cognitive impacts of mindfulness-based interventions on adults with attention deficit hyperactivity disorder: A systematic review. *Behavioural Neurology*, *2019* Article ID 5682050.

Posner, M. I., Sheese, B. E., Odludas, Y., & Tang, Y. (2006). Analyzing and shaping human attentional networks. *Neural Networks*, *19*(9), 1422-1429.

Pozuelos, J. P., Mead, B. R., Rueda, M. R., & Malinowski, P. (2019). Short-term mindful breath awareness training improves inhibitory control and response monitoring. *Progress in Brain Research*, *244*, 137-163.

Raes, F., Pommier, E., Neff, K. D., & Van Gucht, D. (2011). Construction and factorial validation of a short form of the Self-Compassion Scale. *Clinical Psychology and Psychotherapy*, *18*(3), 250-255.

Raichle, M. E., MacLeod, A. M., Snyder, A. Z., Powers, W. J., Gusnard, D. A., & Shulman, G. L. (2001). A default mode of brain function. *Proceeding of the National Academy of Sciences of the USA*, *98*(2), 676-682.

Ramsay, J. R. (2017). Assessment and monitoring of treatment response in adult ADHD patients: Current perspectives. *Neuropsychiatric Disease and Treatment*, *13*, 221-232.

Ramsay, J. R. (2020). *Rethinking adult ADHD: Helping clients turn intentions into actions*. Washington, DC: American Psychological Association.

Renshaw, T. L., & Cook, C. R. (2017). Introduction to the Special Issue: Mindfulness in the schools-Historical roots, current status, and future directions. *Psychology in the Schools*, *54*(1), 5-12.

Rosenberg, M. B. (1999). *Non-violent communication: A language of compassion*. Encinitas, CA: PuddleDancer Press.

Roth, R. M., Isquith P. K., & Gioia, G. A. (2005). *Behavior Rating Inventory of Executive Function-Adult Version (BRIEF-A)*. Lutz, FL: Psychological Assessment Resources.

Roth, R. M., Lance, C. E., Isquith, P. K., Fischer, A. S., & Giancola, P. R. (2013). Confirmatory factor analysis of the Behavior Rating Inventory of Executive Function-adult version in healthy adults and application to attention-deficit/

hyperactivity disorder. *Archives of Clinical Neuropsychology*, *28*(5), 425–434.

Rubia, K., Alegria, A., & Brinson, H. (2014). Imaging the ADHD brain: Disorder-specificity, medication effects and clinical translation. *Expert Review of Neurotherapeutics*, *14*(5), 519–538.

Safren, S. A., Perlman, C. A., Sprich, S., & Otto, M. W. (2005). *Mastering your adult ADHD: A cognitive-behavioral treatment program therapist guide*. New York: Oxford University Press.

Safren, S. A., Sprich, S. E., Cooper-Vince, C., Knouse, L. E., & Lerner, J. A. (2010). Life impairments in adults with medication-treated ADHD. *Journal of Attention Disorders*, *13*(5), 524–531.

Safren, S. A., Sprich, S., Mimiaga, M. J., Surman, C., Knouse, L., Groves, M., & Otto, M. W. (2010). Cognitive behavioral therapy vs relaxation with educational support for medication-treated adults with ADHD and persistent symptoms: A randomized controlled trial. *Journal of the American Medical Association*, *304*(8), 875–880.

Schmidt, A. T. (2016). The ethics and politics of mindfulness-based interventions. *Journal of Medical Ethics*, *42*(7), 450–454.

Schoenberg, P. L., Hepark, S., Kan, C. C., Barendregt, H. P., Buitelaar, J. K., & Speckens, A. E. (2014). Effects of mindfulness-based cognitive therapy on neurophysiological correlates of performance monitoring in adult attention-deficit/hyperactivity disorder. *Clinical Neurophysiology*, *125*(7), 1407–1416.

Searight, H. R., Robertson, K., Smith, T., Perkins, S., & Searight, B. K. (2012). Complementary and alternative therapies for pediatric attention deficit hyperactivity disorder: A descriptive review. *International Scholarly Research Network Psychiatry*, *2012*, 804127.

Segal, Z. V., Williams, J. M. G., & Teasdale, J. D. (2002). *Mindfulness-based cognitive therapy for depression: A new approach to preventing relapse*. New York: Guilford Press.

Shaw, P., Stringaris, A., Nigg, J., & Leibenluft, E. (2014). Emotion dysregulation in attention deficit hyperactivity disorder. *American Journal of Psychiatry*, *171*(3), 276–293.

Sibley, M. H., Mitchell, J. T., & Becker, S. P. (2016). Method of adult diagnosis influences estimated persistence of childhood ADHD: A systematic review of longitudinal studies. *Lancet Psychiatry*, *3*(12), 1157–1165.

Sibley, M. H., Pelham, W. E., Molina, B. S., Gnagy, E. M., Waxmonsky, J. G., Waschbusch, D. A., ... Kuriyan, A. B. (2012). When diagnosing ADHD in young adults emphasize informant reports, DSM items, and impairment. *Journal of Consulting and Clinical Psychology*, *80*(6), 1052–1061.

Siebelink, N. M., Asherson, P., Antonova, E., Bogels, S. M., Speckens, A. E., Buitelaar, J. K., & Greven, C. U. (2019). Genetic and environmental aetiologies of associations between dispositional mindfulness and ADHD traits: A population–based twin study. *European Child and Adolescent Psychiatry*, *28*(9), 1241–1251.

Smalley, S. L., Loo, S. K., Hale, T. S., Shrestha, A., McGough, J., Flook, L., & Reise, S. (2009). Mindfulness and attention deficit hyperactivity disorder. *Journal of Clinical Psychology*, *65*(10), 1087–1098.

Smallwood, J., & Schooler, J. W. (2006). The restless mind. *Psychological Bulletin*, *132*(6), 946–958.

Solanto, M. V., Marks, D. J., Wasserstein, J., Mitchell, K., Abikoff, H., Alvir, J. M., & Kofman, M. D. (2010). Efficacy of meta–cognitive therapy for adult ADHD. *American Journal of Psychiatry*, *167*(8), 958–968.

Sonuga–Barke, E. J., & Castellanos, F. X. (2007). Spontaneous attentional fluctuations in impaired states and pathological conditions: A neurobiological hypothesis. *Neuroscience and Biobehavioral Reviews*, *31*(7), 977–986.

Spencer, T., Biederman, J., Wilens, T. E., & Faraone, S. V. (1998). Adults with attention–deficit/hyperactivity disorder: A controversial diagnosis. *Journal of Clinical Psychiatry*, *59*(Suppl. 7), 59–68.

Strayhorn, J. M., Jr. (2002). Self–control: Toward systematic training programs. *Journal of the American Academy of Child and Adolescent Psychiatry*, *41*(1),

17–27.

Strohmeier, C. W., Rosenfield, B., DiTomasso, R. A., & Ramsay, J. R. (2016). Assessment of the relationship between self–reported cognitive distortions and adult ADHD, anxiety, depression, and hopelessness. *Psychiatry Research*, *238*, 153–158.

Swift, J. K., & Greenberg, R. P. (2012). Premature discontinuation in adult psychotherapy: A meta–analysis. *Journal of Consulting and Clinical Psychology*, *80*(4), 547–559.

Swift, K. D., Hall, C. L., Marimuttu, V., Redstone, L., Sayal, K., & Hollis, C. (2013). Transition to adult mental health services for young people with attention deficit/hyperactivity disorder (ADHD): A qualitative analysis of their experiences. *BMC Psychiatry*, *13*, 74.

Tang, Y. Y., Ma, Y., Wang, J., Fan, Y., Feng, S., Lu, Q., ... Posner, M. I. (2007). Short–term meditation training improves attention and self–regulation. *Proceedings of the National Academy of Sciences of the USA*, *104*(43), 17152–17156.

Tang, Y. Y., & Posner, M. I. (2013). Special issue on mindfulness neuroscience. *Social Cognitive and Affective Neuroscience*, *8*(1), 1–3.

Taylor, V. A., Daneault, V., Grant, J., Scavone, G., Breton, E., Roffe–Vidal, S., ... Beauregard, M. (2013). Impact of meditation training on the default mode network during a restful state. *Social Cognitive and Affective Neuroscience*, *8*(1), 4–14.

Teper, R., Segal, Z. V., & Inzlicht, M. (2013). Inside the mindful mind: How mindfulness enhances emotion regulation through improvements in executive control. *Current Directions in Psychological Science*, *22*(6), 449–454.

Thomas, A., & Chess, S. (1977). *Temperament and development*. New York: Brunner/Mazel.

Thupten, J. (2018). The question of mindfulness' connection with ethics and compassion. *Current Opinion in Psychology*, *28*, 71–75.

Uliando, A. (2010). *Mindfulness training for the management of children with ADHD*. Geelong, Australia: School of Psychology, Deakin University.

Van Dam, N. T., van Vugt, M. K., Vago, D. R., Schmalzl, L., Saron, C. D., Olendzki, A., ... Meyer, D. E. (2018). Mind the hype: A critical evaluation and prescriptive agenda for research on mindfulness and meditation. *Perspectives on Psychological Science*, *13*(1), 36–61.

van de Weijer–Bergsma, E., Formsma, A. R., de Bruin, E. I., & Bögels, S. M. (2012). The effectiveness of mindfulness training on behavioral problems and attentional functioning in adolescents with ADHD. *Journal of Child and Family Studies*, *21*(5), 775–787.

van der Oord, S., Bögels, S. M., & Peijnenburg, D. (2012). The effectiveness of mindfulness training for children with ADHD and mindful parenting for their parents. *Journal of Child and Family Studies*, *21*(1), 139–147.

Vidal, R., Bosch, R., Nogueira, M., Gomez–Barros, N., Valero, S., Palomar, G., ... Ramos–Quiroga, J. A. (2013). Psychoeducation for adults with attention deficit hyperactivity disorder vs. cognitive behavioral group therapy: A randomized controlled pilot study. *Journal of Nervous and Mental Disease*, *201*(10), 894–900.

White, H. A., & Shah, P. (2011). Creative style and achievement in adults with attention–deficit/hyperactivity disorder. *Personality and Individual Differences*, *50*(5), 673–677.

Wilens, T. E., Biederman, J., & Spencer, T. J. (1998). Pharmacotherapy of attention deficit hyperactivity disorder in adults. *CNS Drugs*, *9*(5), 347–356.

Wilens, T. E., Spencer, T. J., & Biederman, J. (2002). A review of the pharmacotherapy of adults with attention–deficit/hyperactivity disorder. *Journal of Attention Disorders*, *5*(4), 189–202.

Willcutt, E. G. (2012). The prevalence of DSM–IV attention–deficit/hyperactivity disorder: A meta–analytic review. *Neurotherapeutics*, *9*(3), 490–499.

Wolkin, J. R. (2015). Cultivating multiple aspects of attention through mindfulness meditation accounts for psychological well–being through decreased rumination. *Psychology Research and Behavioral Management*, *8*, 171–180.

Wymbs, B. T., & Molina, B. S. G. (2015). Integrative couples group treatment for emerging adults with ADHD symptoms. *Cognitive and Behavioral Practice*, *22*(2), 161–171.

Xue, J., Zhang, Y., & Huang, Y. (2019). A meta–analytic investigation of the impact of mindfulness–based interventions on ADHD symptoms. *Medicine (Baltimore)*, *98*(23), e15957.

Young, Z., Moghaddam, N., & Tickle, A. (2020). The efficacy of cognitive behavioral therapy for adults with ADHD: A systematic review and meta–analysis of randomized controlled trials. *Journal of Attention Disorders*, *24*(6), 875–888. [Epub ahead of print]

Zainal, N. Z., Booth, S., & Huppert, F. A. (2013). The efficacy of mindfulness–based stress reduction on mental health of breast cancer patients: A meta–analysis. *Psychooncology*, *22*(7), 1457–1465.

Zeidan, F., Johnson, S. K., Diamond, B. J., David, Z., & Goolkasian, P. (2010). Mindfulness meditation improves cognition: Evidence of brief mental training. *Consciousness and Cognition*, *19*(2), 597–605.

Zgierska, A., Rabago, D., Chawla, N., Kushner, K., Koehler, R., & Marlatt, A. (2009). Mindfulness meditation for substance use disorders: A systematic review. *Substance Abuse*, *30*(4), 266–294.

Zhang, J., Diaz–Roman, A., & Cortese, S. (2018). Meditation–based therapies for attention–deficit/hyperactivity disorder in children, adolescents and adults: A systematic review and meta–analysis. *Evidence–Based Mental Health*, *21*(3), 87–94.

Zylowska, L. (2012). *The Mindfulness Prescription for Adult ADHD: An 8–step program for strengthening attention, managing emotions, and achieving goals*. Boston: Trumpeter Books.

Zylowska, L., Ackerman, D. L., Yang, M. H., Futrell, J. L., Horton, N. L., Hale, T. S., ... Smalley, S. L. (2008). Mindfulness meditation training in adults and adolescents with ADHD: A feasibility study. *Journal of Attention Disorders*, *11*(6), 737–746.

Zylowska, L., Smalley, S. L., & Schwartz, J. M. (2009). Mindful awareness and ADHD. In F. Didonna (Ed.), *Clinical handbook of mindfulness* (pp. 319–338). New York: Springer.

찾아보기

인명

내용

저자 소개

리디아 질로우스카(Lidia Zylowska), MD

미국 미네소타대학교 의과대학 정신의학 및 행동과학부의 부교수이자, 얼 E. 바켄 영성치유 센터(Earl E. Bakken Center for Spirituality and Healing)의 교수진으로 활동하고 있다. 또한 미국 통합 · 전인 의학위원회(American Board of Integrative Holistic Medicine) 공인 전문의이다. 질로우스카 박사는 성인 주의력결핍/과잉행동장애(ADHD) 및 마음챙김 기반 치료의 세계적인 전문가로 인정받고 있으며, 캘리포니아대학교 로스앤젤레스캠퍼스(UCLA) 마음챙김 자각 연구센터(Mindful Awareness Research Center)의 공동 창립 멤버이기도 하다. 그녀는 ADHD 치료에 마음챙김을 적용하는 연구를 선도하며, ADHD를 위한 마음챙김 자각 실천(MAPs) 프로그램을 개발하였다. 동료 심사를 거친 다수의 학술 논문을 발표했으며, 수상 경력이 있는 자기 계발서 『ADHD를 위한 마음챙김 처방: 주의력 강화와 정서 관리, 목표 성취를 위한 8단계 프로그램(The Mindfulness Prescription for Adult ADHD: An 8-Step Program for Strengthening Attention, Managing Emotions, and Achieving Your Goals)』의 저자이다.

존 T. 미첼(John T. Mitchell), PhD

듀크대학교 정신의학 및 행동과학부 부교수이자 듀크 ADHD 프로그램(Duke's ADHD Program)의 교수진으로 활동하고 있다. 미첼 박사는 ADHD의 발달적 경과, 평가 및 치료, 그리고 공존하는 물질 사용 문제 등을 포함하여 ADHD를 중점적으로 연구해 왔으며, 65편 이상의 동료 심사를 거친 학술 논문 및 책의 장을 발표하였다. 또한 ADHD 성인을 대상으로 한 마음챙김 자각 실천 프로그램(MAPs for ADHD Program)에 대한 최초의 무작위 대조군 연구를 수행한 연구자로서 ADHD 치료에서 마음챙김 접근법의 효과를 실증적으로 검증하였다. 성인 ADHD의 평가 및 치료에 대한 임상가 교육도 정기적으로 진행하고 있다.

역자 소개

서주희(Joohee Seo), KMD, PhD

한의학박사, 한방신경정신과 전문의로서, 국립중앙의료원 한방신경정신과장으로 재직 중이다. 미국 하코미연구소 인증 하코미 테라피스트, 인증 브레인스포팅 테라피스트 및 컨설턴트 자격을 취득하였고, 미국 미네소타대학교 의과대학 정신의학 및 행동과학부 ADHD 클리닉에서 방문학자로 연수 및 연구 활동을 하였다. 역서로는 『우리는 불안을 감염시키고 있는가: 다미주 세계로 연결된 우리는, 서로의 세계가 된다』(역, 하나의학사, 2025), 『트라우마의 도』(공역, 삶과지식, 2025), 『쉽게 하는 자아상태치료』(공역, 학지사, 출간 예정), 『브레인스포팅: 뇌과학 기반 트라우마 치료법』(공역, 학지사, 2021), 『몸과 마음을 잇는 트라우마 치유』(역, 학지사, 2014) 등이 있으며, 저서로는 『재난 트라우마의 한의사 진료매뉴얼(안)』(공저, 한의학정신건강센터, 2022)이 있다.

성인 ADHD를 위한 마음챙김:
임상가 지침서

Mindfulness for Adult ADHD:
A Clinician's Guide

2026년 1월 5일 1판 1쇄 인쇄
2026년 1월 15일 1판 1쇄 발행

지은이 • Lidia Zylowska · John T. Mitchell
옮긴이 • 서주희
펴낸이 • 김진환
펴낸곳 • (주) 학지사
04031 서울특별시 마포구 양화로 15길 20 마인드월드빌딩
대표전화 • 02)330-5114 팩스 • 02)324-2345
등록번호 • 제313-2006-000265호

홈페이지 • http://www.hakjisa.co.kr
인스타그램 • https://www.instagram.com/hakjisabook

ISBN 978-89-997-3576-9 93180

정가 23,000원

역자와의 협약으로 인지는 생략합니다.
파본은 구입처에서 교환해 드립니다.